口腔分子生物学
实验技术指导

Technique of Oral Molecular Biology

主　　编　陈谦明

副主编　李　敬　赵　行

编　　委　（以姓氏音序为序）

　　　　　陈谦明　邓　鹏　吉　宁　江宇辰

　　　　　李　敬　李太文　刘　锐　神应强

　　　　　孙崇奎　王志勇　解　亮　徐　浩

　　　　　许小平　张敦房　赵　行　周京琳

主编助理　罗小波　程俊鑫

人民卫生出版社
·北　京·

图书在版编目（CIP）数据

口腔分子生物学实验技术指导 / 陈谦明主编 .
北京 ：人民卫生出版社，2025. 5. --（口腔医学实验技术指导系列）. -- ISBN 978-7-117-37874-1

Ⅰ. R780. 3-33

中国国家版本馆 CIP 数据核字第 2025UR2652 号

| 人卫智网 | www.ipmph.com | 医学教育、学术、考试、健康，购书智慧智能综合服务平台 |
| 人卫官网 | www.pmph.com | 人卫官方资讯发布平台 |

口腔分子生物学实验技术指导
Kouqiang Fenzi Shengwuxue Shiyan Jishu Zhidao

主　　编：陈谦明
出版发行：人民卫生出版社（中继线 010-59780011）
地　　址：北京市朝阳区潘家园南里 19 号
邮　　编：100021
E - mail：pmph @ pmph.com
购书热线：010-59787592　010-59787584　010-65264830
印　　刷：人卫印务（北京）有限公司
经　　销：新华书店
开　　本：710×1000　1/16　　印张：17
字　　数：314 千字
版　　次：2025 年 5 月第 1 版
印　　次：2025 年 6 月第 1 次印刷
标准书号：ISBN 978-7-117-37874-1
定　　价：139.00 元

打击盗版举报电话：010-59787491　E-mail：WQ @ pmph.com
质量问题联系电话：010-59787234　E-mail：zhiliang @ pmph.com
数字融合服务电话：4001118166　　E-mail：zengzhi @ pmph.com

主编简介

陈谦明，医学博士，四川大学华西口腔医学院二级教授、主任医师、博士研究生导师，浙江大学求是特聘教授、主任医师、博士研究生导师。

曾获教育部"长江学者奖励计划"特聘教授、国家级教学名师奖、原卫生部"有突出贡献中青年专家"等荣誉称号，享受国务院政府特殊津贴。获国家杰出青年科学基金资助，入选国家"万人计划"，入选人力资源和社会保障部百千万人才工程国家级人选和教育部"新世纪优秀人才支持计划"，也是国家自然科学基金委员会创新研究群体、科技部"创新人才推进计划"重点领域创新团队、教育部"长江学者与创新团队发展计划"创新团队带头人。

2000 年主编了我国第一部《口腔分子生物学》专著。曾主编国家"十一五"规划教材、原卫生部规划教材《口腔黏膜病学》（第 3 版），国家"十二五"规划教材、原卫生部规划教材《口腔黏膜病学》（第 4 版），主编出版英文专著 1 部（Case based Oral Mucosal Disease，Springer），主编《中华口腔科学》（第 2 版、第 3 版）"口腔黏膜病学"篇，担任《李秉琦实用口腔黏膜病学》常务副主编。担任 SCI 收录期刊 International Journal of Oral Science 执行主编、国家核心期刊《华西口腔医学杂志》主编、《中华口腔医学杂志》第七、第八届编辑委员会委员，任口腔医学领域权威期刊 Oral Disease、J Oral Path Med、Oral Surgery 等的编委。牵头制定了国家行业标准《口腔白斑病新的定义与分期》，起草了《口腔白斑病诊疗指南（试行）》等。

总　序

　　口腔健康是全身健康的重要基础。口腔常见多发病，如龋病、牙周病、牙齿缺失缺损、牙颌畸形、口腔肿瘤等影响口颌系统功能和生活质量。以龋病、牙周病为主的口腔感染性疾病作为牙源性病灶，是加重或诱发全身系统性疾病的主要原因，与消化道疾病、呼吸道疾病、代谢性疾病、不良妊娠结局、骨相关疾病、精神类疾病、肿瘤等发生发展有着密切关系，严重影响人体健康和生存质量。加强对口腔疾病的发病机制、防治新技术的研究，对有效防治疾病、维护口腔和全身健康具有重要的意义。

　　科研实验室是开展科学研究的平台，是培养具有扎实专业基础、强烈创新意识、深厚人文底蕴、宽阔国际视野的高素质人才的重要载体。实验操作技术既突出学科交叉性、先进性和实用性，又体现了学科渗透与相互补充的系列性、综合性和研究性，是研究生、本科生、住培生、留学生、科研人员必须掌握的科研技能。加强实验技能培训，掌握实验伦理要求，提高科研素养和实验操作能力；培养基本的实验技能和科研创新的思维方式，强烈的责任心和良好的团队精神，精心的实验准备以及完整的实验室管理等都是创新型人才成长的重要环节，为今后独立从事口腔医学科学研究打下坚实的基础。

　　四川大学口腔疾病防治全国重点实验室周学东教授担任总主编，领衔组织编写《口腔医学实验技术指导系列》实验技术丛书6部，分别是《牙颌面发育与再生实验技术》《口腔显微成像技术》《口腔免疫学实验技术指导》《口腔疾病动物模型复制技术指导》《口腔分子生物学实验技术指导》《口腔微生物学实验技术指导》，旨为研究生、住培生、本科生、留学生、青年科研人员、实验技术人员等学习掌握实验设计、实验技术、实验安全、伦理规范、实验关键环节等，对口腔医学实验研究涉及的每一项技术进行详细介绍，培养能力和规范操作，是一套口腔医学科学研究技术指导工具书。

本套实验技术丛书的编写团队为口腔疾病防治全国重点实验室和国内外著名口腔院校的知名专家和研究人员，长期工作在科学研究的第一线，在口腔医学研究领域颇有建树。编写团队认真听取了研究生、本科生和科研人员需要了解的实验技能相关知识，深入浅出、全面系统地介绍口腔医学实验技术的原理、材料方法、操作步骤和关键注意点等，是编者多年研究工作的经验总结。

本套实验技术丛书内容详实、体系完整、步骤清楚、文字流畅、图文并茂、指导性强，适合口腔医学研究生、本科生、住培生、留学生、科研工作人员阅读和学习，是一套实用性强的实验技术工具书。编写团队希望读者们掌握实验技能，规范实验操作，提高科研水平，为提升中国口腔医学研究的整体质量做出贡献。

编　者
2021 年 10 月

前 言

  分子生物学是 20 世纪产生和发展起来的最重要的学科之一，它是集生物学、生物化学、细胞生物学、分子遗传学、蛋白质学等学科于一体的学科。目前分子生物学的理论与技术已渗透到生命科学和医学研究的各个领域，使人们可以在分子水平了解生物体的秘密。分子生物学也促进原有各学科的飞速发展，并派生出许多新的学科，如分子遗传、分子病毒学、分子病理学、分子流行病学等。不仅如此，由于分子生物学的飞速发展，现在人们可以结合细胞生物学、胚胎学、蛋白质学、酶学和生物工程学的方法，利用生物技术的方法生产出许多基因工程药物、基因工程疫苗、转基因植物和转基因动物等，创造了巨大的社会与经济价值。自 20 世纪 70 年代以来，生物医学产业在国际上取得迅速发展，以分子生物学为核心的生物技术将与微电子技术、人工智能等一起成为未来的支柱性产业。

  口腔分子生物学是随着分子生物学的理论与方法在口腔医学领域的应用而诞生，至今还没有确切的定义与研究范围的界定。但是，它与分子生物学的关系应该是属于一般与特殊的关系。考虑到这一点，本书富有口腔学科特色，编写过程中注重相关分子生物学实验技术与口腔临床医学和基础研究紧密相关。本书以核酸—蛋白—组学—生物信息学的思路顺序编写，系统地介绍了国际上近年发展起来的分子生物学及生物技术方面的技术、方法，突显出口腔学科特色，融入口腔医学研究特有的分子生物学实验手段。书中大部分章节是 20 世纪 90 年代涌现出来的新技术、新方法，也是目前国际上的研究热点。如生物大分子相互作用、基因编辑、蛋白组学和生物信息学等。本书也对一些经典的分子生物学实验技术，包括 PCR，分子克隆、蛋白定量等进行了更新，添加了许多近年来发展起来的新手段，因此，本书是一本"温故知新"地介绍口腔分子生物学实验技术的参考书。

口腔疾病防治全国重点实验室组织团队编写了这本《口腔分子生物学实验技术指导》，并邀请了国内外该领域的专家教授参与，编委多是从事口腔分子生物学研究多年，从海外留学归来或尚在海外留学的中青年科研骨干，既具有较丰厚的理论知识和较精湛的操作技能，又掌握着本领域国际上的最新研究动态。本书共 16 章，力求包括相关领域的发展背景、基本原理、操作流程、技术关键、注意事项和相关技术评述等，实验技术具体操作方法的书写采用国际上流行的书写格式，详细介绍每一步操作过程，附有参考文献，以供读者深入研读之用。因此，本书是一本实用性极强的实验操作指导，可供口腔医学专业的本科生、硕士研究生、博士研究生和技术人员进行科研、教学时使用。

本书是根据目前国际上的研究进展并融合众多有海外留学经历的科研一线骨干的操作经验和心得而写成的一本学术水平较高的参考书。由于这一研究领域的飞速发展，新的研究方法将不断涌现，不妥与遗漏之处在所难免，期盼读者们的不吝指正。

编　者

2025 年 5 月

目　录

第六章 基因编辑技术 / 65

第七章 蛋白质提取技术 / 80

第八章　蛋白质分析与定量技术 / 97

第九章　蛋白质表达纯化技术 / 105

第十章　**色谱分离技术** / 129

第十一章　**生物大分子相互作用检测技术** / 142

第十五章 口腔代谢组学方法 / 205

第一章

口腔分子生物学概述

　　21世纪是"生命科学世纪"，分子生物学是生命科学的带头学科。分子生物学的理论与技术已在医学领域广泛应用。口腔分子生物学作为分子生物学新的分支之一，已在口腔临床和基础研究中得到广泛应用。本章将对分子生物学及口腔分子生物学的发展和研究意义作一概述。

第一节　分子生物学

分子生物学（molecular biology）是从分子水平研究生物大分子的结构与功能，从而阐明生命现象本质的跨学科科学，其主要致力于对细胞中不同系统之间相互作用的理解，包括 DNA、RNA 和蛋白质生物合成之间的关系以及了解它们之间的相互作用是如何被调控的。分子生物学在现代生命科学的发展上占据相当重要的地位，它促进了生命科学的深度发展与繁荣。自 20 世纪 50 年代以来，分子生物学一直是生物学的前沿与生长点，其主要研究领域包括蛋白质体系、蛋白质 - 核酸体系（中心是分子遗传学）和蛋白质 - 脂质体系（即生物膜）。

1953 年沃森和克里克提出 DNA 分子的双螺旋结构模型是分子生物学诞生的标志。生物大分子，特别是蛋白质和核酸结构功能的研究，是分子生物学的基础。现代化学和物理学理论、技术和方法的应用推动了生物大分子结构功能的研究，从而出现了近 30 年来分子生物学的蓬勃发展。

分子生物学和生物化学及生物物理学关系十分密切，它们之间的主要区别在于以下几方面。

（1）生物化学和生物物理学是用化学和物理学的方法研究在分子水平、细胞水平、整体水平乃至群体水平等不同层次上的生物学问题。而分子生物学则着重在分子（包括多分子体系）水平上研究生命活动的普遍规律。

（2）在分子水平上，分子生物学着重研究的是大分子，主要是蛋白质、核酸、脂质体系以及部分多糖及其复合体系。而一些小分子物质在生物体内的转化则属生物化学的范围。

（3）分子生物学研究的主要目的是在分子水平上阐明整个生物界所共同具有的基本特征，即生命现象的本质；而研究某一特定生物体或某一种生物体内的某一特定器官的物理、化学现象或变化，则属于生物物理学或生物化学的范畴。

第二节　口腔分子生物学

　　既属生命科学范畴，又具有独自特性的现代口腔医学，借助分子生物学的发展，也逐渐进入生命科学发展的时代，并且逐渐形成了自己的新的学科分支——口腔分子生物学。近三十年来，依托于分子生物学技术理论的不断进步，口腔医学的科学家们将其应用于口腔颌面部生理病理等分子机制的研究，从而逐渐出现了口腔分子生物学的繁荣发展。

　　回顾历史，最早期关于口腔分子生物学的专著是 1991 年 Ferguson 主编的一本论文集，名为 *Aspects of Oral Molecular Biology*，随后，笔者担任主编于 2000 年撰写了我国第一本相关的著作，名为《口腔分子生物学》，该书系统介绍了口腔分子生物学的理论与应用成果。主要内容有牙发育、唇腭裂的发生、口腔微生物、口腔颌面部肿瘤、基因治疗和唾液的分泌调节等。这是我国第一本口腔分子生物学的理论与应用指导的专著，为我国的口腔分子生物研究奠定了基础，引导和推进了我国口腔分子生物学的发展，在一定时期内，成为口腔医学领域的研究生和青年学者工作和学习必备的案头书。目前，口腔分子生物学尚无一个明确的学术定义。顾名思义，口腔分子生物学是应用分子生物学的技术和手段，在分子水平对人类牙、颌、面组织器官的正常生长、发育和衰老过程，以及牙、颌、面疾病的病因、病理、临床诊断、治疗、转归预测和防治进行研究的学科。

　　目前，口腔分子生物学的应用和发展已经并且正在极大地推动着口腔医学的进一步发展，因此其在口腔医学的转化研究中具有重要的作用。迄今，基于口腔临床实践的需求，我们已在龋病替代疗法、基因工程防龋疫苗、颌面部发育的基因调控、口腔微生物的种型鉴定、口腔黏膜病病原因子的发现与认知、口腔癌的早期诊断与治疗和口腔疾病的基因治疗等方面取得一定新的成果与突破，但也应该看到，与其他生命科学相比，其进步较缓慢。基于这些新的成果，笔者认为有必要编写一本专门总结口腔分子生物学技术的著作进行阶段总结和未来展望，促进我国口腔分子生物研究的不断进步。

　　近十年来，基因组学、蛋白质组学、生物信息学、人工智能等领域研究的突飞猛进，不断丰富着人类对疾病的认知，生物科学的众多分支学科也将在更高层次上实现理论的大综合，促使生物科学向高层突破。而分子生物学技术作为众多知识领域的基本理论和技术将会得到进一步普及。口腔分子生物学作为分子生物学的重要分支之一，应在与口腔基础医学、临床医学、预防医学和检验医学等密切结合的前提下，研究牙、颌、面组织器官各种生理和病理状态下的分子机制，进而推动口腔医学领域新的诊断、治疗、预防方法的出现及新的健康理念的发展。

第三节　口腔分子生物学研究意义

　　虽然口腔分子生物学在我国的兴起和应用时间不长，但它的迅速普及与手段的多样化，已将我国口腔医学研究推进到一个新的水平，并已取得了初步成果。近年来，大量的分子生物学手段被我国科学家广泛应用于口腔疾病的病因、发病机制、临床诊断、预后转归与预防等研究中。对口腔分子生物学认知的不断深入和口腔分子生物实验手段的陆续开发，极大地推动了我国口腔医学事业的发展，使我们对有些口腔疾病，特别是对部分常见病、多发病的认识提高到一个全新的高度。

　　口腔分子生物学作为生命科学研究的分支之一，其不断发展将在口腔医学的研究中扮演重要的角色。近年来，虽然在生命科学研究中，分子生物学的理论与新技术已得到广泛普及和被研究者熟知，在分子水平研究人体生理和病理状态的技术方法，如生物分子研究试剂盒等的出现，已极大地方便了研究者，包括了口腔医学研究者的日常科研工作，但是就口腔分子生物学的研究而言，其具有自己的特点。具体来说，口腔分子生物学的研究者，主要着眼于研究口腔颌面部生理病理的分子机制，故其在明确具体研究目的的基础上，应熟悉各种不同实验技术的原理与实践方法，将它们合理应用于相应口腔亚分支专业的研究领域中，从而有效地取得预期的研究成果。因此，主编和编委共同撰写了这本书，以期通过介绍各种可应用于口腔医学的研究技术方法和理论，指导口腔医学研究者的日常实践工作，有效地增进我国口腔分子生物学研究的深度与广度。

　　未来，虽然口腔分子生物学理论和技术在口腔医学的临床实际应用中可能还会遇到各种困难，但我们相信，在不远的将来，无论是在口腔疾病的病因、发病机制、病情监测及防治等方面，有关的新理论和技术的应用都将起到举足轻重的作用，口腔分子生物学的技术理论体系将不断壮大，口腔医学的研究也将随之不断地深入和帮助指导口腔医师的临床实践。

（陈谦明）

第二章

核酸提取与分离技术

核酸是由脱氧核苷酸或核苷酸通过磷酸二酯键连接而成的一类生物大分子，分为脱氧核糖核酸（deoxyribonucleic acid，DNA）和核糖核酸（ribonucleic acid，RNA）两大类。DNA贮藏遗传信息，在细胞分裂过程中自我复制，使每个子代细胞接受与母细胞结构和信息含量相同的DNA；RNA主要在蛋白质合成中起作用，负责将DNA的遗传信息转变成相应蛋白质的氨基酸序列或调节蛋白的翻译。所以DNA和RNA控制着遗传信息的储存和传递，是遗传信息的载体，是分子生物学研究的主要对象。核酸的提取技术是分子生物学实验中最重要、最基本的操作技术之一。

核酸的提取与分离方法多种多样，但其流程基本相同：用不同方法裂解细胞、释放出核酸、用不同的方法将核酸与其他生物大分子物质分离、获得高纯度的核酸。在本章中，我们主要介绍提取不同样本基因组 DNA 和 RNA 常用的方法。

第一节　基因组 DNA 提取技术

天然存在的 DNA 是以脱氧核糖蛋白（DNP）的形式存在于细胞中，要从细胞中提取 DNA，其大致流程为：①利用化学试剂或物理方法，破坏细胞壁（细菌、真菌）和膜等结构；②变形和裂解细胞中的蛋白质；③将 DNA 从其他成分（如糖、RNA 及无机离子等）中分离出来。不同种类生物基因组 DNA 的提取方法有所不同，同一种类生物的不同组织因其细胞结构及所含的成分不同，DNA 的提取方法也有差异。

一、口腔细菌 DNA 提取

细菌有肽聚糖和磷壁酸组成的坚硬细胞壁。因此细菌 DNA 提取的原理和方法与口腔细胞和组织 DNA 提取方法有差异。细菌主要分为革兰氏阳性菌和革兰氏阴性菌。革兰氏阳性细菌细胞壁厚且致密，不易裂解，其基因组 DNA 提取的难度增大；而革兰氏阴性菌细胞壁较薄，DNA 的提取较易。本节主要介绍实验室提取细菌 DNA 常用的方法。

（一）革兰氏阳性菌 DNA 提取方法

1. 仪器耗材　水浴锅、离心机、高压灭菌锅、水平电泳槽、凝胶成像系统、紫外分光光度计、5mL 离心管、1.5mL EP 管、各规格移液器一套、各规格枪头一套。

需要注意：

用于吸取 DNA 的枪头最好将枪头尖剪掉，或剪掉以后在酒精灯上迅速过一下，使其断口圆滑。

2. 试剂　20mg/mL 蛋白酶 K、10mg/mL RNase A、酚：氯仿：异戊醇

（V：V：V=25：24：1）、5mol/L NaCl、异丙醇、70% 乙醇、1% 琼脂糖凝胶、核酸染料、电泳相关 DNA Ladder、TE 缓冲液（10mmol/L Tris-HCl pH 8.0，1mmol/L EDTA，121℃高温灭菌 15～20min）、溶菌酶、溶菌酶缓冲液（20mmol/L Tris-HCl pH 8.0，2mmol/L EDTA，1.2% Triton X-100）、10% SDS。

需要注意：

溶菌酶必须用溶菌酶干粉在缓冲液中溶解进行配制，否则会导致溶菌酶无活性。

3. 操作步骤

（1）1～5mL 细菌培养液，12 000g 离心 1min，弃上清。

需要注意：

细菌量不宜过多，否则会导致细菌裂解不完全。

（2）加入 500μL 含有 20mg/mL 溶菌酶的缓冲液，37℃孵育 1h。

需要注意：

该步骤可用枪吹打 7～8 次或剧烈震荡 15s，促进细菌的裂解。

（3）加 50μL 10% SDS，5μL 蛋白酶 K（20mg/mL），上下颠倒混匀，37℃孵育 1h 或 37℃过夜。

（4）加 5mol/L NaCl 0.75mL，颠倒混匀。

（5）加等体积酚、氯仿和异戊醇，颠倒数次，呈乳白色。12 000g 离心 10min，将上清液移至新的 EP 管内。

需要注意：

切勿吸出中间白色层，影响 DNA 纯度。

（6）加入等体积酚、氯仿和异戊醇抽提，静置 10min，12 000g 离心 10min，转移上清液于新的 EP 管内。

（7）加 0.6 倍体积的异丙醇，颠倒混合，室温下静止 10min，12 000g 离心 10min，弃上清取沉淀 DNA。

需要注意：

异丙醇要预冷，可以促进 DNA 沉淀析出。

（8）70% 乙醇漂洗 DNA，12 000g 离心 10min，弃上清，自然晾干。该步骤可重复 1~2 次。

（9）用 30~50μL TE 缓冲液或双蒸水（ddH₂O）溶解 DNA。

（10）DNA 检测

1）取 5~10μL 样品行 1% 琼脂糖凝胶电泳，用核酸染料染色，凝胶成像系统成像，以检测基因组 DNA 的完整性。

2）吸取 2~3μL DNA 样品，用紫外分光光度计读取 DNA 样品浓度并鉴定其纯度。A260/A280 比值为 1.7~1.9 时 DNA 纯度较高。若比值小于 1.7 时，则有蛋白污染，可重复提取。比值大于 1.9 时，则有 RNA 污染，可按样品体积加入 1/10 体积的浓度为 10mg/mL 的 RNase A 并在室温或 37℃ 孵育 10min，除去 RNA。

（二）革兰氏阴性菌 DNA 提取方法

1. 仪器耗材　水浴锅、离心机、高压灭菌锅、水平电泳槽、凝胶成像系统、紫外分光光度计、电子天平、各规格移液器一套、5mL 离心管、1.5mL EP 管、各规格枪头一套。

需要注意：

用于吸取 DNA 的枪头最好将枪头尖剪掉，或剪掉以后在酒精灯上迅速过一下，使其断口圆滑。

2. 试剂　TE 缓冲液、蛋白酶 K（10mg/mL）、CTAB 提取缓冲液（2% CTAB，100mmol/L Tris-HCL pH 8.0，20mmol/L EDTA-Na₂，1.4mol/L NaCl，0.2% β- 巯基乙醇）、10% SDS、酚：氯仿：异戊醇（V：V：V=25：24：1）、异丙醇、70% 乙醇、1% 琼脂糖凝胶、核酸染料、电泳相关 DNA Ladder。

需要注意：

CTAB/NaCl 缓冲液先将除巯基乙醇之外的试剂配好，高压蒸汽灭菌之后再加入巯基乙醇。

3. 操作步骤

（1）取 1~5mL 细菌培养物至 5mL 离心管中，12 000g 离心 1~2min，

弃上清，加入 0.7mL TE 缓冲液，吹打混合均匀。

（2）加入 37μL 10% SDS，加入 7μL 10mg/mL 蛋白酶 K，上下颠倒混匀，37℃孵育 1h。

需要注意：

如提取的 DNA 要求无 RNA 时，可加入终浓度为 20μg/mL RNase A 后 37℃再孵育 10min。

（3）加入 148μL 5mol/L NaCl，再加入 102μL CTAB/NaCl，上下颠倒混匀，65℃孵育 30min。

（4）加入等体积酚、氯仿和异戊醇，颠倒数次，呈乳白色，12 000g 离心 10min，将上清液移至新的 EP 管内。

需要注意：

切勿吸出中间白色层，影响 DNA 纯度。

（5）加入等体积酚、氯仿和异戊醇抽提，静置 10min，12 000g 离心 10min，转移上清液至新的 EP 内。

（6）加 0.6 倍体积的异丙醇，颠倒混合，室温下静止 10min，12 000g 离心 10min，弃上清留沉淀 DNA。

需要注意：

异丙醇要预冷，可以促进 DNA 沉淀析出。

（7）70% 乙醇漂洗 DNA，12 000g 离心 10min，弃上清，自然晾干；该步骤可重复 1~2 次。

（8）用 30~50μL TE 缓冲液或 ddH$_2$O 溶解 DNA。

（9）DNA 检测（参考第二章第一节革兰氏阳性菌 DNA 提取方法）。

二、口腔真菌 DNA 提取

真菌有菌丝，细胞还有坚硬的细胞壁。因此提取真菌基因组 DNA 时，通常采用超声、研磨、匀浆等机械法，再结合其他化学试剂或酶等方法破碎细胞壁，裂解细胞。

（一）仪器耗材

高压灭菌锅、水浴锅、离心机、水平电泳槽、凝胶成像系统、紫外分光光度计、研钵及研杵、电子天平、1.5mL EP 管各规格移液器一套、各规格枪头一套。

需要注意：

用于吸取 DNA 的枪头最好将枪头尖剪掉，或剪掉以后在酒精灯上迅速过一下，使其断口圆滑。

（二）试剂

液氮、异丙醇、无水乙醇、70% 乙醇（用 ddH$_2$O 和无水乙醇配制备用）、电泳相关 DNA Ladder、1% 琼脂糖凝胶、核酸染料、酚：氯仿：异戊醇（V：V：V=25：24：1）、TE 缓冲液、3% CTAB 提取液（3% CTAB，100mmol/L Tris-HCl pH 8.0，20mmol/L EDTA，1.4mol/L NaCl、0.2% β- 巯基乙醇）。

需要注意：

3% CTAB 提取液先将除巯基乙醇之外的试剂配好，高压蒸汽灭菌之后再加入巯基乙醇。

（三）操作步骤

1. 称取一定量的真菌样品于研钵中，倒入液氮，充分研磨至粉末状，并快速移入 1.5mL EP 管中。

2. 加入已预热到 65℃的 3% CTAB 提取液（常用 1g 样品加入 5mL 3% CTAB），充分混匀，置于 65℃孵育 1h，其间每隔 10min 温和摇动一次，使样品充分裂解，取出后，放至室温。

3. 加入等体积的酚、氯仿和异戊醇，充分颠倒混匀，室温下 12 000g 离心 10min。

需要注意：

充分混匀，才能将蛋白质完全变性；但动作要温和，以免使 DNA 链断裂。

4. 取上清液于新的 EP 管中，加入等体积的酚、氯仿和异戊醇，充分颠倒混匀，室温下 12 000g 离心 10min。

需要注意：

取上清液时切勿吸到中间白色的蛋白质层。

5. 取上清液于新 EP 管中，加入 0.6 倍体积 −20℃预冷的异丙醇，充分颠倒混匀，使 DNA 从溶液中析出，形成絮状沉淀（可 −20℃放置 1 ~ 2h 促进 DNA 沉淀，也可置 −20℃过夜）。

需要注意：

异丙醇要预冷，可以促进 DNA 沉淀析出。

6. 4℃下 12 000g 离心 10min。

7. 弃上清，加入 500μL 70% 乙醇洗涤 DNA，12 000g 离心 10min。该步骤可重复 1 次，可提高 DNA 的纯度。

8. 弃上清，室温干燥后加入 30 ~ 50μL TE 缓冲液或 ddH$_2$O 溶解 DNA，轻轻敲打使沉淀溶解。

需要注意：

如果 DNA 溶解困难，可以 37℃孵育，溶解后置于 −20℃保存。DNA 溶解后，可按样品体积加入 1/10 体积的浓度为 10mg/mL 的 RNase A 并在 37℃孵育 10min，除去 RNA。

9. DNA 检测　该步骤与第二章第一节革兰氏阳性菌 DNA 提取方法的 DNA 检测相同。

三、口腔组织或细胞基因组 DNA 提取

基因组 DNA 含有全部的遗传信息，口腔组织和细胞中提取 DNA 是遗传性疾病、肿瘤和传染性疾病等早期确诊的重要手段和技术。DNA 提取的质量和产量直接影响 PCR 扩增、分子克隆、限制性内切酶的酶切反应等实验的成败。

（一）仪器耗材

高压灭菌锅、离心机、水浴锅、剪刀、镊子、研钵及研杵、紫外分光光度计、水平电泳槽、凝胶成像系统、电子天平、细胞培养皿、无菌牙签或棉签、15mL 离心管、1.5mL EP 管、各规格移液器一套、各规格枪头一套。

需要注意：

用于吸取 DNA 的枪头最好将枪头尖剪掉，或剪掉以后在酒精灯上迅速过一下，使其断口圆滑。

（二）试剂

蛋白酶 K、液氮、无水乙醇、异丙醇、Tris 饱和酚、TE 缓冲液、DNA 提取缓冲液（10mmol/L Tris-HCl pH 8.0，0.1mmol/L EDTA，0.5% SDS，121℃高温灭菌 20min）、20μg/mL RNase、酚：氯仿：异戊醇（V：V：V=25：24：1），1% 琼脂糖凝胶，核酸染料，电泳相关 DNA Ladder。

（三）操作步骤

1. 样本收集

（1）手术切除获得新鲜的口腔组织，用生理盐水清洗。

（2）刷牙 1h 后，使用 10mL 未稀释的漱口水用力漱口 1min，并将所得液体收集于瓶中以获得口腔黏膜细胞。将漱口水样品移至 15mL 离心管内，2 000g 离心 15min；去除上清液，用 10～25mL TE 缓冲液中重悬洗涤，以相同条件离心。

（3）将无菌棉签或牙签刮取得到的细胞样本悬于 0.5～1.5mL 的无菌生理盐水中，样品 2 000g 离心 15min。

（4）收集培养口腔细胞，用 PBS 重悬洗涤细胞，1 500g 离心 3min，洗涤 2 次，弃上清。

2. 将新鲜口腔组织或冷冻的组织样本（约 0.5g）放入研钵中，加入液氮研磨成粉末。细胞样本直接进入第 3 步。

3. 加入 1mL DNA 提取缓冲液后转移至 1.5mL EP 管中，将细胞悬液置于 65℃下孵育 30min。

需要注意：

①尽量取用新鲜或冷冻保存的组织和细胞。②液氮研磨或匀浆时，解冻前加入裂解液，以减少内源性 DNA 酶（DNase）对 DNA 的降解。③DNA 提取缓冲液要预热，以抑制 DNase，加速蛋白变性，促进 DNA 溶解。

4. 加入蛋白酶 K，至其终浓度为 100μg/mL，混匀后将离心管再次置于 65℃下孵育 1h。

需要注意：

其间不断旋动黏稠溶液，使其充分裂解；细胞裂解后，后续各操作步骤要轻柔，尽量减少 DNA 的人为降解。

5. 将溶液冷却至室温，加入 200μL Tris 饱和酚，缓慢来回颠倒离心管

10min，充分混合两相至呈乳白色，12 000g 离心 10 ~ 15min，小心将上清液移至新的离心管。

需要注意：

酚的 pH 必须接近 8.0。

6. 加入等体积的酚、氯仿和异戊醇，充分混匀至乳白色，12 000g 离心 10min，将上清液移至新的离心管中。

需要注意：

切勿吸出中间白色层。

7. 加入等体积的异丙醇，颠倒混匀，室温放置 20 ~ 30min，12 000g 离心 15min，弃上清液。

8. 加入 0.5 ~ 1mL 70% 乙醇沉淀，洗涤沉淀。12 000g 离心 10min 去除乙醇，室温下打开管盖，自然晾干。

9. 加入 30 ~ 50μL ddH$_2$O 或 TE 缓冲液溶解沉淀，−20℃保存备用。

10. DNA 检测　该步骤与第二章第一节革兰氏阳性菌 DNA 提取方法的 DNA 检测相同。

四、石蜡包埋组织 DNA 提取

从石蜡组织中提取高质量的 DNA，可以避免对新鲜或冰冻组织和细胞的依赖，同时可充分利用医院病理科保存的大量石蜡包埋组织，将其用于医学检验，在大宗病例的回顾性研究等方面具有重要的价值。自 1985 年 Goelz 等首次成功地从甲醛固定石蜡包埋组织中提取出 DNA 之后，国内外许多学者对石蜡包埋组织提取 DNA 的方法进行了研究和改进。目前石蜡包埋组织提取 DNA 的方法主要有二甲苯脱蜡 - 酚氯仿法，改良 TES 水浴脱蜡 - 酚氯仿法、试剂盒法等。石蜡包埋组织在制作和保存过程中，由于受到各种试剂和因素的影响，导致 DNA 脆性增加、DNA 与蛋白质交联等，因此从石蜡包埋组织中提取高质量的 DNA 有一定的困难。目前主要用试剂盒提取石蜡包埋组织的 DNA，具体方法如下。

（一）仪器耗材

石蜡切片刀、解剖刀、离心机、水浴锅、水平电泳槽、凝胶成像系统、紫外分光光度计、各规格移液器一套、各规格枪头一套、1.5mL EP 管、2mL EP 管。

（二）试剂
无水乙醇、二甲苯、蛋白酶 K、RNase A、试剂盒。

（三）操作步骤
1. 用石蜡切片刀或解剖刀将石蜡块多余的石蜡切除。
2. 切 8 片 5～10μm 厚的样本。

需要注意：

①组织样本的质量是影响从石蜡包埋组织标本中提取高质量 DNA 的重要因素之一。尽可能选用新近标本；如果样本外周暴露于空气，可以丢弃开始的 2～3 片；如有明显坏死存在的蜡块，可将坏死部分切去后再用；不选用有自溶、退变或组织结构不清或大片出血蜡块。②切片不宜太薄，容易过多地将 DNA 切断，影响高分子量 DNA 的获得率。

3. 把切好的样本立刻置于 1.5mL 或 2mL EP 管中，并加入 1mL 二甲苯，盖上盖子振荡器上剧烈振荡 10s。
4. 最大转速室温离心 2min。
5. 弃上清。

需要注意：

切勿碰到沉淀。

6. 加入 1mL 无水乙醇于沉淀，震荡混匀。
7. 最大转速室温离心 2min。
8. 弃上清。

需要注意：

切勿碰到沉淀，并用小枪头小心去除残余乙醇。

9. 打开瓶盖，室温或 37℃孵育 10min，直到残留的酒精蒸发干净。
10. 加入 180μL 组织裂解液重悬沉淀，加入 20μL 蛋白酶 K（20mg/mL），震荡混匀。
11. 56℃孵育 1h，直到样本完全裂解。

需要注意：

如样本不易裂解时，可增加蛋白酶 K 的量和延长孵育时间。

12．90℃孵育 1h。

需要注意：

在裂解液中 90℃孵育会部分逆转 DNA 的甲醛修饰，但过长的孵育时间或过高的孵育温度都会导致更多的 DNA 断裂。因此如果只有一个水浴装置时，在 56℃孵育完后可将样品置于室温，等水浴升到 90℃再开始孵育。

13．瞬时离心，使 1.5mL EP 管管盖内壁的液滴全沉于管底部，如基因组 DNA 需要 RNA-free 的，继续加入 2μL RNase A（100mg/mL），室温孵育2min。

需要注意：

在加入 RNase A 前确保样本已冷却至室温。

14．加 200μL 缓冲液到样本中，振荡器上彻底混匀，然后加入 200μL无水乙醇，再次振荡器上彻底混匀。

需要注意：

样本、缓冲液和乙醇要确保即刻充分混匀；当有很多样本时，可以先将缓冲液和乙醇预混匀后再一步加入。加入缓冲液和乙醇时可能会有白色沉淀，属于正常现象，不会影响后续的实验。

15．短暂离心，离心 EP 管管盖内壁液滴。
16．将吸附柱放置在 2mL 收集管中，在不接触边缘的情况下，将全部裂解液小心转移入吸附柱内，盖上管盖，6 000g 离心 1min，将吸附柱转入另一个干净的 2mL 收集管内，丢弃装有液体的收集管。

需要注意：

如果离心后裂解液不能完全通过膜，可更高转速再次离心，直到吸附柱内没有流液为止。

17. 小心打开吸附柱，在不接触边缘的情况下，加入 500μL 洗涤液Ⅰ，盖上管盖，6 000g 离心 1min，将吸附柱放置于另一个干净的 2mL 离心管中，丢弃装有流液的收集管。

18. 小心打开吸附柱，在不接触边缘的情况下，加入 500μL 洗涤液Ⅱ，盖上管盖，6 000g 离心 1min，将吸附柱放置于另一个干净的 2mL 离心管中，丢弃装有流液的收集管。

需要注意：

移动吸附柱和收集管时要小心，因有些离心机在减速时会震动，导致含有乙醇的流液接触到吸附柱，影响后续实验。

19. 最大转速离心 3min 以彻底干燥吸附柱中的膜。

需要注意：

如有乙醇残留，将会干扰后续实验。

20. 将吸附柱置于干净的 1.5mL EP 管内，丢弃装有流液的收集管，小心打开吸附柱的管盖，往膜中央加入 20 ~ 100μL 洗脱液。

21. 盖上管盖，室温放置 1min，全速（约 20 000g）离心 1min。

需要注意：

离心前，洗脱液加入吸附柱内，室温孵育 5min，可提高 DNA 产量。

第二节　RNA 提取技术

RNA 分为信使 RNA、转运 RNA、核糖体 RNA 和其他多种小分子 RNA 如核内小 RNA（small nuclear RNA，简称 snRNA），微小 RNA（microRNA，简称 miRNA），小干扰 RNA（small interfering RNA，简称 siRNA）等。由于 RNA 具有分子量小，容易断裂等特性，而且 RNase 广泛存在细胞内外，酶活性非常稳定，因此 RNA 的提取方法与 DNA 的提取有比较大的区别。在本节我们主要介绍提取不同类型 RNA 的常用方法。

一、总 RNA 提取

不同组织总 RNA 提取的实质就是将细胞裂解、释放出 RNA、并通过不同方式去除蛋白、DNA 等杂质、最终获得高纯度 RNA 产物的过程。提取高质量的 RNA 分子是进行基因表达分析、cDNA 文库构建、蛋白质体外翻译、RNA 序列分析等的基础。提取总 RNA 的方法很多，其中由于 Trizol 试剂在破碎和溶解细胞时能保持 RNA 的完整性，因此 Trizol 法是提取总 RNA 的经典方法。

（一）仪器耗材

冷冻离心机、定时器、药勺、水平电泳槽、振荡器、凝胶成像系统、紫外分光光度计、研钵及研杵、各规格移液器一套、各规格枪头一套、1.5mL EP 管、2mL EP 管、一次性乳胶手套、一次性口罩。

（二）试剂

Trizol、氯仿、异丙醇、75% 乙醇（RNase free）、DEPC H_2O（RNase free）。

（三）操作步骤

1. 样本处理

（1）细胞：收获细胞 $5 \times 10^6 \sim 10 \times 10^6$ 个细胞，移入 1.5mL EP 管中，加入 1mL Trizol，用枪头反复吹打或剧烈震荡，使之充分裂解，室温静置 5min。

（2）组织。

取新鲜动物组织（或冷冻组织）0.1 ~ 0.2g 迅速倒入匀浆器中，加入 1mL 预冷的 Trizol，在冰浴中迅速匀浆 20 ~ 30s，将细胞悬液吸入另一离心管，室温静置 5min。

戴好手套和口罩，取 0.1 ~ 0.2g 冻存组织，于液氮充分预冷的研钵中用力研磨，其间不断加入液氮，充分研碎组织，小心不要把组织洒到外面。将组织粉末用药勺移入 1.5mL EP 管中，立即加入 1mL Trizol，剧烈摇匀 15s，室温静置 5min。

需要注意：

可适当延长组织或细胞样品在 Trizol 中裂解的时间，能获得更多的 RNA。样品量不宜过多，否则会使内源性 RNase 的抑制不完全，导致 RNA 降解。

2. 每 1mL Trizol 加入 0.2mL 氯仿，振荡 15s，室温静置 2~3min。12 000g，4℃离心 15min。

3. 取上清于新的 1.5mL EP 管中。

需要注意：

切勿吸取中间白色层。

4. 加入 0.5mL 异丙醇，室温下放置 10min。12 000g，4℃离心 15min。

5. 弃上清液，加入 0.5~1mL 75% 乙醇进行洗涤，7 500g，4℃离心 5min。

需要注意：

切勿将 RNA 沉淀吹散，只需从管壁上吹落于 75% 乙醇即可。

6. 弃上清液，打开管盖，室温干燥。

需要注意：

白色沉淀变为透明即可溶解。

7. 加 30~50μL RNase free 水溶解 RNA，室温静置 2~3min。

8. RNA 检测

（1）取 5~10μL RNA 行 1.0% 变性琼脂糖凝胶电泳，用核酸染料染色，检测 RNA 的完整性。

（2）吸取 2~3μL RNA，用紫外分光光度计检测 RNA 浓度并鉴定其纯度。RNA A260/A280 的比值为 1.8~2.0 时 RNA 纯度较高；比值高于 2.2 或低于 1.8 时，有蛋白或 / 和有机物污染。

需要注意：

所有与 RNA 接触的物品（如研钵、研杵、离心管、枪头）和试剂等都需要去除 RNase。操作过程中要避免引入 RNase 污染。

二、mRNA 提取

mRNA（message RNA，简称 mRNA）是 DNA 的一条链作为模板转录的产物，能翻译成蛋白质的一类单链 RNA。高纯度和足量的 mRNA 是

cDNA 文库的构建、克隆基因等实验的基础。mRNA 仅占真核生物细胞总 RNA 的 1%~5%，并且 mRNA 分子种类繁多，分子量大小不均一，表达丰度也不一样。但是真核生物 mRNA 有其共同的结构特征：5′端的帽子结构（m7G）和 3′端的 poly（A）尾。绝大多数哺乳类动物细胞 mRNA 的 3′端末端结构为 20~30 个腺苷酸组成的 poly（A）尾，通常表示为 poly（A+）。目前真核 mRNA 的分离和纯化的常用方法就是利用 poly（A+）尾的特殊结构，使其与其他 RNA 分离。mRNA 的分离方法较多，如寡聚（dT）纤维素即 oligo（dT）纤维素、寡聚（U）琼脂糖亲和层析和寡聚（dT）磁性球珠法，其中以寡聚（dT）-纤维素柱层析法最为有效，已成为常规方法之一。其主要流程是当总 RNA 流经 oligo（dT）纤维素表面时，在高盐缓冲液作用下，mRNA 被特异地吸附在 oligo（dT）纤维素柱表面上，在低盐浓度或蒸馏水中，mRNA 可从吸附材料上洗脱，获得较纯的 mRNA。

（一）仪器耗材

水浴锅、离心机、各规格移液器一套、各规格枪头一套、1.5mL EP 管（RNase-free）、紫外分光光度计、oligo（dT）纤维素。

（二）试剂

上样缓冲液：［0.5mol/L NaCl，20mmol/L Tris-HCl pH 7.6，1mmol/L EDTA 经高温高压消毒后冷却至 65℃时，加入经 65℃温育 30min 的 10% SLS（十二烷基氨酸钠）至终浓度为 0.1%］、洗脱缓冲液（10mmol/L Tris-HCl pH 7.6，1mmol/L EDTA，0.05% SDS）、DEPC、无水乙醇，70% 乙醇，3mol/L 醋酸钠（pH 5.2），ddH$_2$O（RNase-free），0.1mol/L NaOH。

需要注意：

3mol/L 醋酸钠配制要加 0.1% DEPC 处理过夜。75% 乙醇，NaOH 及缓冲液的配制要用无 RNase 的 ddH$_2$O 配制。Tris 应选用无 RNase 的级别。溶液配制后，最好能够按一次实验所需的量分装成多瓶保存，可避免多次操作造成对溶液的污染。

（三）操作步骤

1. 将 oligo（dT）-纤维素悬浮于 0.1mol/L 的 NaOH 溶液中。

2. 将 oligo（dT）-纤维素装柱（0.5~1mL）用 3 倍柱床容积的 DEPC H$_2$O 洗柱。

3. 使用上样缓冲液洗柱，直至洗出液 pH 小于 8.0。

4. 将 RNA 溶解于 DEPC H$_2$O 中，在 65℃ 中温育 10min，冷却至室温后加入等体积 2 倍浓度上样缓冲液，混匀后上柱，立即收集流出液。当 RNA 上样缓冲液全部进入柱床后，再用上样缓冲液洗柱，继续收集流出液。

5. 将所有流出液于 65℃ 加热 5min，冷却至室温后再次上柱，收集流出液。

需要注意：

①总 RNA 必须完整，这是 mRNA 质量的先决条件；②总 RNA 与 oligo（dT）- 纤维素的比例要适当，过量的总 RNA，容易造成 mRNA 不纯；③RNA 溶液与 oligo（dT）- 纤维素结合前必须置于 65℃ 加热，可以破坏 mRNA 的二级结构，解离 mRNA 与 rRNA 的结合，使 poly（A+）尾充分暴露，提高 poly（A+）RNA 回收率；④加热后在冰浴中快速冷却，可以避免由于温度的缓慢下降使 mRNA 又恢复其二级结构。

6. 用 5~10 倍柱容积的上样缓冲液洗柱，每管 1ml 分部收集，OD260 测定 RNA 含量。

需要注意：

前部分收集管中流出液的 OD260 值很高，其内含物为无 poly（A）尾的 RNA。后部分收集管中流出液的 OD260 值很低或无吸收。

7. 用 2~3 倍柱容积的洗脱缓冲液洗脱，分部收集。

8. OD260 测定 poly（A+）RNA 分布，合并含 poly（A+）RNA 的收集管。

9. 洗脱液加入 3mol/L（pH 5.2）醋酸钠至其最终浓度为 0.3mol/L，再加入 2.5 倍体积的冰冷无水乙醇，混匀后，−20℃ 放置 30min 或过夜。

需要注意：

无水乙醇要 −20℃ 预冷，能促进 poly（A+）RNA 沉淀。

10. 12 000g，4℃ 离心 15min，小心吸弃上清。

11. 用 70% 乙醇洗涤沉淀，12 000g，4℃ 离心 5min，弃上清，室温自然风干。

需要注意：

此时 poly（A+）RNA 的沉淀一般看不到。

12. 用适量的 DEPC H$_2$O 溶解 poly（A+）RNA。
13. RNA 检测　紫外分光光度计检测 260nm 吸收值并计算 RNA 总量。

需要注意：

所有与 RNA 接触的物品（离心管，枪头）和试剂等都需要去除 RNA 酶。操作过程中要避免引入 RNA 酶污染。

三、小分子 RNA 提取

小分子 RNA（small RNA）是一类存在于真核生物细胞核和细胞质中，长度小于 300 个核苷酸的 RNA。小分子 RNA 主要包括非编码的 5.8S rRNA（ribosomal RNA）、5S rRNA、tRNA（transfer RNA）、miRNA（micro RNA）、siRNA（small interfering RNA）、tsRNA（tRNA-derived small RNA）、srRNA（small rDNA-derived RNA）等。近年来发现 siRNA、miRNA 等小分子 RNA 在基因的转录和翻译等过程中起着非常重要的调控作用，因此小分子 RNA 成为了一个研究热点。小分子 RNA 的广泛研究迫切需要一种能有效提取 15～30 个核苷酸左右大小 RNA 的方法。目前，一般采用改良的玻璃纤维滤器快速提取纯化小分子 RNA；此外有的结合了基于酚和（或）胍的样品裂解和经典的硅胶膜离心柱，配上各种优化的缓冲液，提取纯化小分子 RNA，其具体方法如下。

（一）仪器耗材

离心机、研钵及研杵、各规格移液器一套、各规格枪头一套、荧光定量 PCR 仪、匀浆器、15mL 离心管、1.5mL EP 管。

（二）试剂

试剂盒、β- 巯基乙醇。

（三）操作步骤

需要注意：

所有与 RNA 接触的物品（如研钵、研杵、离心管、枪头）和试剂等都需要去除 RNA 酶。操作过程中要避免引入 RNA 酶污染。

1. 实验材料的准备

（1）细胞样品：收集 $1 \times 10^6 \sim 5 \times 10^6$ 个细胞于 15mL 离心管，2 000g 离心 3min，弃上清，加入 300μL 裂解液，轻轻吹打 8~10 次至沉淀物完全溶解。

（2）组织样品：取 5mg 动物组织，置于液氮中研磨成粉末，立即加入 300μL 裂解液；也可将组织置于 1.5mL EP 管中，迅速加入 300μL 裂解液，用电动匀浆器匀浆；或者用普通玻璃匀浆器进行匀浆。研磨或匀浆后，轻轻吹打匀浆液 8~10 次，室温放置 3~5min；12 000g 离心 5min，将上清液移至新的离心管中。

需要注意：

①细胞的数量不超过 100 万个，动物组织的用量不超过 5mg，细胞或组织用量过多会导致大分子 RNA 去除不完全；②动物组织中富含 RNase，所以可在使用前在裂解液中添加 β- 巯基乙醇至终浓度为 1%。

2. 加入 300μL 结合液 I 至裂解液中，轻轻颠倒混匀 3~5 次（此时可能会有沉淀物产生，属于正常现象）。

3. 将混合物及沉淀物转入第 1 个纯化柱内，12 000g 离心 30s，将收集管内液体转入新的 1.5mL EP 管。

需要注意：

对于一些非常特殊的样品，如出现溶液未完全通过时，可延长离心时间至 1~2min，或者加大离心力至 16 000g。

4. 向溶液中加入 700μL 结合液 II，混匀后，将混合物及沉淀物分两次转移至第 2 个纯化柱内，12 000g 离心 30s，倒弃收集管内液体。

5. 向第 2 个纯化柱内加入 600μL 洗涤液，12 000g 离心 30s，倒弃收集管内液体。重复该步骤一次。

6. 最大转速离心 2min，去除残留液体。

7. 将第 2 个纯化柱置于收集管中，在纯化柱内加入 30~50μL 洗脱液，室温放置 2~3min，最大转速离心 30s，所得溶液即为纯化的小分子 RNA。

需要注意：

①洗脱液需要加到纯化柱柱面中央。②室温较低时，洗脱液在 37℃ 预热片刻再加入纯化柱内，能提高小分子 RNA 的获得量。③洗脱后的溶液再次加回到原纯化柱重复洗脱离心一次，可提高小分子 RNA 获得量；或者在

第一次洗脱后使用新的洗脱液再洗脱离心一次，会获得约为第一次洗脱量10%～35%的小分子RNA。

8. 检测　一般提取纯化所得的小分子RNA量较少，不适合采用紫外分光光度法和电泳法检测小分子RNA的含量和纯度，因此小分子RNA的检测一般用荧光定量PCR法或微量检测法。

评述：

核酸的提取技术是分子生物学实验中最重要、最基本的操作技术之一。如何从复杂多样的生物样本中安全、快速、保质保量地分离和纯化出核酸，从而满足分子生物学实验的需求是核酸提取技术的核心。

无论是传统的核酸提取方法还是商业化的试剂盒提取方法，大多数核酸分离与纯化的方法包括了细胞裂解、酶处理、核酸与其他生物大分子物质分离、核酸纯化等几个主要步骤，而细胞的裂解和核酸纯化两大步骤是核酸提取技术的关键步骤。因此围绕着这两大关键核心步骤，研发出了许多核酸提取的方法。在此，我们将对常用的核酸提取方法进行阐明。

酚抽提法：该方法广泛用于抽提基因组DNA。其主要原理是先用EDTA和SDS为主的裂解缓冲液裂解细胞，再经蛋白酶K处理后，用pH 8.0的Tris饱和酚抽提DNA，重复抽提DNA至一定纯度后，再用乙醇沉淀出DNA，获得所需的DNA。该方法改良后，用酚：氯仿：异戊醇（25：24：1）混合液替代酚提取纯化核酸。此法的优点是提取的DNA保持天然状态，纯度高，可满足各种检测所需；此外试剂价格低廉，成本低，适合大量样本的基因组DNA提取。缺点是操作烦琐，比较费时，而且苯酚等有机溶剂对实验人员有一定的毒性危害。

碱裂解法：该方法广泛用于抽提质粒DNA。其主要原理是细菌悬浮液在强碱性溶液十二烷基硫酸钠（SDS）中，会使细胞壁破裂，蛋白质和染色体DNA变性，质粒DNA的大部分氢键也会断裂，但质粒DNA两条互补链相互缠绕，彼此不会分离。当pH恢复到中性时，变性的质粒DNA分子迅速复性，呈溶解状态，而蛋白质与染色体DNA不能复性而呈絮状沉淀。通过离心可除去染色体DNA、不稳定的大分子RNA、蛋白质等，而质粒DNA保存在溶液中被分离出来。利用该方法，再结合用特殊的硅基质吸附材料制成的离心柱纯化，便是目前市场上的多数质粒DNA抽提试剂盒。试剂盒提取质粒DNA的优点是DNA纯度高，但实验成本较高。

硫氰酸胍法：该方法适用于微生物、动物组织和细胞等材料RNA的提取。其主要原理是异硫氰酸胍是一种强的蛋白变性剂，既可以破裂细胞，也可以抑制核酸酶的作用，因此 RNA 不会被降解。当加入氯仿时，它可抽提酸性的苯酚，而酸性苯酚可促使 RNA 进入水相，离心后可形成水相层和有机层。RNA 溶于水相层，可与有机相中的蛋白质和 DNA 分离开。Trizol 是一种新型总 RNA 抽提试剂，能迅速破碎细胞并抑制细胞释放出的核酸酶，可以直接从细胞或组织中提取总 RNA。该方法操作成本低，只要操作方法得当，可获得较高纯度的 RNA，适合大量样本的 RNA 提取；其缺点是该试剂内含具有毒性和刺激性的苯酚。此外，很多试剂公司以该方法为基础，研发出了很多试剂盒。可从动物组织、植物材料、各种微生物、培养细胞中简单、快速地提取 DNA 或 RNA，且获得的 DNA 或 RNA 纯度高、完整性好。整个操作过程也不使用苯酚等毒性有机溶剂，对人体危害小。

溴化十六烷基三甲基铵（CTAB）法：该方法广泛用于植物、真菌、革兰氏阴性菌等 DNA 的提取。其原理是 CTAB 是一种非离子型去垢剂，它能使核酸和酸性的多糖从低离子强度的溶液中沉淀出来。同时，蛋白质和中性多糖等杂质留在溶液中。该方法的缺点是实验步骤多，操作较烦琐。

酶法：主要有蜗牛酶和溶壁酶法。该方法主要用于细菌、真菌等微生物 DNA 的提取。其原理是酶对微生物细胞壁具有降解作用，结合细胞裂解液，可有效裂解细菌、真菌等微生物细胞。同时该方法可以和其他方法结合使用，可提高 DNA 提取的成功率。

在核酸纯化过程中，如样本中含较多的多糖或其他次生代谢产物时，提取高纯度 DNA、RNA 就相对比较困难，进而影响后续的各种实验分析，因此，需要对提取的核酸进行进一步纯化。与常规方法相比，商品化的核酸固相提取纯化试剂盒能快速有效地提纯核酸。常用的固相基质有二氧化硅基质法和磁珠法。目前市面上采用的离心柱法提取核酸的试剂盒大多采用二氧化硅基质法。该类试剂盒有不同规格的离心柱，可满足不同样本量的需求，提取的 DNA 纯度较高；但操作烦琐，需要的 DNA 样本量多，在微量样本核酸提取、高通量和自动化方面有缺陷。磁珠法的生物磁珠具有小尺寸效应和表面效应，满足微量生物样本 DNA 提取。此外磁珠法提纯核酸可实现高通量、自动化、快速、操作简单等特点。在磁珠法提纯核酸的过程中，不需要任何有机溶剂，减少了对工作人员的危害。

由此可知，可供选择的核酸提取技术非常多，我们可以根据实验材料、实验目的、经费等选择合适的提取方法。

（吉　宁）

第三章

PCR 技术

聚合酶链式反应（polymerase chain reaction，PCR）是一种用于扩增特定的 DNA 片段的分子生物学技术，它被看作是生物体外的特殊 DNA 复制。PCR 的最大特点是能将微量的 DNA 大幅增加。自从 PCR 技术在 20 世纪 80 年代被发明以来，这一方法已经成为生命科学研究领域中最基础和最常规的实验方法之一，到如今，PCR 已发展到第三代技术。第一代传统的 PCR 技术采用琼脂糖凝胶电泳的方法来对 PCR 产物进行分析，但这一方法主要适用于定性和半定量研究。在 20 世纪 90 年代初出现了第二代的定量 PCR（quantitative PCR，qPCR）技术，通过在反应体系中加入荧光染料，检测反应中发出的荧光信号达到阈值的循环数即循环阈值（cycle threshold，Ct）来计算目的 DNA 序列的含量。qPCR 技术因其快速、简易和经济的特点，目前仍被各实验室广泛地使用。但 qPCR 技术所谓的"定量"仍然是相对的，依赖于 Ct 值和标准曲线。qPCR 在目的序列含量低、表达量差异极小、反应体系中含大量背景序列或抑制物等情况下，灵敏度和精确度都受到很大限制。在这种背景下，第三代 PCR——数字 PCR（digital PCR，dPCR）应运而生。

第一节　RT-PCR 技术

RT-PCR（reverse transcription-polymerase chain reaction）又名反转录 - 聚合酶链反应，是将 RNA 的反转录（RT）和 cDNA 的聚合酶链式扩增（PCR）相结合的技术。首先经反转录酶的作用，从 RNA 合成 cDNA，再以 cDNA 为模板，在 DNA 聚合酶作用下扩增合成目的片段。RT-PCR 技术灵敏而且用途广泛，可用于检测细胞中基因表达水平、细胞中 RNA 病毒的含量和直接克隆特定基因的 cDNA 序列。作为模板的 RNA 可以是总 RNA、mRNA 或体外转录的 RNA 产物。

一、常规 RT-PCR 技术

提取组织或细胞中的 RNA，或以转基因个体总 RNA 或 mRNA 作为模板链，采用 Oligo（dT）或随机引物利用反转录酶反转录成 cDNA。再以 cDNA 为模板进行 PCR 扩增，进而获得目的基因或检测基因表达。

（一）仪器耗材
细胞刮、离心机、培养皿、分光光度计、电泳槽、各规格移液枪一套、各规格枪头一套、EP 管。

（二）试剂
Trizol、氯仿、异丙醇、75% 乙醇、DEPC 水、TE 溶液、琼脂糖、甲醛上样染液、EB、溴酚蓝等。

（三）操作步骤
1. 设计引物
（1）引物的特异性决定 PCR 反应特异性，因此引物设计是否合理对于整个实验有着至关重要的影响。在引物设计时要充分考虑到可能存在的同源序列，同种蛋白的不同亚型，不同的 mRNA 剪切方式以及可能存在的 mRNA 对引物的特异性的影响。尽量选择覆盖相连两个内含子的引物，或者在目的蛋白表达过程中特异存在而在其他亚型中不存在的内含子。

（2）引物设计原则

1）引物长度：一般为 15~30bp，引物太短，会影响 PCR 的特异性，引物太长，PCR 的最适延伸温度会超过 Taq 酶的最适温度，也影响反应的特异性。

2）碱基分布：四种碱基最好应随机分布，避免嘌呤或嘧啶的聚集存在，特别是连续出现 3 个以上的单一碱基。GC 含量（Tm 值）：40%~60%，PCR 扩增的复性温度一般是较低 Tm 值减去 5℃~10℃。

3）3′ 端要求：3′ 端必须与模板严格互补，不能进行任何修饰，也不能形成任何二级结构。末位碱基是 A 时错配的引发效率最低，G、C 居中间，因此引物的 3′ 端最好选用 A、G、C 而尽可能避免连续出现两个以上的 T。

4）引物自身二级结构：引物自身不应存在互补序列，否则会自身折叠成发夹状结构或引物自身复性。

5）引物之间的二级结构：两引物之间不应有多于 4 个连续碱基互补，3′ 端不应超过 2 个。

6）同源序列：引物与非特异扩增序列的同源性应小于连续 8 个的互补碱基存在。

7）5′ 端无严格限制：5′ 末端碱基可以游离，但最好是 G 或 C，使 PCR 产物的末端结合稳定。还可以进行特异修饰（如标记、酶切位点等）等。

8）根据实验目的选择适当的引物：常用引物设计软件如 Primer 5.0，Oligo 6.0 等对于这些条件都可以自行设置。

2. 提取 RNA　具体步骤参照第二章第二节 RNA 提取技术。

3. RNA 质量检测　具体步骤参照第二章第二节 RNA 提取技术。

4. 变性琼脂糖凝胶电泳测定　具体步骤参照第四章第一节电泳技术。

5. 反转录反应

（1）以 20μL 体系为例，如果是 40μL 体系则加倍（表 3-1）。

表 3-1　RNA 与随机引物预混比例（20μL 体系）

试剂	浓度 /（μg·μL^{-1}）	体积 /μL	终浓度 /（μg·μL^{-1}）
RNA		11.5	
Oligo（dT）$_{15}$	0.05	2	0.005

（2）混匀，离心，70℃ 5min。

（3）立即冰水浴，短暂离心。

（4）配制反转录反应体系：加入预混液，总体积 20μL（表 3-2）。

需要注意：

M-MLV、RNasin 等 -20℃保存，操作时置于冰上。dNTP 勿反复冻融。

表 3-2　预混液与反转录反应液配比（20μL 体系）

试剂	浓度	体积 /μL	终浓度
预混液		13.5	
RNM-MLV Buffer	5 ×	4	1 ×
dNTP	10mmol/L	1	0.5mmol/L
RNasin	40U/μL	0.5	20μmol/L
M-MLV	200U/μL	1	200U

（5）混匀，离心，42℃ 60min。

（6）95℃ 10min（破坏 MLV）。

（7）4℃保存。

6．PCR 反应

（1）配制 PCR 反应体系，以 20μL 体系为例，如果是 40μL 体系则加倍（表 3-3）。

需要注意：

Taq 酶需 -20℃保存，操作时置于冰上。dNTP 勿反复冻融。

表 3-3　PCR 反应体系的不同试剂配比（20μL 体系）

试剂	浓度	体积 /μL	终浓度
Taq Buffer	10 ×	2	1 ×
MgCl$_2$	25mmol/L	1.2	1.5mmol/L
dNTP	10mmol/L	0.4	
上游引物	10pmol/μL	0.5	
下游引物	10pmol/μL	0.5	
cDNA 模板		1	

试剂	浓度	体积 /μL	终浓度
DEPC 水		14.3	
Taq 酶	2.5U/μL	0.1	

（2）混匀。

（3）将试管放入 PCR 仪，进行 PCR 反应，PCR 反应条件如下（表 3-4）。

表 3-4 不同温度 PCR 反应时间和目的

温度	时间	目的
94℃	5min	预变性
94℃	30s	变性
X℃[①]	30s	退火
72℃	30s	延伸
4℃	28 ~ 36 个循环	扩增
72℃	10min	终末延伸

①退火温度 X 由所用引物而定，建议温度为 58 ~ 60℃，过低容易出现引物二聚体，过高可能无产物。

7. 电泳

（1）取 5 ~ 10μL PCR 产物加上样缓冲液混匀，点样于事先做好的琼脂糖凝胶点样孔中。

（2）10V/cm 电泳 40 ~ 60min。

（3）成像系统成像分析并保存结果。

二、温度梯度 RT-PCR 技术

温度梯度 RT-PCR 可以很快找出最适合的退火温度，或者说可以在最适合的退火温度下扩增出目的条带，从而可在短时间内对 PCR 实验进行优化，大大提高 PCR 效率。在三步法 PCR 中，变性温度通常设为 94℃，也有 98℃，温度和时间可以参考 PCR 酶的说明书；延伸温度通常设为 72℃，时间根据酶的扩增效率和目的基因的长度来确定；这两个温度对 PCR 的影响不是最关键的。但退火温度的改变会对 PCR 产生很大的影响，所以梯度 PCR 主要是针对退火温度而设计。在同样的 PCR 反应体系下，设置的梯度温度为引物 Tm 值附近的温度范围，比较哪一个退火温度能扩增出目的条带。

（一）仪器耗材

细胞刮、离心机、培养皿、分光光度计、电泳槽、各规格移液枪一套、细胞刮若干、各规格枪头一套、EP 管若干。

（二）试剂

Trizol、氯仿、异丙醇、75% 乙醇、DEPC 水、TE 溶液、琼脂糖、甲醛上样染液、EB、溴酚蓝等。

（三）操作步骤

操作步骤与常规 RT-PCR 技术相同，只是在 PCR 反应过程中用梯度 PCR 仪探索出最适合的退火温度，不同的梯度 PCR 仪操作方法不同。

以 12×8 的 96 孔梯度 PCR 仪为例说明。

1. 设定温度梯度　例如设定初始温度为 58℃，温度梯度是 12，那么每一排的温度差就是 1/12（适用于可设 12 个温度梯度的梯度 PCR 仪，每一排即每 8 个孔温度相同）；

2. PCR 结束后点样观测每个温度的样品条带，进而确定该引物的退火温度。

第二节　荧光定量 PCR 技术

定量 PCR 是在 PCR 定性技术基础上发展起来的核酸定量技术。荧光定量 PCR（real-time fluorescence quantitative PCR，RTFQ PCR）是 1996 年推出的一种新定量试验技术，它是通过荧光染料或荧光标记的特异性探针，对 PCR 产物进行标记跟踪，实时在线监控反应过程，结合相应的软件可以对产物进行分析，计算待测样品模板的初始浓度。荧光定量 PCR 是通过在 PCR 反应体系中加入荧光基团，利用荧光信号的变化实时检测 PCR 扩增反应中每一个循环扩增产物量的变化，通过 Ct 值和标准曲线的分析对起始模板进行定量分析。

Ct 值（cycle threshold，Ct），即 PCR 扩增过程中扩增产物的荧光信号达到设定的阈值时所经过的扩增循环次数，它与模板的起始拷贝数的对数存在线性关系，模板 DNA 量越多，荧光达阈值的循环数越少，即 Ct 值越小。利用已知起始拷贝数的标准品可作出标准曲线，因此只要获得未知样品的 Ct 值，即可从标准曲线上计算出该样品的起始拷贝数。

一、染料法

目前，常用的染料法采用 DNA 染料如 SYBR Green I，染料法使用简单，成本也相对较低。在染料法荧光定量 PCR 实验中，染料能够与双链结合，从而发光，而在游离状态下，SYBR Green I 发出微弱的荧光。所以，一个反应发出的全部荧光信号与双链 DNA 量呈正比，且会随扩增产物的增加而增加。但是染料法检测的是体系中所有双链 DNA，因此易出现一些非特异性扩增或者二聚体。为此，一些厂商会提供 ROX 作为内部荧光参考标准，用来校正背景，但是即使如此，染料法的特异性还是无法与探针法相比。另外染料法无法在同一个反应中检测多个目的片段，对于复杂序列，如果难以扩增的话，也会受到脱靶效应的影响。在这种情况下，需要同时进行溶解曲线分析，判断扩增产物是否只有一个。

（一）仪器耗材
荧光定量 PCR 仪、各规格移液器一套、各规格枪头一套、八连管或 96 孔 PCR 板。

（二）试剂
荧光染料、琼脂糖、EB 等。

（三）操作步骤
1. 通过反转录取得 cDNA。
2. 梯度稀释的标准品及待测样品的管家基因（β-actin）实时定量 PCR。
（1）β-actin 阳性模板的标准梯度制备 阳性模板的浓度为 10^{11}，反应前取 3μL 按 10 倍稀释（加水 27μL 并充分混匀）为 10^{10}，依次稀释至 10^9、10^8、10^7、10^6、10^5、10^4，以备用。

需要注意：
阳性模板稀释不一定按 10 倍递减稀释，可对半递减。

31

（2）反应体系如下（20μL 体系）（表3-5），轻弹管底将溶液混合，6 000r/min 短暂离心。

表3-5　标准品反应体系的不同反应物配比（20μL 体系）

反应物	浓度	剂量 /μL
荧光染料		10
上游引物 F	10μmol/L	4
下游引物 R	10μmol/L	4
cDNA		2

（3）制备好的阳性标准品和检测样本同时上机，反应条件为：94℃ 2min 预变性，然后按 94℃ 30s，60℃ 30s，共 40 个循环。

3. 制备用于绘制梯度稀释标准曲线的 DNA 模板。

（1）针对每一需要测量的基因，选择确定表达该基因的 cDNA 模板进行 PCR 反应，PCR 反应体系如下（表3-6）。轻弹管底将溶液混合，6 000r/min 短暂离心。

表3-6　PCR 反应体系的不同反应物配比（25μL 体系）

反应物	浓度	剂量 /μL
10 × PCR 缓冲液	10 ×	2.5
MgCl$_2$ 溶液	25mmol/L	1.5
上游引物 F	10pmol/μL	0.5
下游引物 R	10pmol/μL	0.5
dNTP 混合液	10mmol/L	3
Taq 聚合酶	2.5U/μL	1
cDNA		1
ddH$_2$O		15

（2）PCR 反应条件：35 个 PCR 循环（94℃ 1min；55℃ 1min；72℃ 1min）；72℃延伸 5min。

（3）PCR 产物 DNA Ladder 在 2% 琼脂糖凝胶电泳，EB 染色，检测 PCR 产物是否为单一特异性扩增条带。

（4）将 PCR 产物进行 10 倍梯度稀释：设定 PCR 产物浓度为 1×10^{10}，

依次稀释至 10^9、10^8、10^7、10^6、10^5、10^4 几个浓度梯度。

需要注意：

PCR 产物稀释不一定按 10 倍递减稀释，可对半递减。

4. 待测样品的待测基因实时定量 PCR。

（1）所有 cDNA 样品分别配制实时定量 PCR 反应体系（20μL 体系）（表 3-7）。轻弹管底将溶液混合，6 000r/min 短暂离心。

表 3-7　待测基因反应体系（20μL 体系）

反应物	浓度	剂量 /μL
荧光染料		10
上游引物 F	10μmol/L	4
下游引物 R	10μmol/L	4
cDNA		2

（2）将配制好的 PCR 反应溶液置于荧光定量 PCR 仪上进行 PCR 扩增反应。反应条件为：94℃ 2min 预变性，然后按 94℃ 30s，60℃ 30s，共 40 个循环。

5. 数据处理

（1）绝对定量　绝对定量可测算出样品中（给定数量的细胞，每 μg 总 RNA）核酸的具体数量（拷贝数、μg）。方法是以待测基因阳性对照浓度的 log 值为横轴，以 Ct 值为纵轴，绘制标准曲线。再以待测样品浓度的 log 为横轴，以 Ct 值为纵轴，通过待测样品的 Ct 值计算出样品 DNA 的浓度。

（2）相对定量　相对定量的分析结果是在相当量的实验组（样品 A）和对照组（样品 B）中一个靶基因的相对比率（倍数差异）。常用方法有① Livak 法，即 $2^{-\Delta\Delta Ct}$ 法；②用参照基因的 ΔCT 法；③ Pfaffl 法。每种方法都有优点和缺点，并且必须满足分析实验结果的前提条件。

二、探针法

TaqMan 探针法 PCR 扩增时，在加入一对扩增引物的同时再加入一个特异性的荧光探针。TaqMan 探针为一段线性的寡核苷酸，两端分别标记一个荧光报告基团（FAM 或 Hex 等）和一个荧光淬灭基团，当探针完整时，报告基团发射的荧光信号被淬灭基团吸收，PCR 仪检测不到荧光信号；当 PCR 扩增时，Taq 酶的 5′-3′ 外切酶活性将探针酶切降解，使报告荧光基团和淬灭荧光基团分离，从而荧光检测系统可接收到荧光信号。探针法没有非特异性扩增和引物二聚体的影响，且可同时检测多个指标，但成本较高。

（一）仪器耗材

荧光定量 PCR 仪、各规格移液器一套、各规格枪头一套、八连管或 96 孔 PCR 板。

（二）试剂

荧光染料等。

（三）操作步骤

1. 通过反转录取得 cDNA。

2. 制备待测基因标准曲线，将待测基因的标准品以 $10 \sim 10^6$ 这 6 个浓度稀释，分别取 5μL 和待测样品一起进行定量 PCR（见步骤 3），每个样品做 3 次重复。PCR 后得到每个阳性对照稀释样品的荧光 PCR Ct 值，并以之为纵轴，以浓度的对数值为横轴，绘制标准曲线。

3. PCR 反应液配制 40μL 反应体系。

（1）解冻试剂，在打开盖子之前振荡并短暂离心试剂管。

（2）按标本数量分装 PCR 反应液，按每管 35μL 分装至 0.2mL PCR 反应管中，转入样品处理区。

4. 加样　分装好的各反应管分别加入处理好的 DNA 样本 5μL、阳性对照品 5μL 及阴性对照品 5μL，短暂离心使所有试剂集中到反应管底部，确定盖好管盖或封膜后，立即进行 PCR 扩增反应。

5. PCR 扩增。

（1）采用 50℃，2min 进行 UNG 反应。

（2）采用 95℃，5min 进行预变性。

（3）采用 45 个循环，在 60℃时检测扩增产物与探针杂交所产生的荧光信号，获取数据。

6. 数据处理　同染料法数据处理。

第三节　数字 PCR 技术

数字 PCR 技术即 digital PCR（dPCR），它是一种核酸分子绝对定量技术。20 世纪末，Vogelstein 等提出这一概念，之后该技术不断发展，市面上相继推出技术较为成熟的数字 PCR 产品。随后又开发出了微滴数字 PCR（ddPCR）技术。ddPCR 可对 DNA 或 RNA 分子采用绝对定量的方式进行分析，具有无可比拟的精确性，不再需要标准曲线，大大提升了数字 PCR 的可扩展性和实用性。

首先 ddPCR 把反应体系均匀分配到大量反应单元中，每个反应单元中不包含或包含一个到多个目的核酸序列，目的核酸序列的数量符合泊松分布。然后在每个反应单元中独立地进行 PCR 扩增。扩增结束后，检测每个反应单元的荧光信号，最终根据泊松分布和荧光信号阳性的反应单元占所有反应单元的比例来计算目的核酸序列的拷贝数。

ddPCR 系统结合了油包水乳化微滴技术和微流体技术，由微滴发生器和微滴分析仪两部分组成。微滴发生器可将每个样品生成 20 000 个均一的纳升级微滴，目的片段和背景序列在微滴中随机分布，每个微滴都是一个独立的反应器。随后微滴被转移到 96 孔 PCR 板中，在普通 PCR 仪上完成扩增。PCR 扩增后，微滴分析仪对微滴逐个进行荧光检测。相比于阴性微滴，包含至少一个目标 DNA 或 RNA 分子的阳性微滴的荧光信号强度增加。最后根据泊松分布，通过阳性微滴的比例给出目标分子的绝对拷贝数。

（一）仪器耗材

数字 PCR 仪、微滴分析仪、各规格移液枪一套、各规格枪头一套、EP管、96 孔 PCR 板。

（二）试剂

ddPCR 预混液、引物。

（三）操作步骤

1. 制备含有核酸样品的 ddPCR 反应液　将核酸样品、引物（探针）、ddPCR 预混液混合均匀。

2. 制备微滴。

（1）将 ddPCR 反应混合液转入微滴发生器相应的孔内。

（2）每次运行可以生成 $8 \times 20\,000$ 个微滴。

（3）目的片段和背景序列随机分布到微滴内。

3．使用染料或水解探针进行 PCR 扩增。

（1）将经过微滴化处理的样品转移到 96 孔 PCR 反应板中，并封膜。

（2）运行 PCR 程序。

4．读取并分析结果。

（1）PCR 结束后，将 PCR 反应板置于微滴分析仪内。

（2）微滴荧光信号的逐个检测、分析。

（3）进行浓度（copies/μL）计算。

评述：

常规 RT-PCR 中，扩增产物是通过终点法来分析检测，即 PCR 反应结束后，DNA 通过琼脂糖凝胶电泳，然后进行成像分析。而荧光定量 PCR 可以在反应进行过程中进行累积扩增产物的分析和检测，即"实时"。

相对常规 PCR 而言，荧光定量 PCR 的主要优点是准确地确定初始模板拷贝数，且动态范围宽、灵敏度高。荧光定量 PCR 结果可以用于定性判断一段序列的有无，也可以用于定量确定 DNA 拷贝数，即 qPCR，而常规 PCR 只能做半定量。另外，荧光定量 PCR 的结果无须通过琼脂糖凝胶电泳来评估，大大节省实验时间，提高实验效率，还有，由于 PCR 反应和检测都在反应管中进行，样品污染的概率大大降低，无须扩增后的实验操作。

目前很多实验室都会出现 PCR 污染的情况，如不加模板也可扩增出产物、正常扩增出现非特异性产物等等。这些情况的出现与实验操作，实验环境密切相关，为了避免实验污染问题，建议采取以下措施：①用稀释的漂白剂或净化剂清洁工作台；②在指定的配有紫外灯的超净室或者超净台中准备样本，理想的条件是样本准备与 PCR 扩增分开在不同的区域，注意避免质粒或扩增子污染样本准备区，绝不要将扩增产物带入指定洁净区；③在样本准备和配制反应液过程中勤换手套；④勤用稀释的漂白剂清洁移液器；⑤仅使用 PCR 级的水和 PCR 专用试剂进行 PCR 试验；⑥ RT-PCR 或者荧光定量 PCR 在实验时均应准备一个无模板的对照来验证有无；⑦为最小化实验结果的统计学偏差，先制备混合反应液，建议所有样本有三个重复。大剂量包装的反应试剂，使用前进行分装，尽量减少试剂的反复冻融。

（解　亮）

第四章

电泳与杂交技术

　　电泳技术是指在电场作用下，利用带电分子在介质中移动速度不同而达到分离的技术。带电分子在通过介质筛孔时，会受到阻力，它们在介质中的移动速度与分子所带电荷的性质和数量、电场强度、分子大小与构型等有关。核酸的等电点多在 2.0 ~ 4.5 之间，大多数蛋白质等电点小于 6。常用的电泳缓冲液 pH 为 8.0，核酸和蛋白质在电泳缓冲液中带负电，在电场作用下从负极向正极移动。利用不同核酸和蛋白质分子的大小和构型等不同，可采用电泳技术将其分离和纯化。

电泳技术还常和其他检测技术联用。在使用电泳技术分离目的核酸分子或蛋白质分子后，还有可以采用特异性的检测手段分析目的分子在样本的表达水平等。本章主要介绍了琼脂糖凝胶电泳、聚丙烯酰胺凝胶电泳和变性梯度凝胶电泳，以及用于检测目的 DNA 的 Southern 印迹杂交技术和检测目的 RNA 的 Northern 印迹杂交技术。

第一节　电泳技术

电泳介质是电泳技术的关键，不同电泳介质具有不同分辨能力，适用于不同的电泳环境；在进行电泳实验前，需根据实验目的选择合适的电泳介质。琼脂糖凝胶和聚丙烯酰胺凝胶是最为常用的电泳介质，它们具有网络结构，可容核酸和蛋白质等分子通过。其中琼脂糖凝胶筛孔较大，常用于核酸分子的分离和纯化；聚丙烯酰胺凝胶常用于蛋白质和小片段核酸分子的分离和纯化。本节分别介绍了以琼脂糖凝胶、聚丙烯酰胺凝胶、变性梯度凝胶为介质的电泳技术。

一、琼脂糖凝胶电泳技术

琼脂糖是由半乳糖及其衍生物构成的中性物质，不带电荷。琼脂糖凝胶电泳是一种以琼脂糖作支持介质的电泳技术。其原理是琼脂糖凝胶具有网络结构，可容核酸和蛋白质等分子通过；而由于其孔径对大多数蛋白质较大，分子筛效应弱，故广泛应用于核酸的研究中。根据不同大小与构型的核酸分子在琼脂糖凝胶中移动速度不同，可以选取合适浓度的琼脂糖凝胶将其分离和纯化。琼脂糖凝胶电泳常用于分离纯化 DNA 片段、老鼠基因型鉴定、检测细胞凋亡的 TUNEL 实验、基因表达水平比较等。不过随着荧光定量 PCR 的广泛使用，使用琼脂糖凝胶电泳检测基因表达水平的方法逐步被荧光定量 PCR 取代。此外，琼脂糖凝胶电泳还常用于检测总 RNA 是否降解。

（一）仪器耗材

微波炉、制胶模具、恒压电源、电泳槽、凝胶成像仪、锥形瓶、保鲜膜或牛皮纸、各规格移液器一套、各规格枪头一套、移液管、EP 管等。

（二）试剂

琼脂糖、10×TBE 电泳缓冲液（pH 8.0 0.89mol/L Tris- 硼酸，0.02mol/L EDTA）、50×TAE 电泳缓冲液（pH 8.0 2mol/L Tris- 醋酸，0.05mol/L EDTA）、6× 上样缓冲液（0.05% 溴酚蓝，0.05% 二甲苯蓝，70% 甘油）、核酸染料、ddH$_2$O。常用的核酸染料有溴化乙锭（ethidium bromide，EB）、SYBR-Green、Gel Red 等。

需要注意：

由于 EB 有致癌作用，需单独设定操作区。

（三）操作步骤

1. 选择合适的电泳槽，调节电泳槽平面至水平；检查稳压电源与正负极的线路。选择孔径大小合适的点样梳子，放入在电泳胶模的卡槽。

2. 用 ddH$_2$O 稀释上述 TBE 或者 TAE 电泳缓冲液至 1×。

3. 根据需要分离 DNA 片段的大小和样本量，选择合适的凝胶浓度及制胶量。在锥形瓶中加入准确称量的琼脂糖粉和电泳缓冲液，在锥形瓶的瓶口上盖上保鲜膜或牛皮纸，并在膜或纸上扎些小孔，然后在微波炉中加热溶解琼脂糖。常用琼脂糖凝胶浓度在 0.7%～2% 之间，分离 DNA 的范围为 0.1～20kb。琼脂糖凝胶浓度越大，其分辨率越高，而 DNA 分子移动速度越慢。2% 的琼脂糖凝胶可用于分离相差 50bp 左右的 DNA 片段。

4. 待其冷却至 60℃ 左右时，按比例加入核酸染料并摇匀；轻轻倒入电泳胶模中，琼脂糖凝胶的厚度在 3～5mm。在室温放置 20min 待琼脂糖凝胶凝固，小心拔掉点样梳子和电泳胶模两端的挡板。

5. 将制好的琼脂糖凝胶放入电泳槽中，加入电泳缓冲液，液面比琼脂糖凝胶高 1～2mm。如果胶孔中有气泡，用移液器将气泡移除。

6. 取 5～10μL DNA 样品与 1/5 体积的含溴酚蓝的点样缓冲液混合。

7. 用移液器将样品小心加入加样孔内，并记录样品点样顺序。

8. 接通电泳槽电源，选择合适电压，开始电泳。

需要注意：

电泳过程产热，电压越高产热越多，产热过多可能引起琼脂糖凝胶变形，建议电压不超过120V。

9. 电泳时间随实验的具体要求而异，一般需 1～3h。

10. 取出琼脂糖凝胶，采用凝胶成像仪观察电泳结果（图 4-1）。

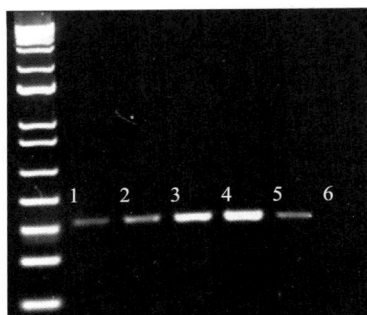

图 4-1　PCR 产物琼脂糖凝胶电泳图
1～5 号样本为阳性样本，6 号样本为阴性对照

二、聚丙烯酰胺凝胶电泳技术

聚丙烯酰胺由丙烯酰胺单体（acrylamide，Acr）和少量交联剂甲叉双丙烯酰胺通过过硫酸铵（ammonium persulfate，APS）和四甲基乙二胺（tetramethylethylenediamine，TEMED）催化而聚合形成的高聚物。聚丙烯酰胺凝胶电泳（polyacrylamide gel electrophoresis，PAGE）是一种以聚丙烯酰胺凝胶作支持介质的电泳技术。其原理是：聚合后的聚丙烯酰胺凝胶形成网状结构，具有浓缩效应、电荷效应、分子筛效应。在电场作用下，根据不同大小与构型的核酸分子在聚丙烯酰胺凝胶中移动速度不同，可以选择合适浓度的聚丙烯酰胺凝胶将其分离和纯化。相对于琼脂糖凝胶而言，聚丙烯酰胺凝胶电泳的孔径更小，分子筛效应更强；常用于分离蛋白质和纯化小分子核酸。

（一）仪器耗材

来源于组织或细胞的核酸样本或 PCR 产物、电泳仪、制胶玻璃板和支架、梳子、恒压电源、凝胶成像仪、各规格移液器一套、各规格枪头一套、移液管、离心管、EP 管。

（二）试剂

10% APS 溶液、TEMED、SYBR Gold 核酸染料、10×TBE 电泳缓冲液（pH 8.0 0.89mol/L Tris-硼酸，0.02mol/L EDTA）、6× 上样缓冲液（0.05% 溴酚蓝，0.05% 二甲苯蓝，70% 甘油）、30% 丙烯酰胺溶液、ddH$_2$O。

需要注意：

丙烯酰胺具有很强的神经毒性并可通过皮肤吸收，其作用具有累积性。

称量丙烯酰胺和甲叉双丙烯酰胺时应戴手套和面具。一般认为聚丙烯酰胺无毒，但也应谨慎操作，因为它还可能含有少量未聚合的丙烯酰胺。10% APS溶液和 TEMED 原液均 4℃保存。

（三）操作步骤

1. 组装制胶系统。将一长一短两块玻璃板清洗干净并晾干，两块玻璃板下端对齐后放入玻璃板夹中卡紧，然后垂直卡在制胶架上准备灌胶。

2. 根据核酸分子大小，选择合适的浓度。不同浓度的聚丙烯酰胺凝胶的有效分离范围不同（表 4-1）。

表 4-1　不同浓度的聚丙烯酰胺凝胶的有效分离范围

丙烯酰胺浓度	有效分离范围 /bp
3.5%	100 ~ 2 000
5%	80 ~ 500
8%	60 ~ 400
12%	40 ~ 200
15%	25 ~ 150
20%	10 ~ 100

3. 制备聚丙烯酰胺凝胶。确定凝胶浓度和所需体积后，配制聚丙烯酰胺凝胶（表 4-2）。

表 4-2　不同浓度的聚丙烯酰胺凝胶成分及其比例

聚丙烯酰胺浓度	成分（单位为 mL，每份总体积为 5mL）				
	30% Acr-Bis（29∶1）	10 × TBE 电泳缓冲液	10% APS	TEMED	ddH$_2$O
3.5%	0.583	0.5	0.025	0.004	3.917
5%	0.833	0.5	0.025	0.003	3.667
8%	1.333	0.5	0.025	0.002	3.167
12%	2	0.5	0.025	0.002	2.5
15%	2.5	0.5	0.025	0.002	2
20%	3.333	0.5	0.025	0.002	1.167

一般加样顺序为：ddH$_2$O、10×TBE 电泳缓冲液、30% 丙烯酰胺、10% APS、TEMED。加入 TEMED 后，应立即摇匀并灌胶。在环境温度较低，或凝胶凝结很慢时，可适当增加过硫酸铵和 TEMED 的含量。

需要注意：

丙烯酰胺具有很强的神经毒性，应谨慎操作。

4. 立即插入适当的梳子，特别注意防止梳齿下产生气泡。待丙烯酰胺聚合后，竖直拔出梳子。

5. 按说明组装电泳装置，在内外槽加入 1×TBE 电泳缓冲液。内槽溶液需与厚玻板齐平，外槽溶液液面至少达到玻板一半高度。仔细检查电泳槽是否漏液。

6. 取 10~20μL DNA 样品与 1/5 体积的含溴酚蓝的上样缓冲液混合，用移液器将样品小心加入加样孔内，并记录样品点样顺序。

7. 接通电泳槽电源，选择合适电压，开始电泳。一般电压为 80V，电泳约 2h。

8. 取出凝胶，置于 0.001%~0.002 5% 的 SYBR Gold 溶液中染色 1min。

9. 染色结束后，采用凝胶成像仪观察电泳结果。

三、变性梯度凝胶电泳技术

变性梯度凝胶电泳（denaturing gradient gel electrophoresis，DGGE）是一种利用局部解链的 DNA 分子在介质中的迁移速率发生改变，从而根据 DNA 分子的解链条件不同而使之分离的电泳技术。所谓变性是指核酸的双螺旋结构在一定条件下，如变性剂、高温等可以解链，又称熔解。50% 核酸发生变性时的温度称为熔解温度（melting temperature，Tm）。核酸分子的 Tm 值主要取决于分子中 GC 含量的多少。DGGE 将凝胶设置在双重变性条件下：温度 50~60℃，变性剂 0%~100%。当一双链 DNA 片段通过变性剂浓度呈梯度增加的凝胶时，此片段迁移至某一点变性剂浓度恰好相当于此段 DNA 的低熔点区的 Tm 值，此区便开始解链，而高熔点区仍为双链。局部解链的核酸分子在凝胶中迁移速率显著降低，根据这两种分子的迁移速率不同，变性梯度凝胶电泳可以将这两种分子区别开来。变性梯度凝胶电泳常用于检测 DNA 分子中的单碱基突变、移码突变以及少于 10 个碱基的缺失突变和单核苷酸多态性。为了提高变性梯度凝胶电泳的效率，可在 PCR 引物的一端加上 35~40nt 的 GC 发卡。

（一）仪器耗材

变性梯度凝胶电泳仪、凝胶成像及分析系统、紫外透射仪、高速离心机、电泳仪、制胶玻璃板和支架、梳子、注射器、各规格移液器一套、各规格枪头一套、离心管。

（二）试剂

尿素、去离子甲酰胺、30% 丙烯酰胺溶液（29% 丙烯酰胺，1% 甲叉双丙烯酰胺）、10% APS 溶液、TEMED、琼脂糖、非变性 DGGE 溶液（1×TAE，8% 丙烯酰胺）、80% 高变性 DGGE 溶液（1×TAE，8% 丙烯酰胺，3.2% 尿素，4℃保存）、6× 上样缓冲液（0.05% 溴酚蓝，0.05% 二甲苯蓝，70% 甘油）、固定液（10% 乙醇，0.5% 冰醋酸）、染色液（0.1% 硝酸银，10% 乙醇，0.5% 冰醋酸）、显色液（0.5% 甲醛，3% NaOH）、ddH$_2$O。

（三）操作步骤

1. 组装制胶系统　取干净的长短玻璃板各一块并组装好，把制胶板系统垂直放在海绵上方，用分布在制胶架两侧的偏心轮固定好制胶板。共有三根聚乙烯细管，其中两根较长的为 15.5cm，短的那根长 9cm。将短细管与 Y 形管相连，两根长细管与小套管相连，并连在 30mL 注射器上。在两个注射器上分别标记"高浓度"和"低浓度"，并安装上相关的配件，调整梯度传送系统的刻度到适当的位置。将体积设置显示装置固定在注射器上并调整到目标体积设置，旋紧体积调整旋钮；装好制胶板之后需进行密封性测试。如出现漏水现象，需要重新装板。

2. 取 1mL 非变性 DGGE 溶液，加入 10μL 10% APS 溶液和 1μL TEMED。混合均匀后加入制胶板中。室温静置 10～15min，待其形成凝胶。

3. 分别配制 30% DGGE 溶液和 70% DGGE 溶液。

4. 用连有聚乙烯管标有"高浓度"的注射器吸取所有 70% 的 DGGE 溶液，用连有聚乙烯管标有"低浓度"的注射器吸取所有 70% 的 DGGE 溶液。

5. 分别将高浓度、低浓度注射器放在梯度传送系统的正确一侧固定，再将注射器的聚丙烯管同 Y 形管相连。轻柔并稳定地旋转凸轮来传送溶液，以使溶液匀速地加到制胶板中。

需要注意：

用注射器进行注胶过程中要尽量保持匀速，以保证每一层凝胶浓度较为一致。

6. 小心插入梳子，让凝胶聚合大约 1h。并把电泳控制装置打开，预热电泳缓冲液到 65℃。

7. 聚合完毕后，拔出梳子并将凝胶放入到电泳槽内，清洗点样孔，盖上温度控制装置，使温度达到 65℃。

8. 取各组 DNA 样本（如 PCR 产物）10~15μL，分别加入 2μL 上样缓冲液，混合均匀后，用注射针点样。

9. 设置电泳条件。常用电压为 60~100V，电泳时间约为 6h。

10. 电泳结束后，打开电泳槽，取出凝胶。将凝胶放入装有 200mL 固定液的容器中，在摇床上室温孵育 30min。

11. 倒出固定液，加入 200mL 染色液，在摇床上室温孵育 20min。

12. 倒掉染色液，用 ddH$_2$O 冲洗两次后，加入 200mL 显色液，在摇床上室温孵育 30~40min。

13. 显色完成后，用 ddH$_2$O 冲洗两次后，拍照并记录。

第二节　杂交技术

杂交是指具有互补序列的两种或多种单链核酸分子通过碱基互补配对形成稳定的杂合双链核酸分子的过程。在使用电泳技术将核酸分子分离、纯化后，可以将其转移至杂交膜上，并利用带有标记的探针检测其分子大小、表达水平、是否具有特殊剪切和修饰等。本节分别介绍了用于检测 DNA 的 Southern 印迹杂交技术和检测 RNA 的 Northern 印迹杂交技术。

一、Southern 印迹杂交技术

Southern 印迹杂交是一种基于 DNA 碱基配对原则，通过已知序列的 DNA 探针来检测目的基因组或 DNA 片段中是否存在与探针配对 DNA 的分子生物学技术。Southern 印迹杂交最早是在 1975 年由英国生物学家 Sir Edwin Southern 发明的，并因此而得名。其基本原理是将待检测的 DNA 分子经限制性核酸内切酶酶切后，用琼脂糖凝胶电泳按分子质量大小对 DNA 片段进行分离。然后将 DNA 片段变性并转移到固相载体上，与已标记的探针进行杂交反应，用放射性自显影或酶反应显色方法显示出杂交信号，以检测目的 DNA 分子中是否存在与 DNA 探针互补的序

列。Southern 印迹杂交所采用的探针是一段带有标记的已知序列 DNA 片段，一般用放射性物质标记或用地高辛标记。常见的探针标记方法有随机引物法、切口平移法和末端标记法，一般采用试剂盒完成，操作也较为简单，本节主要介绍 Southern 印迹杂交的主要步骤和方法。待检测的 DNA 样本一般来源于组织和细胞的基因组，由于基因组片段较大，需经限制性核酸内切酶处理后，才能用于琼脂糖电泳分离。在琼脂糖电泳分离后，需将 DNA 片段转移至固相载体上，常用的固相载体有尼龙膜、硝酸纤维素膜等。DNA 片段与探针的结合符合碱基互补对应原则，具有很高的特异性。

Southern 印迹技术主要用于对基因组 DNA 的定性和定量分析、克隆基因的酶切图谱分析、基因突变分析、遗传病检测、DNA 指纹分析及限制性片段长度多态性（restriction fragment length polymorphism，RFLP）分析等。

（一）仪器耗材

电泳仪、制胶模具、恒压电源、凝胶成像仪、微波炉、转膜仪、保鲜膜、硝酸纤维素膜、滤纸、各规格移液器一套、各规格枪头一套、移液管、离心管、EP 管、X 线片。

（二）试剂

限制性内切酶、限制性内切酶消化缓冲液、琼脂糖、核酸染料、脱嘌呤溶液（0.25mol/L HCl）、变性缓冲液（1.5mol/L NaCl，0.5mol/L NaOH）、中和缓冲液（5mol/L NaCl，pH 7.0 0.5mol/L Tris-HCl）、20 × 转移缓冲液、预杂交液和杂交液（5 × SSC，pH 7.4 25mmol/L K_3PO_4），0.05mg/mL 鱼精DNA，50% 去离子甲酰胺，0.5% 聚蔗糖，0.5% 聚乙烯吡咯烷酮，0.5% 牛血清白蛋白、洗脱缓冲液 I（2 × SSC）、洗脱缓冲液 II（0.5 × SSC）、已标记的 DNA 探针、平衡缓冲液（用于地高辛标记的探针显色，pH7.5 0.1mol/LTris-HCl，0.15mol/L NaCl）、封闭液（用于地高辛标记的探针显色：5%SDS，17mmol/L Na_2HPO_4，8mmol/L NaH_2PO_4）、6 × 上样缓冲液（0.05% 溴酚蓝，0.05% 二甲苯蓝，70% 甘油）、BCIP/NBT 底物显色试剂、Church 液（又常用作预杂交液和杂交液：pH 8.0 1mmol/L EDTA，0.17% H_3PO_4，0.5mol/LNa_2HPO_4，7% SDS）、ddH_2O。

需要注意：

预杂交液和杂交液一般在使用前加入鱼精 DNA。

（三）操作步骤

1. 基因组 DNA 的限制酶切。根据实验目的决定酶切 DNA 的量。一般 Southern 杂交每一个电泳通道需要 10～30μg DNA。将待检测基因组加入 EP 管中，并加入适量 ddH₂O 使总体积为 450μL，混匀。

需要注意：

提取样本 DNA 时，要注意保持基因组完整性。

2. 加入 50μL 10× 限制性内切酶消化缓冲液和限制性内切酶，充分混合后 37℃温育适当时间。为保证消化完全，一般用 2～4U 的酶消化 1μg 的 DNA。

需要注意：

酶切位点根据具体实验设计，要注意避开目的 DNA 片段含有的酶切位点。

3. 加入总体积 1/10 的 pH 8.0 0.5mol/L EDTA，终止消化反应。
4. 将消化后的 DNA 和上样缓冲液混合，进行琼脂糖凝胶电泳。
5. 将电泳后的琼脂糖凝胶放入 0.25mol/L HCl，室温浸泡 10min；并用 ddH₂O 漂洗 25min。
6. 将琼脂糖凝胶放入变性缓冲液，室温浸泡 15min，重复一次。
7. 将琼脂糖凝胶放入中和缓冲液，室温浸泡 15min，重复一次。
8. 准备转移用容器和支架，容器中放入 20×SSC 溶液。剪一张硝酸纤维素膜，大小每边比胶大 3mm；准备 5 层滤纸，大小每边比硝酸纤维膜小 7mm；再准备一张滤纸，比胶的宽度长 3～4cm，支架上搭滤纸桥使溶液能虹吸上来。
9. 依次将琼脂糖凝胶、硝酸纤维素膜、吸水纸、玻璃板、1kg 左右重物放置好。注意各层之间不能有气泡。
10. 室温转膜 12～20h。
11. 取出硝酸纤维素膜，用 2×SSC 溶液漂洗两次。
12. 将硝酸纤维素膜置于 65℃烘箱 3h 进行烘干。
13. 将硝酸纤维素膜装入合适的塑料袋中，加入适量预杂交液，将塑料袋封好。
14. 在 37～42℃孵育 4～20h，Church 杂交液也可用此条件。
15. 配制含 DNA 探针的杂交液，一般探针浓度为 5～25ng/mL。

16. 剪开装有硝酸纤维素膜的塑料袋，倒出预杂交液；加入含探针的杂交液，在 37~42℃继续孵育 16~20h。

17. 杂交结束后，取出硝酸纤维素膜，用洗脱缓冲液Ⅰ漂洗 5 次，每次 3min。

18. 再用预热的洗脱缓冲液Ⅱ在 68℃漂洗 2 次，每次 15min。

此步骤以后使用探针不同，步骤有所不同。

若采用放射性标记的探针：

19. 将膜正面向上，放入含增感屏的暗盒中。

20. 在暗室内，将 2 张 X 线底片放入曝光暗盒，并用透明胶带固定，合上暗盒。

21. 根据信号强弱决定曝光时间，一般 1~2h 取出观察。若信号仍较弱，可更换胶片，将暗盒置于 −70℃低温冰箱中，曝光 1~3 天。

22. 取出暗盒，然后冲洗 X 线片。

若采用地高辛标记的探针：

19. 将膜置于平衡缓冲液中孵育 1min。

20. 将膜放入塑料袋中，加入封闭缓冲液，在摇床上室温孵育 30~60min。

21. 用封闭液稀释 anti-Dig-AP 探针至工作浓度。

22. 封闭完成后，倒出封闭液，加入稀释好的抗体溶液，在 37℃孵育 60min。

23. 去除抗体溶液，用平衡缓冲液缓慢洗膜 2 次，每次 15min。

24. 准备颜色底物溶液，在 10mL 检测缓冲液中混合 45μL NBT 和 35μL BCIP。

25. 除去检测缓冲液，加入大约 10mL 颜色底物溶液，显色反应可以在保鲜袋中进行，也可以在暗盒中进行，显色反应中切勿摇动。在显色反应中，可以短时暴露于光下观察，一般几分钟后开始显色，完全反应大约需要 12h。

26. 用成像仪记录显色结果。显色完成后，用 ddH_2O 洗膜以终止反应。

为了方便理解，绘制了 Southern 印迹杂交流程示意图（图 4-2）。

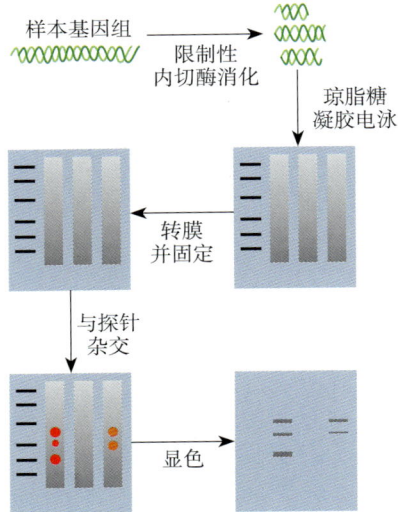

图 4-2　Southern 印迹杂交流程示意图

二、Northern 印迹杂交技术

Northern 印迹杂交是利用碱基配对原则，通过已知序列的核酸探针来检测目的 RNA 片段中是否存在与探针配对的特异性 RNA 的分子生物学技术。1977 年 Alwine 等人，在 Southern 印迹杂交技术的基础上，提出一种与此相类似的、用于分析样品中特定 mRNA 分子大小和丰度的分子杂交技术；并与 Southern 相对应，定名为 Northern 印迹杂交技术。其基本原理是在变性琼脂糖凝胶中将 RNA 分子按大小分开后，将其转移至杂交膜上，再用放射性同位素标记或酶标记 DNA 或 RNA 探针与固定的 RNA 进行杂交，并通过显色反应检测杂交信号，以检测目的 RNA 中是否存在与探针互补的序列。故 Northern 印迹杂交常用于分析细胞总 RNA 或含 poly A 尾的 RNA 样品中特定 mRNA 分子大小和丰度。

（一）仪器耗材

电泳仪、制胶槽、恒压电源、凝胶成像仪、紫外灯、微波炉、转膜仪、保鲜膜、尼龙膜或硝酸纤维素膜、滤纸、吸水纸、各规格移液器一套、各规格枪头一套、移液管、离心管、EP 管、X 线片。

（二）试剂

琼脂糖、核酸染料、焦碳酸二乙酯（diethypyrocarbonate，DEPC）、

已标记的探针、琼脂糖、EB、甲醛凝胶电泳缓冲液、5×RNA 上样缓冲液、转移缓冲液、Denhardt 溶液、磷酸钠缓冲液（35.2mmol/L Na_2HPO_4，64.8mmol/L NaH_2PO_4）、预杂交液和杂交液、洗脱缓冲液 I、洗脱缓冲液 II、封闭液、5× 甲醛凝胶电泳缓冲液（0.1mol/L MOPS，40mmol/L NaAc，5mmol/L EDTA）、BCIP/NBT 底物显色试剂（用于地高辛标记的探针显色）、ddH_2O。

需要注意：

甲醛溶液为有毒液体，且易挥发，须在化学通风橱操作。溶液需用 DPEC 处理；处理方式为加入 1% 体积 DEPC，振荡混匀，37℃处理过夜，高压灭菌除去 DEPC。DPEC 为剧毒物质，需谨慎操作。

（三）操作步骤

1. 根据实验目的，提取总 RNA 或进一步纯化获取含 poly A 尾的 RNA 样品。总 RNA 是以各个 RNA 分子的形式存在，不需要进行酶切，可直接应用于电泳。

2. 清洗电泳模具　取琼脂糖 0.2g，加入 12.4mL DEPC 处理过的 ddH_2O，加热熔化；冷却到 55℃后，在化学通风橱中加入 5× 甲醛凝胶电泳缓冲液 4.0mL 和 37% 甲醛 3.6mL，混匀、倒入制胶槽中。待胶凝固后，置于 1× 甲醛凝胶电泳缓冲液中预电泳 5min。

3. 取 10μL RNA 样本和 30μL 1.33×RNA 上样缓冲液混合，在 65℃水浴 15min、冰浴 5min。短暂离心，使所有液体都流到管底。加入 2μL EB（1μg/μL）。

需要注意：

EB 有致癌作用，需谨慎操作。

4. 上样　以 2.5～5V/cm 凝胶长度进行凝胶电泳，直到溴酚蓝染料的前沿移动到大约 2/3 凝胶长度处；一般电泳时间为 1～2h。

需要注意：

RNA 变性后有利于在转印过程中与硝酸纤维素膜结合；在上样前，常用甲基氢氧化银、乙二醛或甲醛使 RNA 变性。

5. 电泳结束后，将凝胶置于紫外灯下，观察 RNA 的完整性。若无明显降解，可以进行下一步实验。

6. 按胶块大小剪取膜一张；用 DEPC 处理过的 ddH$_2$O 中浸湿后，置于 20×SSC 中浸泡 1h。可用剪刀剪去膜一角，以标记膜的方向。

7. 同样将胶块切去一角，并在 20×SSC 浸泡 2 次，每次 15min。

8. 选一块干净的长、宽均需大于凝胶的玻璃板放入合适的盒子中。在上面放一张滤纸，倒入 20×SSC 溶液使液面略低于平台表面；当滤纸湿透后，用玻璃板赶出所有气泡。

9. 将凝胶翻转后置于滤纸中央，再将预先已浸湿的尼龙膜放在凝胶上方，再放两张与凝胶大小相同的滤纸置于膜的上方。

需要注意：

各层之间均不能有气泡。

10. 在上层滤纸上方放置一叠吸水纸（5~8cm 厚），并在纸巾上方放一块玻璃，然后用一个重约 500g 的重物压在玻璃板上。

11. 室温转膜 12~20h。

12. 转移结束后，揭去凝胶上方的纸巾和滤纸，将凝胶置于紫外线灯下，观察胶块上有无残留的 RNA。若残留较多，可再次转膜；若无明显残留 RNA，将膜在 6×SSC 中浸泡 5min，以去除膜上残留的凝胶。

需要注意：

在 RNA 转膜过程中，使用高盐缓冲液；高盐环境并不影响变性 RNA 的转印过程，但在转印后需用低盐缓冲液洗脱，否则 RNA 会被洗脱。

13. 将膜置于真空烤箱中，80℃干烤 1~2h。烤干后的膜用塑料袋密封，4℃保存备用。

14. 将膜装入合适的塑料袋中，加入适量预杂交液，将塑料袋封好。

15. 在 42℃预杂交 3h。

16. 配制含探针的杂交液，一般探针浓度为 5~25ng/mL。

17. 剪开装有膜的塑料袋，倒出预杂交液，加入含探针的杂交液，在 42℃继续孵育 16~20h。

18. 杂交结束后，取出硝酸纤维素膜，在室温用洗脱缓冲液 I 漂洗 5 次，每次 3min。

需要注意：

洗脱液中含有变性剂和盐，在室温容易出现沉淀，使用前可以在 37～65℃预热。

19．再用预热的洗脱缓冲液 Ⅱ 在 55℃漂洗 2 次，每次 15min。

此步骤以后使用探针不同，步骤有所不同。

若采用放射性标记的探针：

20．将膜正面向上，放入含有增感屏的暗盒中。

21．在暗室内，将 2 张 X 线片放入曝光暗盒，并用透明胶带固定，合上暗盒。

22．根据信号强弱决定曝光时间，一般 1～2h 取出观察；若信号仍较弱，可更换胶片，将暗盒置于 −70℃低温冰箱中，曝光 1～3 天。

23．取出暗盒，然后冲洗 X 线片。

若采用地高辛标记的探针：

20．将膜置于平衡缓冲液中孵育 1min。

21．将膜放入塑料袋中，加入封闭缓冲液，在摇床上室温孵育 30～60min。

22．用封闭液稀释 anti-Dig-AP 探针至合适浓度。

23．在封闭完成后，倒出封闭液，加入稀释好的抗体溶液，在 37℃孵育 60min。

24．去除抗体溶液，采用平衡缓冲液缓慢洗膜 2 次，每次 15min。

25．准备颜色底物溶液，在 10mL 检测缓冲液中混合 45μL NBT 和 35μL BCIP。

26．除去检测缓冲液，加入大约 10mL 颜色底物溶液，显色反应可以在保鲜袋中进行，也可以在暗盒中进行，显色反应中切勿摇动。在显色反应中，可以短时暴露于光下观察，一般几分钟后开始显色，但完全反应大约需要 12h。

27．用成像仪记录显色结果，显色完成后，用 ddH$_2$O 洗膜以终止反应。

为方便理解，绘制了 Northern 印迹杂交流程示意图（图 4-3）。

需要注意：

所有与 RNA 接触的物品（如研钵、研杵、离心管、枪头等）和试剂（如 ddH$_2$O）等都需要去除 RNA 酶。操作过程中要避免引入 RNA 酶污染。

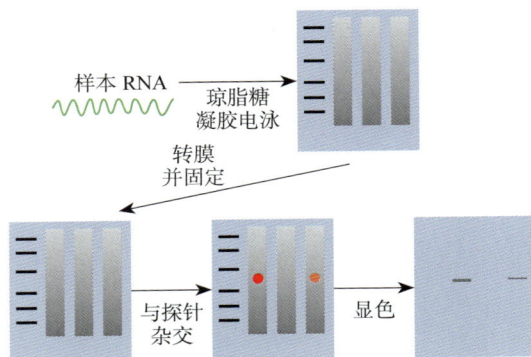

图 4-3　Northern 印迹杂交流程示意图

评述：

　　电泳技术已有很多年的历史，是分子生物学最为经典的实验技术之一，也是实验室最为常用的技术之一。使用琼脂糖凝胶和聚丙烯酰胺凝胶作为电泳介质，利用不同大小和构型的核酸分子在介质中迁移速度的差异，可以有效分离、纯化几 bp 至几千 bp 的核酸分子。其中琼脂糖凝胶筛孔较大，常用于分离、纯化 100bp 以上的核酸分子；聚丙烯酰胺凝胶筛孔较小，常用于分离、纯化 100bp 以下的核酸分子。在均匀聚丙烯酰胺凝胶基础上发展而来的变性梯度凝胶电泳，可以利用突变等因素造成核酸分子 Tm 值的不同，分离、纯化特定的核酸分子。

　　电泳技术可用于分离、纯化多种核酸分子，包括基因组 DNA、RNA、PCR 产物、酶切产物等；也正因为如此，电泳技术的应用范围很广。如今，电泳技术被广泛应用于基因型鉴定、基因表达水平检测、基因突变检测等分子生物学实验和临床医学检测。本章还介绍了用于检测 DNA 的 Southern 印迹杂交技术和检测 RNA 的 Northern 印迹杂交技术。虽然 Southern 印迹杂交技术和 Northern 印迹杂交技术的操作步骤较为繁琐，如今已不常用；但它们都是电泳技术与杂交联合应用最为经典的分子生物学技术，为分子生物学和基于分子生物学的现代医学的发展做出了重要的贡献。电泳技术与杂交联合应用的核心限速步骤是电泳介质不能作为检测目的分子的载体，需要转移至杂交膜上，再进行检测。若能找到可直接用于检测的电泳介质，相关实验流程将大大简化，应用范围也可能会更广。此外，随着核酸测序技术的快速发展，经电泳分离、纯化的样本也可以用于测序检测和分析，为分子生物学的发展揭开了新的篇章。

（邓　鹏）

第五章

分子克隆技术

分子克隆（molecular cloning）是指将目标DNA片段重组并转化到宿主细胞中扩增的过程。该过程通常是由一个待复制的 DNA 片段，例如待研究的基因，调控元件等和能在宿主中复制原载体质粒构成。在分子克隆实验中为得到待插入的 DNA 片段我们通过使用限制酶将其从载体或基因组中剪切，或使用 PCR 技术直接扩增目标 DNA，也可利用单个寡核苷酸进行人工合成。而载体质粒是使用限制酶或 PCR 反应以线性形式制备。质粒是一个小的环状 DNA 片段（1 ~ 250kb），它能在宿主细胞内自主复制并与宿主的染色体或基因组DNA 分开存在。因为质粒载体中的 DNA 需要在宿主细胞中复制并转录表达，所以主载体上常带必要的控制元件，用于指导克隆 DNA 在宿主细胞中的转录和翻译。为此分子克隆技术在生物学研究中得到广泛应用，例如蛋白质表达、基因表达和生物分子的功能分析。本章节将介绍标准化分子克隆技术（图5-1）。

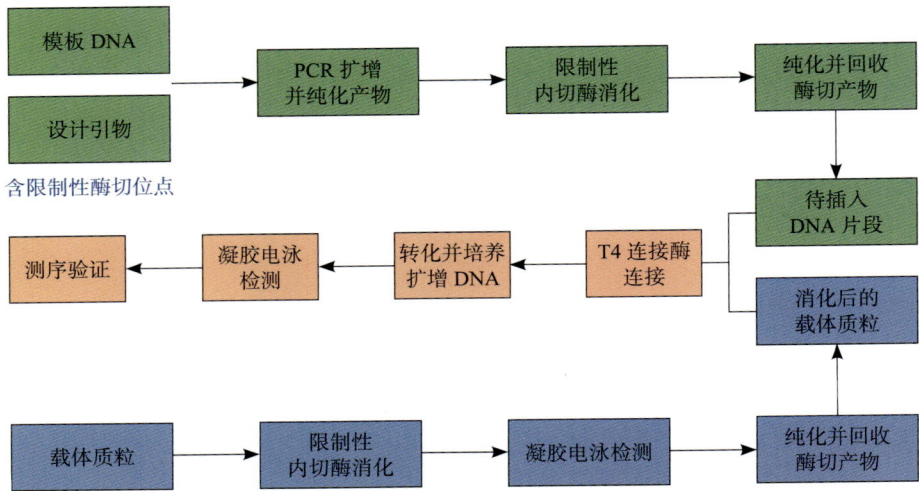

图 5-1　分子克隆流程示意图

第一节　制备目标 DNA

制备目标 DNA 是分子克隆工作流程中的重要一步。需要使用到该技术的第一种情况是当载体质粒插入所需的目的基因片段后，可以使用感受态细胞增殖来扩增所需 DNA 数量。这时就需要使用质粒纯化法来从宿主基因组 DNA 和 RNA 中分离回收质粒。然后才能进行下游反应，如连接和限制性内切酶消化。该步骤重要的是质粒 DNA 不受无机盐粒子污染而影响最佳酶活性。第二种情况是从细胞中提取总 RNA 并纯化，这是成功合成 cDNA 文库的第一步。

一、核酸纯化技术

核酸纯化的过程在分子克隆中是最基本的步骤之一，其纯化的质量好坏会对下游酶切和连接反应有直接影响。在条件允许的情况下我们建议使用商品化的核酸纯化试剂盒来提高纯化效率和下游实验成功率。下面列举经典的质粒碱性裂解提取法和 TRIzol RNA 提取法（可参考本书第二章第一节基因组 DNA 提取技术）。

（一）质粒小抽提取法

1. 仪器耗材 离心机、5mL 离心管、1.5mL EP 管、各规格移液器一套、各规格枪头一套。

2. 试剂 重悬浮缓冲液、25mmol/L Tris-HCl（pH 8）、50mmol/L 葡萄糖、10mmol/L EDTA、蛋白质和 DNA 变性试剂、0.2mol/L NaOH、1.0% SDS、质粒复性试剂、120mL 5mol/L 乙酸钾、23mL 冰醋酸、57mL dH$_2$O。

3. 实验步骤

（1）取细菌培养液 2mL 装入 EP 管中。

（2）在离心机中 10 000g 速度离心 30s。

（3）将沉淀细菌重悬于 100μL 重悬浮缓冲液中并涡旋 2min。

（4）加入 200μL 变性试剂并小心倒转管 5 次以混合均匀。

（5）将溶液在冰上孵育 5min。

（6）每管加入 150μL 质粒复性试剂。

（7）通过反转混合后将形成含有细菌蛋白质和基因组 DNA 的白色沉淀物。

（8）将试管中混合物离心 5min，离心力 12 000g。

（9）将上清液收集到新的 EP 管中。

（10）将 5μL 的 2mg/mL RNase A 加入到新管中的上清液中，并在 37℃下孵育 5min。

（二）TRIzol RNA 提取法

1. 仪器耗材 离心机、5mL 离心管、1.5mL EP 管、各规格移液器一套、各规格枪头一套。

2. 试剂 TRIzol、氯仿、异丙醇、75% 乙醇（RNase free）、DEPC H$_2$O（RNase free）。

3. 实验步骤

（1）准备样品

1）组织样品：液氮快速冻结组织后在干冰上快速捣碎成粉末。每 50～100mg 组织加入 1mL TRIzol。切勿让样品体积超过 TRIzol 体积的 10%。

2）细胞样品：加入 1mL TRIzol 到 1×10^6 个培养的细胞后用移液器吹打混匀。

3）悬浮样品：离心收集细胞，加入 1mL TRIzol。或是 3∶1 加 TRIzol 和悬浮样品。

（2）将样品在室温下溶解 5min。

（3）每毫升 TRIzol 加入 0.2mL 氯仿。涡旋 15s 后将混合物在室温下静置 2 ~ 3min。

（4）在离心机中以最大速度室温离心 10min。

（5）离心后分为三层，RNA 存在于最上层（水样层），将最上层部分转移到新 EP 管中。

（6）每毫升水样层加入 0.5mL 异丙醇，涡旋静置 10min，异丙醇将沉淀 RNA。

（7）离心机中在室温下以最大速度离心收集沉淀的 RNA。

（8）小心地倒出上清液并清除残留的液体。

（9）立即将沉淀重悬于 1×SDS 溶解缓冲液中。

（10）重新悬浮后，加入 NaOAc 至 3mol/L。

（11）用苯酚重新萃取溶液。

（12）用乙醇沉淀。

（13）将纯化的 RNA 在 −20℃中保存。

二、反转录 cDNA 构建

当获得纯化的总 RNA 后，可以使用反转录酶来得到 cDNA 然后可以用之前任何克隆方法的模板。若一个 cDNA 含有许多来自不同转录本的基因 mRNA，称为 cDNA 基因库（cDNA library）。在研究中通常会使用到只含单一 mRNA 的 cDNA。

（一）仪器耗材

离心机、5mL 离心管、1.5mL EP 管、各规格移液器一套、各规格枪头一套、PCR 仪器。

（二）试剂

一般选用试剂盒，相关试剂有 10mmol/L dNTP mix、10ng/μL RNA、DEPC 水、50μmol/L Oligo d（T）20 引物、2μmol/L specific 基因特异性引物。

（三）实验步骤

1. 混合后短暂的离心。

2. RNA-Primer 混合物在 65℃下加热 5min，然后在冰上静置至少 1min。

3. 混合并短暂离心 5×SSIV 缓冲液。

4. 混合所需试剂（表 5-1）。

5. 混合并短暂离心反应体系。

表 5-1　RT 反应体系中不同试剂的体积

试剂	体积 /μL
5 × SSIV Buffer	4
100mmol/LDTT	1
ribonuclease inhibitor	1
SuperScript Ⅳ reverse transcriptase（200U/μL）	1

6. 混合 RT 反应体系和退火的 RNA。
7. 50 ~ 55℃反应 10min。
8. 80℃，10min 灭活反转录酶。
9. −20℃冻存产物。

第二节　限制性内切酶消化

限制性内切酶（简称限制酶）是天然存在于细胞中可以识别特定序列切割 DNA 的酶的总称。利用这些常用数百种不同的限制酶能够靶向各种识别序列对 DNA 进行剪切。下表列举常见工具酶，在实验中常利用质粒设计软件根据目标 DNA 和载体序列选择相应酶切位点（表 5-2）。

表 5-2　常见的限制性内切酶及其识别序列、切割位点

名称	来源	识别序列	切割位点
EcoR Ⅰ	Escherichia coli	5′GAATTC 3′CTTAAG	5′---G　　AATTC---3′ 3′---CTTAA　　G---5′
BamH Ⅰ	Bacillus amyloliquefaciens	5′GGATCC 3′CCTAGG	5′---G　　GATCC---3′ 3′---CCTAG　　G---5′
Hind Ⅲ	Haemophilus influenzae	5′AAGCTT 3′TTCGAA	5′---A　　AGCTT---3′ 3′---TTCGA　　A---5′
Taq Ⅰ	Thermus aquaticus	5′TCGA 3′AGCT	5′---T　CGA---3′ 3′---AGC　T---5′

一、限制性酶切反应

（一）仪器耗材

离心机、5mL 离心管、1.5mL EP 管、各规格移液器一套、各规格枪头一套、PCR 仪器。

（二）试剂

DNA、10× 缓冲液、限制性内切酶、ddH₂O。

（三）实验步骤

1. 选择限制酶来消化质粒，请使用序列分析程序。
2. 通过阅读酶的说明确定合适的反应缓冲液（表 5-3）。

表 5-3　酶切反应体系的不同试剂配比

DNA	最大至 1μg
10× 缓冲液	5μL（1×）
限制性内切酶	1μL
总体积	50μL
孵育温度	根据不同酶和缓冲液决定
孵育时间	60min

3. 按照表中体系加样。
4. 轻轻地混匀。
5. 按照选择的酶说明下在匹配的温度下反应 1h。

需要注意：

一般情况下，1h 消化反应中建议使用 5~10 个单位的酶用于每 μgDNA，10~20 单位的酶用于每 μg 基因组 DNA。

6. 凝胶电泳检查消化反应的结果。

二、PCR 扩增产物

标准化 PCR 反应，推荐使用高保真度 Taq 酶以保证后续克隆产物步骤没有点突变的产生。

三、感受态细胞的制备技术

感受态细胞是分子克隆中重要的元件之一。这些 E.coli 细胞具有更容易改变的细胞壁，外源 DNA 可以很容易地通过。DNA 透过细菌的标准方法包括用钙离子处理，或将细胞短暂暴露于电场中让 DNA 穿透细菌细胞壁的电转法。在常用的 $CaCl_2$ 方法中，通过将细菌细胞重悬在含有高浓度钙离子的溶液中，可以使其获得吸收 DNA 的能力。在实验中感受态细胞系（E.coli）的选择会根据不同载体质粒中表达元件转化效率有所不同，常见的商品化感受态为 DH5Alpha E.coli 细胞。下面是 $CaCl_2$ 感受态细胞制备步骤。

（一）仪器耗材

离心机、50mL 离心管、1.5mL EP 管、各规格移液器一套、各规格枪头一套、循环高压蒸汽灭菌器以及细菌培养皿。

（二）试剂

$CaCl_2$ 溶液，大肠杆菌、LB 液体培养基（25g LB broth 粉，1 000mL 超纯水）、LB 固体培养基（以 30 个培养皿为例：25g LB broth 粉，1 000mL 超纯水，15g1.5% 琼脂粉）。

（三）实验步骤

1. 感受态细胞 $CaCl_2$ 溶液制备法。

（1）从培养板中挑取单个细菌菌落，将其在 37℃下孵育 16～20h。

（2）将细菌细胞转移到无菌的一次性冰冷的 50mL 离心管中。将培养物置于冰上 10min，将培养物冷却至 0℃。

（3）通过在 2 700g，4℃下离心 10min 来收细胞。

（4）从细胞沉淀中倒出培养基。将离心管倒置在纸巾垫上 1min，以便将最后的痕量介质排走。

（5）通过在 30mL 冰冷的 $MgCl_2$-$CaCl_2$ 溶液中旋转或温和涡旋重悬每个沉淀。

（6）通过在 2 700g，4℃下离心 10min 来回收细胞。

（7）从细胞沉淀中倒出培养基。将离心管倒置在纸巾垫上 1min。

（8）将沉淀重悬于 2mL 冰冷的 0.1mol/L $CaCl_2$ 溶液中。

（9）直接使用细胞进行转化，或者分装并在 −80℃下冷冻。

2. 细菌液体和固体培养基。

LB 培养基（Luria-Bertani），该名字来源于英语 lysogeny broth，即溶菌肉汤。LB 培养基是近年来用于培养基因工程受体菌（如大肠杆菌）的常用培养基之一。

液体培养基：

（1）旋转混合，粉末不会完全溶解。

（2）将瓶盖盖上但是不要拧紧。

（3）循环高压蒸汽灭菌器，121℃，20min。

（4）使用前冷却至室温。

固体培养基：

（1）旋转混合，粉末不会完全溶解。

（2）LIQUID 循环的高压蒸汽灭菌器 121℃，15min。

（3）循环完成后，移至台式冷却至约 50℃。

（4）添加抗生素，并将烧瓶剧烈旋转几次混合。

（5）放置培养皿。

需要注意：

并在底部标记适当的抗生素：A= 氨苄西林，C= 氯霉素，K= 卡那霉素，T= 四环素，S= 链霉素。

（6）取下培养皿中的盖子，然后取下金属箔盖住烧瓶。将足够的 LB 琼脂倒入培养皿中以完全覆盖培养皿底部。

（7）4℃存放。

第三节　DNA 重组技术

构建重组质粒的最后一步是将目的 DNA 片段连接到载体质粒上。连接过程是由 T4 DNA 连接酶通过共价连接两个 DNA 片段的骨架来实现。在宿主中的重组质粒可在用于诸如 DNA 测序、蛋白质表达或基因表达 / 功能分析等下游应用之前进行扩增。

一、连接反应

大多数连接反应涉及通过限制酶消化产生的 DNA 片段。大多数限制酶在其识别序列上不对称地消化 DNA，这导致 DNA 片段的消化末端上的单链突出端。称为"黏性末端"的突出物允许载体和插入 DNA 相互结合。当黏性末端相容时，意味着载体和插入 DNA 上的突出碱基对是互补的，两条 DNA 连接并最终通过连接反应融合。相邻残基之间切口通过 DNA 连接酶酶促催化双链断裂处连接。

（一）仪器耗材

离心机、5mL 离心管、1.5mL EP 管、各规格移液器一套、各规格枪头一套、PCR 仪。

（二）试剂

目标 DNA、反应缓冲液、T4 连接酶、DEPC 水。

（三）实验步骤

1. 将 DEPC 水加入 EP 管中。
2. 向管中加入对应体系的 T4 连接酶缓冲液。
3. 涡旋缓冲液，以确保其充分混合。
4. 在管中加入插入 DNA。
5. 向管中加入载体质粒。
6. 加入 0.1 ~ 1μL 连接酶。
7. 涡旋反应体系，以确保其充分混合。
8. 根据反应酶和缓冲液的条件在说明书建议的时间和温度下开始连接反应。
9. 储存在 −20℃。

二、验证重组质粒

在得到重组后的质粒以后我们需要确定该质粒被正确地组装。可以从最简单的转化开始验证是否得到了载体质粒的抗性基因片段，然后再逐一验证连接位点是否正确以及在克隆过程中是否产生了突变基因。这一系列验证工作不能省略，否则不能保证在后续的生物学功能研究中使用的是正确的重组质粒。

（一）转化

转化是生物体获得外源 DNA 的过程。转化可以通过两种方式发生：自然转化和人工转化。自然转化指的是从细胞的自然环境中摄取和掺入裸 DNA。人工转化包括多种诱导外源 DNA 摄取的方法。在克隆方案中，人工转化用于将重组 DNA 导入宿主细菌。最常见的细菌人工转化方法包括使用二价阳离子（例如氯化钙）增加细菌膜的渗透性，使其具备接收 DNA 的能力，从而增加获得外源 DNA 的可能性。另一种人工转化是电穿孔，其中细胞被电流冲击，在细菌膜中产生孔。对于新破坏的细胞膜，转化 DNA 能自由地进入细菌的细胞质中。无论使用哪种转化方法，转化后细菌的生长允许细菌进行修复和重组，新获得的外源 DNA 赋予转化细胞相应的抗生素抗性。

1．仪器耗材　离心机、5mL EP 管、1.5mL EP 管、规格移液器一套、各规格枪头一套、37℃和 42℃循环水浴箱各一台。

2．试剂　感受态细胞、目标 DNA、LB 基础培养基。

3．实验步骤

（1）200μL 感受态细胞悬浮液转移到离心管中。

需要注意：

用于细胞转化的感受态大肠杆菌需要在冰上融化。

（2）加入 DNA 1～5μL，通过轻轻旋转，混合管内容物。

（3）在冰上静置 30min。

（4）将离心管放置在预热的 42℃循环水浴中"热激"60s。

（5）立即将离心管转移到冰浴中，让细胞冷却 1～2min。

（6）离心管中加入 800μL LB 培养基。将培养物在 37℃的水浴中孵育 45min。

需要注意：

在 37℃下生长 1h 最适合细胞恢复和表达抗生素抵抗性。

（7）将 100μL 的转化感受态细胞加入板中。

（8）翻转平板并保持在 37℃温育。转化的菌落将在孵育 12～16h 后出现。

（二）凝胶电泳

凝胶电泳是分离和分析 DNA 的最简单的方法。基于电荷分离 DNA 分子。较短的分子更容易迁移，并且通过凝胶的孔移动得更快。凝胶可用于观察 DNA 量化或分离特定的条带。通过添加溴化乙锭可以在凝胶中显现 DNA。

1. 仪器耗材 电泳室和电源、凝胶铸造托盘、样品梳子以及透照仪（如紫外线灯箱）用于显示凝胶中溴化乙锭染色的 DNA。

2. 试剂 电泳缓冲液（TAE）、琼脂糖溶液、溴化乙锭、上样缓冲液、DNA 样本、DNA 片段大小指示标签。

需要注意：

观察 DNA 时，请始终配戴防护眼镜，以防止紫外线对眼睛造成伤害减少紫外线照射时间，暴露于紫外线会损害 DNA。

3. 实验步骤

（1）将 50 倍 TAE 缓冲液用蒸馏水稀释到 1 倍，总体积达到 1 000mL。

（2）准备足够的电泳缓冲液。

（3）在电泳缓冲液中制备琼脂糖溶液。

（4）在沸水浴或微波炉中加热浆液直至琼脂糖溶解。

（5）使用绝缘手套或钳子将烧瓶转移到 55℃的水浴中。当熔融凝胶冷却后，加入 0.5μg/mL 溴化乙锭。

（6）当琼脂糖溶液冷却时，选择梳子在凝胶铸造托盘中形成样品槽。

（7）将温热的琼脂糖溶液倒入模具中。

需要注意：

凝胶厚度应在 3~5mm 之间。检查没有气泡。

（8）室温下 30~45min 让凝胶完全凝固，然后在凝胶顶部倒入少量电泳缓冲液，小心取出梳子。倒入电泳缓冲液。将凝胶安装在电泳槽中。

（9）添加足够的电泳缓冲液以覆盖凝胶，深度约为 1mm。

（10）将 DNA 样品与 0.20 倍体积的所需 6× 上样缓冲液混合。

（11）关闭凝胶罐的盖子并连接电导线，使 DNA 迁移到正极（红色导线）。引线已正确连接，应在阳极和阴极处产生气泡。

（12）当紫外线打开时，可以看到橙色的 DNA 条带。

（13）测序验证。

需要注意：

①在得到质粒的过程中除了凝胶电泳这种初步的筛选方式之外，我们往往需要通过测序的方式来确定连入的质粒特征，例如基因 / 插入，融合蛋白，点突变，缺失等。②寡核苷酸 5′ 和 3′ 测序引物设计往往是关键步骤。这些引物通常与骨架发生退火反应，可以帮助验证插入 DNA 的末端。较长的基因可能需要内部引物，在插入 DNA 的特定区域退火。③测序工作需要依托专业测序公司完成，但是提供纯化率高的样品和特异性强的引物可以帮助更好地完成此步骤。④引物设计，在选择测序引物时需要考虑的因素有很多。确定引物是否独一无二；确保引物仅在整个构建体内退火一次；与目标的距离是否合适；引物应至少为 50 个核苷酸，距离目标最多 300 个核苷酸；在质量控制过程中使用了哪些引物；定制引物是否在发表的文献中找到。

评述：

在生命科学高速发展的如今，分子克隆技术将研究重组 DNA 变为可能。从 20 世纪 70 年代初期科学家发现了选择性和特异性切割 DNA 分子的酶。到现在重组 DNA 技术在应用和复杂性方面都呈指数增长。这些重组技术为实验者操作编辑 DNA 提供了越来越强大的工具。目前火热的基因编辑技术 CRISPR 也是基于最基础的分子克隆才能得以实现。作为标准的实验室技术，现在克隆基因变得非常普遍和便捷，实验者可以通过各种商品化的试剂盒来把自己感兴趣的 DNA 重组构建在不同用途的载体上。例如使实验者能够在两小时内将多个 DNA 片段无缝拼接并将所得质粒转化到细菌，或者使用可在不同构建体之间轻松移动的可交换基因盒，从而使得 DNA 克隆速度更快也更加灵活。新兴技术还在不断地出现，本节中介绍的基础实验技术能够帮助实验者在掌握好基本原理之后更加理智地去选择合适的商品化试剂。这些技术进步应该能够帮助实验者更快地构建 DNA 克隆，从而促进对基因调控及所表达蛋白质生物学功能的研究。

（江宇辰）

第六章

基因编辑技术

　　基因编辑是指通过核酸酶对靶基因进行定点改造，实现特定DNA的定点敲除、敲入以及突变等，最终下调或上调基因的表达，以使细胞获得新表型的一种技术。基因编辑技术的诞生和发展标志着生物学进入了一个全新的领域。它可以让研究者在体内对组织和细胞中感兴趣的DNA序列进行插入、缺失以及替换，从而探索和阐明基因的功能。Mario Capecchi在20世纪80年代提出，通过将一个突变或者一个感兴趣基因的同源供体DNA引入细胞，借助细胞的同源重组（homologous recombination，HR）机制使其定点整合到基因组的靶位点，从而实现基因组的定点修饰，造成该位点基因功能的改变。在胚胎干细胞技术日渐成熟的基础上，采用基因打靶技术生产精确基因敲除的动物模型成为可能，这一技术在敲除小鼠的应用上最为广泛，并于2007年获得了诺贝尔生理学或医学奖。然而，尽管HR介导的基因打靶具有很高的精确性，但是同源重组的效率在高等真核细胞中非常低，人们需要筛选多达 10^6 ~ 10^8 个细胞才能得到一个想要的细胞克隆，效率低下且花费较大，严重地制约这一技术的应用。为了克服这些问题，以可编程核酸酶为基础的基因编辑技术近年来陆续开始出现并得到了快速的发展，这些新技术的共同特点在于都可以精确和有效地向真核生物，特别是哺乳动物基因组中引入各种遗传突变，包括基因的定点敲除和敲入，以及精确的单核苷酸替换。目前最广泛使用的基因组编辑核酸酶主要有如下三种：锌指核酸酶（zinc finger nucleases，ZFNs）、转录激活因子样效应物核酸酶（transcription activator-like effector nucleases，TALENs）以及 CRISPR（clustered regularly interspaced short palindromic repeats）/Cas（CRISPR associated）系统。

第一节　同源重组技术

同源重组是指发生在减数分裂或者有丝分裂过程中，相同或者相似的 DNA 序列之间的重组。它通常通过一对同源分子非姊妹染色体间的断裂而产生新的重组片段。同源重组技术又称基因打靶（gene targeting），是 20 世纪 80 年代发展起来的一项重要的分子生物学技术。将外源 DNA 序列导入靶细胞后，依靠外源 DNA 序列与靶细胞内染色体上同源序列发生重组，从而整合入靶基因组上某一特定的位点，改变细胞遗传特性的方法。但是在哺乳动物中，同源重组的概率十分低，这严重限制了该技术的应用。

同源重组的基本原理是：设计并合成与靶基因（待替换基因）具有同源序列的供体基因载体。将载体导入靶细胞，供体基因与靶基因在同源序列的指导下发生同源重组，供体基因与靶基因发生交换，供体基因整合到靶细胞基因组中。

同源重组的发生，严格依赖两段 DNA 序列之间的相似程度，重组过程中，两个 DNA 分子会交换对等的部分。1964 年由分子生物学家霍利德提出的同源重组机制的霍利德模型（Holliday patter），简单但很好地解释了 DNA 链侵入、分支移位和 Holliday 联结体拆分等同源重组的核心过程。Holliday 联结体是该模型的核心结构，该模型中 Holliday 联结体的形成是由于在 DNA 内切酶作用下产生了游离单链，游离单链与另一分子中没有断裂的链互补配对，形成的使两个 DNA 分子连接在一起的结构（图 6-1）。1975 年哈佛大学的分子生物学家梅塞尔森与耶鲁大学医学院的分子生物和生物化学系教授拉丁提出了单链断裂模型。该模型主要涉及两个进行重组的 DNA 分子在同源区域的相应位点分别只产生一个单链裂口，进而产生交换连接，形成 Holliday 联结体。1983 年哈佛大学的生物化学家佐斯泰克提出了双链断裂模型，该模型认为，一个 DNA 分子上两条链的断裂才启动了链的交换，随后发生的 DNA 修复合成及切口连接导致形成 Holliday 联结体（图 6-1C）。

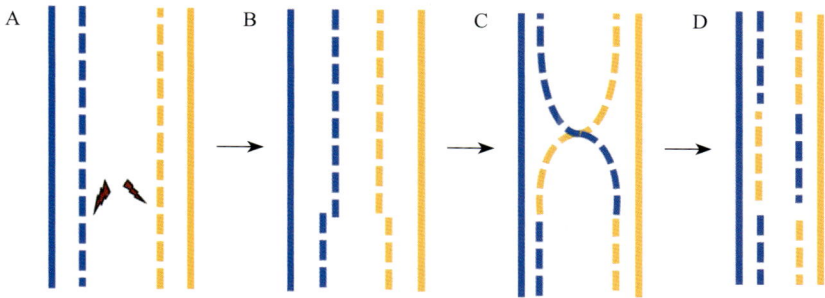

图 6-1　同源重组的 Holliday 模型

同源重组介导的基因打靶与打靶载体随机插入相比是一种非常罕见的事件，因此需要有一种策略以富集发生正确重组的细胞并消除大部分的非同源重组事件。常用的方法利用正负筛选基因筛选。构建同源重组供体 DNA 载体时，在靶基因的同源序列中插入正选标记，同源臂序列的下游插入负筛选标记基因。这样的话，如果导入的重组 DNA 与受体细胞基因之间发生非同源重组，则正负筛选基因都会整合到受体基因组中，此时正负筛选标记基因同时表达；如果导入的重组 DNA 与受体细胞基因发生同源重组，则只有正筛选基因导入受体基因组，并得到表达（图 6-2）。利用这种方法就可以起到剔除随机插入的细胞并富集中靶细胞的作用。例如：重组细胞内含有新霉素抗性基因（neo）正选标记，随机非同源重组的细胞内包含胸腺嘧啶核苷激酶基因作为负筛选标记。因此可以使用 G418 和 GANC（丙氧鸟苷）筛选同源重组的细胞。

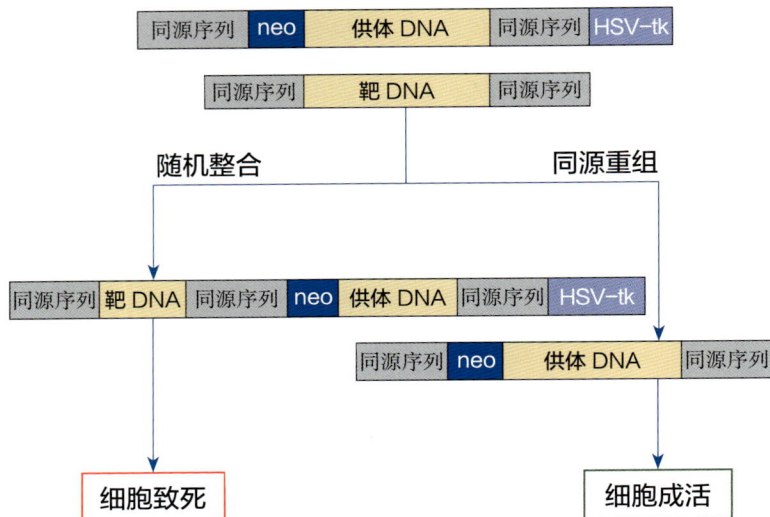

图 6-2　正负筛选流程

以 neo 为正筛选基因，HSV-tk 为负筛选基因为例

（一）仪器耗材

水浴箱、台式冷冻离心机、电泳仪、凝胶成像仪、细胞培养箱、移液器、超净工作台、倒置显微镜、−80℃冰箱、液氮罐、NanoDrop 微量分光光度计、PCR 仪。

（二）试剂

含供体 DNA 片段质粒载体、含正筛选基因质粒载体、含负筛选基因质粒载体、上游同源臂质粒、下游同源臂质粒、琼脂糖、上下游同源臂引物、目的基因引物、感受态大肠杆菌、限制性内切酶、G418、GANC、lipofectamine 2000、Opti-MEM、引物、质粒抽提试剂盒、胶回收纯化试剂盒、DNA 连接酶、DNA marker、DNA 抽提试剂盒、高保真聚合酶、胰蛋白酶 -EDTA、LB 培养基、DMEM 培养基、胎牛血清。

（三）操作步骤

1. 同源重组供体 DNA 载体制备。

（1）上下游同源臂的设计与克隆。

1）目的基因转录起始位点至起始密码子约 1Kbp 的序列为上游同源臂。

2）下游同源臂为目的基因终止密码子至下游约 1Kbp 的序列。根据上下游同源臂分别设计两对引物 P1、P2 与 P3、P4，并使上下游同源臂携带不同的酶切位点，以便与质粒载体相连接。

3）以人基因组为模板，P1、P2 为引物，克隆得到上游同源臂；以人基因组为模板，P3、P4 为引物，克隆得到下游同源臂。

4）上下游同源臂 PCR 产物，经琼脂糖凝胶电泳检测后，分别进行胶回收，连接质粒载体，转化大肠杆菌，质粒抽提，凝胶电泳，胶回收后测序，确认序列正确后，用于下一步操作（具体操作可参考第五章第三节重组 DNA）。

（2）供体 DNA 片段载体的构建。

根据实验目的设计合成供体 DNA，按照图 6-3 所示依次插入上下游同源臂、正筛选基因，以及负筛选基因。

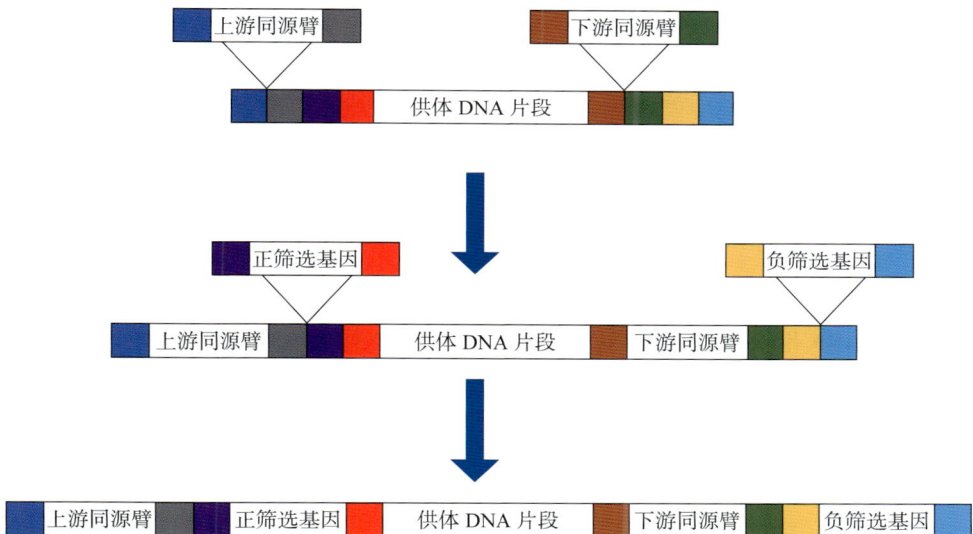

图 6-3 供体 DNA 片段载体的构建
图中所示彩色方块为限制性酶切位点

需要注意：

要在靶基因的同源序列中插入正选标记，同源臂序列的下游插入负筛选标记基因。

2. 转化受体细胞。同源重组供体 DNA 载体的转化可采用电穿孔、显微注射、DNA-磷酸钙共沉淀、脂质体包装等方法，具体可参考本书第五章第三节重组 DNA 部分的介绍。此处以脂质体包装为例，说明转化过程。

（1）细胞在 100mm 培养皿中，加 15mL 的不含抗生素的 DMEM 培养基培养至 60% ~ 70% 的混合度。

（2）使用 500μL Opti-MEM 培养基稀释 8μg 同源重组供体 DNA 载体，同时准备空白对照。同源重组供体 DNA 载体转入前做线性处理可有效提高重组效率。

（3）使用 50μL Opti-MEM 稀释 2μL lipofectamine 2000，轻轻吹打 3 次到 5 次，混匀后室温下静置 5min。

（4）将步骤（2）中稀释的质粒与步骤（3）中的 Lipofectamine 2000 混匀制成转染复合物，室温孵育 20min。

（5）将 500μL 转染复合物滴入到细胞培养皿中，前后轻摇培养皿，并置于 37℃、5% 二氧化碳培养箱中，培养 6h 后可换新鲜培养基。持续培养 48h。

3. 发生同源重组的细胞筛选。

将转染后的细胞在药物筛选培养基中培养 7 ~ 8 天，以富集同源重组细胞。如同源重组细胞以新霉素抗性基因（neo）正选标记，胸腺嘧啶核苷激酶基因作为负筛选标记，则可以使用 G418 和 GANC（丙氧鸟苷）筛选同源重组的细胞。

4. 同源重组细胞的鉴定。

（1）基因组提取（具体操作参考本书第二章第一节基因组 DNA 提取技术的介绍）。

（2）PCR 克隆重组 DNA 序列。

1）引物的设计：在靶基因同源臂上下游以外设计引物 Pfc 与 Prc。

2）PCR 反应体系见表 6-1。

表 6-1　PCR 反应体系

试剂	体积 /μL
DNA 样品	2
10 × PCR 反应缓冲液	5
上游引物 Pfc	1
下游因组 Prc	1
高保真 DNA 聚合酶	0.5
ddH$_2$O	40.5

3）反应条件：50℃预变性 10min → 94℃预变性 2min → 40 个循环（94℃变性 30s ~ 1min；50℃退火 1min；72℃延伸 2 ~ 7min，）→ 72℃延伸 10min。

（3）取 10μL PCR 反应产物通过琼脂糖凝胶电泳进行分析。

（4）使用胶回收试剂盒对目的 DNA 片段进行回收纯化，并进行测序验证。

第二节　基因工程核酸酶技术

同源重组技术面临着效率低下的问题，细胞内发生随机整合的概率远远超过了同源重组，这严重制约了该技术的应用。随着分子生物学与基因工程技术的发展，科学家改造了一些核酸酶，使他们能够特异性地切割目的基因，这些基因工程核酸酶的出现，有效提高了同源重组的效率。这些基因工程核酸酶包括锌指核酸酶、转录激活因子样效应物核酸酶以及 CRISPR/Cas 系统。

一、锌指核酸酶技术

20 世纪 80 年代在非洲爪蟾卵母细胞转录因子 TFIIIA 中发现了一类具有手指状结构域的转录因子，被称为锌指蛋白。Chandrasegaran 课题组于 1996 年首次描述了由一个位点特异性的锌指 DNA 结合结构域融合一个非特异性的 DNA 切割结构域 Fok I 核酸内切酶而组成的锌指核酸酶。相对于传统的基于同源重组的基因打靶技术而言，锌指核酸酶介导的基因编辑技术将特定基因的定点修饰效率提高了近十万倍。但是锌指核酸酶组装难度高、工作量大、成本高，且失败率高，这是锌指核酸酶技术应用的瓶颈。同时锌指核酸酶极易产生脱靶效应，非特异性切割会产生很多意想不到的后果。这些缺陷极大地限制了该技术的广泛应用。

锌指核酸酶的结构主要包括两个部分：与核酸序列特异性结合的锌指结构域（ZFP）及非特异性的切割结构域 Fok I，如图 6-4 所示。其中 ZFP 由若干个锌指结构连接而成，每个 ZFP 可以识别 DNA 序列上的一个三联碱基，因此将 ZFP 串联起来就可以识别较长序列的 DNA 片段。理论上讲，对于全基因组，至少需要有 18bp 才能保证靶位点的特异性，因此每个单体需要 6 个 ZFP 的串联来实现较长片段的特异性识别，其中常用的串联氨基酸是 TGEKP。

靶 DNA 被特异性识别之后，锌指核酸酶的非特异性切割结构域 Fok I 可将靶 DNA 双链断裂（double-stand break，DSB）。Fok I 只有在二聚体状态时，才具有切割活性，因此需要将每个 Fok I 单体与 ZFP 通过 linker 相连构成一个 ZFN，两个 ZFN 相互作用产生内切酶活性。

通过 ZFN 所产生的 DSB 可通过非同源末端连接机制（non-homologous end-joining，NHEJ）和同源重组修复机制（homologous-directed repair，HR）来修复（图 6-5）。NHEJ 不需要模板，可直接在 DNA 连接酶的作用下将断

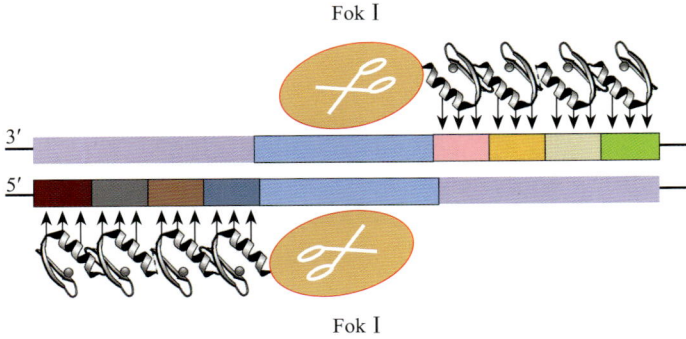

图 6-4　锌指核酸酶结构

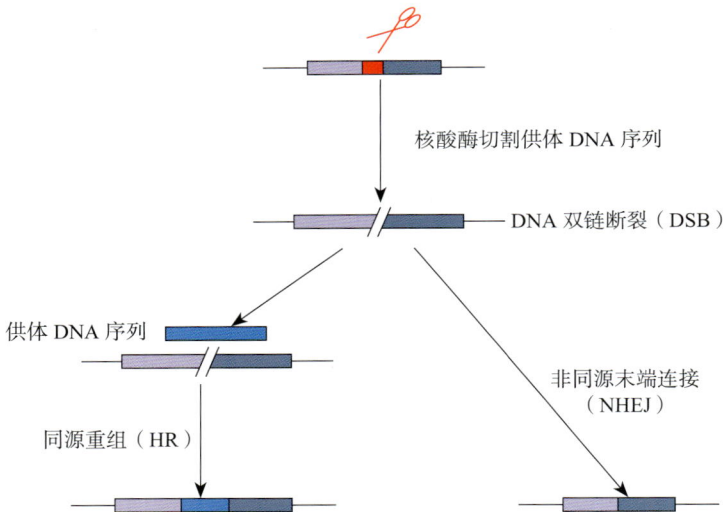

核酸酶切割供体 DNA 序列

DNA 双链断裂（DSB）

供体 DNA 序列

非同源末端连接（NHEJ）

同源重组（HR）

图 6-5　DSB 的修复机制

裂的两股 DNA 重新接合。HR 则会将与 ZFN 共转入细胞的外源同源片段复制到断裂缺口上。

（一）仪器耗材

水浴箱、台式冷冻离心机、电泳仪、凝胶成像仪、细胞培养箱、移液器、超净工作台、倒置显微镜、-80℃冰箱、液氮罐、NanoDrop 微量分光光度计、PCR 仪、96 孔细胞培养微孔板、封口膜、细胞培养皿、6 孔细胞培养板、试管或 EP 管若干、各规格移液器一套、各规格枪头一套。

（二）试剂

限制性内切酶、Lipofectamine 2000、Opti-MEM、引物、含供体 DNA 片段质粒载体、上游同源臂质粒、下游同源臂质粒、锌指核酸酶基因敲除质粒载体、琼脂糖、上下游同源臂引物、目的基因引物、质粒抽提试剂盒、胶回收纯化试剂盒、DNA 连接酶、DNA marker、DNA 抽提试剂盒、高保真聚合酶、胰蛋白酶 -EDTA、LB 培养基、DMEM 培养基、胎牛血清。

（三）操作步骤

1. 与同源重组技术相比，锌指核酸酶介导的基因编辑首先需要引入位点特异性的 DSB，以提高同源重组的效率。

（1）锌指核酸酶基因敲除质粒载体制备。设计与靶基因具有高特异性和亲和力的 ZFP 是一大难点，串联后的 ZFP 经常无法识别相应的靶基因序列。一些公共开源平台例如 Zinc Finger（ZF）Consortium 可以辅助设计组装锌指核酸酶。

（2）靶位点的确定及锌指蛋白的设计。将靶基因 DNA 序列输入 Zinc Figure Consortium 等在线工具，可根据网站给出的得分，以及后续基因合成的难易程度选择合适的靶位点，并进一步得到锌指蛋白的编码序列。

（3）锌指核酸酶装配。将筛选的锌指蛋白编码序列送相应公司合成。锌指蛋白上链与下链与异源切割结构域（Fok I）融合。分别连接入表达载体，并命名为 pZFN1 与 pZFN2（具体操作见第五章第三节 DNA 重组技术）。

2. 同源重组供体 DNA 载体制备。此部分与同源重组技术相同，具体可参见本章第一节同源重组制备的操作步骤。

3. 转化受体细胞。

4. 发生同源重组的细胞筛选与单细胞克隆。

（1）收集同源重组细胞，铺两块 96 孔板，每孔细胞密度为：10cell/mL 或 5cell/mL，即每孔 1 个或 0.5 个细胞。克隆化 24h，每孔补充培养基 100μL。

（2）约一周后观察 96 孔板，若为单克隆则补充培养基 100μL。

（3）约一周后单克隆细胞密度长至 90%，即可将一块 96 孔板转至 24 孔板进行培养；另一块 96 孔板按照步骤 5 进行冻存。

（4）约一周后单克隆细胞长满 24 孔板，一部分留孔，一部分用于 PCR 检测及测序；若检测结果正确，则可使用该孔进行后续实验；若检测结果显示无单克隆细胞系，进行第二次克隆化。

5. 阳性克隆的冻存。每次转染实验需冻存的克隆较多（100～1 000），因此直接在 96 孔板中进行冻存，可大大减少工作强度和实验费用。

（1）弃培养基，每孔用 100μL PBS 清洗。

（2）每孔加入 50μL PBS 稀释的 0.125% 的胰蛋白酶 -EDTA 溶液，37℃作用 2 ~ 5min。

（3）加入 100μL 冻存培养基（15% DMSO，20% 胎牛血清，65% DMEM）。

（4）反复轻柔吹吸每孔，充分混合均匀后，用封口膜将 96 孔板封好，同时做好标记。

（5）将 96 孔板依次在 4℃放置 10min，-20℃放置 30min，-80℃过夜后，液氮中长期保存。

6. 同源重组细胞的鉴定。此部分与同源重组技术相同，具体可参见本章第一节同源重组的鉴定部分（步骤 4）。

二、转录激活因子样效应物核酸酶技术

TALE 是一种类似于真核生物转录因子的蛋白质，首次于一种名为黄单胞杆菌的植物病原体中发现的菌体蛋白。TALE 相对保守，具有识别并结合特异的 DNA 的重复序列。科学家根据 ZFN 的结构对 TALE 进行了改造，将其中的激活结构域替换成 Fok I 核酸酶的切割结构域，构建了一种具有基因组靶向编辑功能的新型工具，即 TALEN。相比于锌指核酸酶，TALEN 具有组装相对简单、特异性强、成功率高以及切割活性好等多种优势。目前 TALEN 已经成功应用于酵母、哺乳动物和植物的位点特异性基因打靶。但是 TALEN 仍存在脱靶效应。

TALEN 的结构一般由三部分组成：由 TALE 重复序列串联组成的可特异性识别 DNA 序列的中央结构域，具有核定位信号的 N 端和包含 Fok I 核酸酶切割结构域的 C 端。不同的 TALEN 的 DNA 结合域含有数个氨基酸组成的高度保守的重复单元，每个单元大约由 33 ~ 35 个氨基酸组成，其中第 12 位和第 13 位氨基酸可以改变并共同识别一个碱基，被称作双可变氨基酸残基（Repeat variable di-residue，RVD）。目前广泛使用的 RVD 有四种，分别是识别 A 碱基的 NI，识别 C 碱基的 HD，识别 T 碱基的 NG，以及可以识别 G 碱基与 A 碱基的 NN。TALEN 核酸酶对靶基因的识别切割如图 6-6 所示。

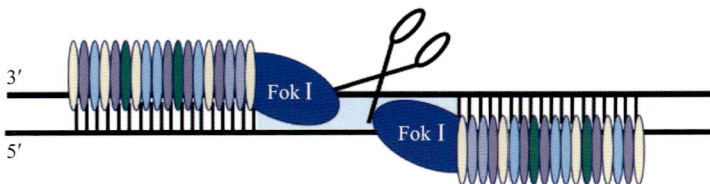

图 6-6　TALEN 的结构与识别切割示意图

（一）仪器耗材

水浴箱、台式冷冻离心机、电泳仪、凝胶成像仪、细胞培养箱、移液器、超净工作台、倒置显微镜、−80℃冰箱、液氮罐、NanoDrop 微量分光光度计、PCR 仪、试管或 EP 管若干、各规格移液器一套、各规格枪头一套。

（二）试剂

限制性内切酶、Lipofectamine 2000、Opti-MEM、引物、质粒抽提试剂盒、含供体 DNA 片段质粒载体、含正筛选基因质粒载体、含负筛选基因质粒载体、上游同源臂质粒、下游同源臂质粒、TALEN 基因敲除质粒载体、琼脂糖、上下游同源臂引物、PlasmidSafe 外切核酸酶、目的基因引物、胶回收纯化试剂盒、DNA 连接酶、DNA marker、DNA 抽提试剂盒、高保真聚合酶、胰蛋白酶-EDTA、LB 培养基、DMEM 培养基、胎牛血清。

（三）操作步骤

TALEN 技术的主要流程与 ZFP 技术相似，其最关键的一步是 TALEN 的靶点设计和组装。

1. TALEN 靶位点的设计。需特别注意：进行靶点设计时，要保证实验材料的目的基因序列完整无突变。

（1）从准备打靶的实验材料中 PCR 扩增靶点及附近的序列。其中引物距离靶点最好大于 100bp，PCR 产物在 500bp 以内，且扩增后为单一条带。

（2）PCR 产物直接测序，选择测序结果为单一序列的实验材料确认靶点。

需要注意：

根据如下 TALEN 靶序列的选择原则设计靶位点：①左右臂的长度为 12~19bp；②左右臂之间的 spacer 长度一般为 12~21bp；③5′ 端第零位必须为 T，最后一位推荐为 T，也可以为 A，C 或 G；④为获得高活性的 TALEN 质粒，一般针对一个靶基因设计一个 2×3 或 2×2 的 TALEN 组合。同时，一些在线工具可根据上传的靶基因序列，设计不同切割位点的左右臂序列。

2. TALEN 的组装。TALEN 可以选择全序列人工合成的方法，同时也可以选择市售的模块化组装 TALEN 的试剂盒，进行 TALEN 的构建。另外还可以通过单元组装法、多等级连接方法、磁珠载体组装法等构建。以多等级连接为例简单介绍。

（1）将筛选的靶位点序列拆分为若干六连子碱基序列，例如 5′-TGAAGCACTTACTTTAGAAA-3′ 可以拆分为：（T）GAAGCA CTTACT TTAGAA

（A），起始的 T 和终止的 A 可以通过选择合适的骨架载体来构建。这个例子中三个六连子碱基对分别是：六连子 1=NN-NI-NI-NN-HD-NI，六连子 2=HD-NG-NG-NI-HD-NG，六连子 3=NG-NG-NI-NN-NI-NI。

（2）利用 Golden Gate 切连反应组装环状六连子。Golden Gate 的原理是使用限制性内切酶和高特异性的黏性末端连接酶在多次的循环中消化掉错误的连接产物并且重新连接未连接片段。

（3）外切核酸酶处理降解非环形连接产物。在 Golden Gate 反应期间，只有完全连接的六连子能够环化。PlasmidSafe 外切核酸酶选择性地降解非环形（不完全）连接产物。

（4）通过 PCR 反应扩增这些六连子产物，通过凝胶电泳纯化，回收六连子产物。

（5）将上述纯化产物连接到适当的 TALEN 骨架中。之后，通过测序验证序列正确后，进行转化，并验证编辑效率。

三、CRISPR/Cas 技术

CRISPR/Cas 系统是 1987 年由大阪大学的研究人员在大肠杆菌中发现，之后研究表明该系统是一种广泛存在于古细菌和细菌中的由 RNA 介导的获得性免疫系统，其主要功能是对抗入侵病毒及外源 DNA。CRISPR/Cas 系统在基因座上由两部分组成：CRISPR 即规律成簇间隔短回文重复序列（clustered regularly interspaced short palindromic repeats），以及邻近 CRISPR 的 Cas（CRISPR-associated）。2012 年科学家证实，一条单一指导 RNA（single-guide RNA，sgRNA），同样可以高效地介导 Cas9 蛋白对 DNA 的定点切割，随后科学家们又进一步证实了 Cas9 可以在 sgRNA 的指导下在人类及小鼠细胞中对内源基因座实现精确切割。这些研究揭示了 CRISPR/Cas 系统在 RNA 指导下进行基因编辑的巨大潜力。CRISPR/Cas 系统可广泛应用于细胞、微生物、动植物等各个层次，可实现从最初简单的 DNA 的插入、缺失到 DNA 大片段敲除、插入。此技术还可以应用于基因的表达调控，基因的表观修饰及基因表达定位等研究。

CRISPR/Cas 系统依据其组成结构以及作用机制的不同可分为Ⅰ、Ⅱ、Ⅲ三种类型。其中广泛用于基因编辑的 CRISPR/Cas 系统由Ⅱ型改造而来。Ⅱ型 CRISPR/Cas 系统需要 Cas9、tracrRNA、crRNA 三种结构实现对靶位点的识别与切割。其中 Cas9 同时作为 DNA 解螺旋酶和核酸内切酶发挥作用，tracrRNA 与 crRNA3′ 端重复序列互补配对形成二聚体后，引导 Cas9 结合到靶位点对靶序列进行特异性切割。研究人员根据这一特点，设计出单链

引导 RNA 即 sgRNA，使其具备 tracrRNA-crRNA 复合体的功能，结合 Cas9
并引导其对靶位点的切割（图 6-7）。因此，CRISPR/Cas9 系统只需将 Cas9
和 sgRNA 同时导入细胞，实现对基因组的靶向编辑。

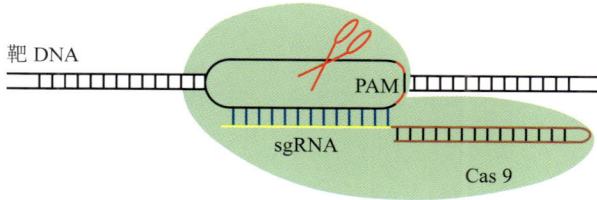

图 6-7　CRISPR/Cas9 系统示意图

（一）仪器耗材

水浴箱、台式冷冻离心机、电泳仪、凝胶成像仪、细胞培养箱、移液
器、超净工作台、倒置显微镜、−80℃冰箱、液氮罐、NanoDrop 微量分光
光度计、PCR 仪、试管或 EP 管若干、各规格移液器一套、各规格枪头一套。

（二）试剂

限制性内切酶、lipofectamine 2000、Opti-MEM、引物、质粒抽提试剂
盒、胶回收纯化试剂盒、含供体 DNA 片段质粒载体、含正筛选基因质粒载
体、含负筛选基因质粒载体、上游同源臂质粒、下游同源臂质粒、CRISPR/
Cas 基因敲除质粒载体、琼脂糖、上下游同源臂引物、目的基因引物、DNA
连接酶、DNA marker、DNA 抽提试剂盒、胰蛋白酶 -EDTA、LB 培养基、
DMEM 培养基、胎牛血清。

（三）操作步骤

1. 设计引物克隆实验对象的靶基因序列，并测序。

需要注意：

实验对象的靶基因序列要求完整正确，无突变，以保证特异性。

2. 设计 sgRNA 序列。

（1）在靶基因序列中寻找以 NGG 为特征的 PAM（protospacer adjacent
motif）序列，一般基因特异性的 sgRNA 模板序列位于 PAM 附近的 20 多个
碱基序列。有一些在线资源可用来分析评价基因组切割的特异性靶点，并进
行 sgRNA 的设计，同时这些在线软件可以给出可能的脱靶位点，因此可以

利用在线软件选择脱靶机会小的序列作为 sgRNA 模板序列。

（2）根据选择的 sgRNA 为模板，合成一对序列互补的 DNA Oligos，同时在 DNA Oligos 两侧添加与骨架载体相匹配的酶切位点接头，以便后续与骨架载体的连接。将设计好的序列送到公司合成，纯化方式选择 PAGE。

需要注意：

Oligo DNA 设计序列的第一个碱基必须是 G，如果第一个碱基不是 G，可自行加一个 G。

（3）同时设计一对目的基因的引物，引物大约可扩增 200bp 的目的基因序列，以便后续的 PCR 或测序检测阳性克隆。

3．通过 PCR 对 DNA Oligos 直接退火（体系见表 6-2），合成出携带不同的黏性末端的靶序列 DNA 短片段。

表 6-2　退火体系

试剂	体积 /μL
DNA Oligo 正链	2
DNA Oligo 负链	2
Taq buffer	2
H_2O	14

退火程序为：90℃ 10min，70℃ 10min，自然冷却到室温。退火后的 DNA Oligos 可以直接下一步使用，或者 −20℃保存。

4．骨架载体酶切。用限制性内切酶对 CRISPR/Cas9 骨架载体进行切割。程序为：37℃酶切 1h，65℃失活 20min（酶切体系见表 6-3）。

表 6-3　酶切体系

试剂	体积 /μL
限制性内切酶	0.5
10 × NE buffer	4
骨架载体	5.7
H_2O	29.8

5．连接反应　使用 T4 连接酶，对线性化的骨架载体和退火合成的 Oligo 短片连接。16℃连接 12 ～ 16h（连接反应体系见表 6-4）。

表 6-4　连接体系

试剂	体积 /μL
T4 DNA ligase	0.5
10× DNA ligase buffer	1
vector（线性化的骨架载体）	1.5
short strand（Oligo 短片）	1
H_2O	6

6. 连接产物转化，具体可参见本书第五章第三节重组 DNA 的介绍。

7. 菌落 PCR　以无菌操作的方式随机挑取 10 个单克隆，加 20μL 灭菌水，取 1μL 为模板进行 PCR 鉴定。用 2% 的琼脂糖胶检测 PCR 产物，并用凝胶成像仪拍照。如扩增出约 200bp 左右的条带，表明将识别靶点的 sgRNA 的 DNA 序列插入 CRISPR/Cas9 中。同时将胶回收后，送测序，测序正确后可对细胞进行转染，进行基因编辑。

评述：

相比较传统的同源重组、ZFN、TALEN 等技术，CRISPR/Cas 系统的实验设计与操作更加简单，周期更短，同时大量开源共享的资源，方便了广大的科研人员利用 CRISPR/Cas 技术来开展工作。而在脱靶效率方面，TALEN 由于可以串联 20～30 个 TAL 识别单元，使其脱靶效率最低。TALEN 的设计与合成较为繁琐，为了解决这一问题，市面上出现了一些模块化的 TALEN 组装的试剂盒。利用试剂盒可以在几天的时间内完成 TALEN 的组装。同时，可以采用序列全合成的方式进行 TALEN 的组装，但是价格可能较高。

随着科学技术的发展，人们开发并掌握了多种编辑基因的技术，从原始的同源同组，到时下流行的 CRISPR/Cas 系统，基因编辑的操作越来越简单，成本越来越低，而编辑效率也显著提升。基因编辑技术的更新换代不断为我们研究人类发育和疾病发展提供强大的工具，更重要的是，基因编辑在基因治疗领域存在巨大的价值。但是，需要引起我们注意的是，基因编辑的门槛虽然已经大大降低，但基因编辑仍然面临着脱靶等难题，基因编辑技术的安全性与有效性是一个十分亟待解决的问题。鉴于基因治疗对核酸内切酶靶点的特异性有极其苛刻的要求，目前的基因编辑技术还不足以开展人类疾病的基因治疗。另外在开展基因编辑相关的研究项目时候，需要严格遵守科研伦理和规范，依照国家或地方的有关法律法规进行操作。

（神应强）

第七章

蛋白质提取技术

蛋白质（protein）作为生物大分子的一种，是生命活动的直接执行者，可以执行如遗传、发育、繁殖，物质和能量的代谢，应激等功能。生物体内成千上万种蛋白质，其具体功能及作用机制是蛋白质研究的核心内容。蛋白质的分离提取是研究蛋白质化学组成、结构及细胞生物学功能的前提。蛋白质分离纯化的发展趋向精细而多样化技术的综合运用，但基本原理均是以蛋白质的性质为依据。不同的组织和细胞蛋白的提取方法可影响到蛋白的产率、活性及其结构完整性，进而影响后续试验的开展。因此，掌握细胞蛋白提取物的选择及制备方法尤为必要。

第一节　细胞全蛋白提取技术

真核细胞中蛋白主要分布在细胞膜，细胞质和细胞核中（图 7-1），本节分别论述真核细胞全蛋白或亚细胞器蛋白的提取制备技术。在提取细胞内蛋白质之前，需将组织或细胞破碎，使细胞内的物质释放到缓冲液中。常用的破碎方法有：机械破碎法，超声破碎法，反复冻融法，表面活性剂裂解及酶解法。可根据提取不同蛋白选择不同的细胞破碎方法。

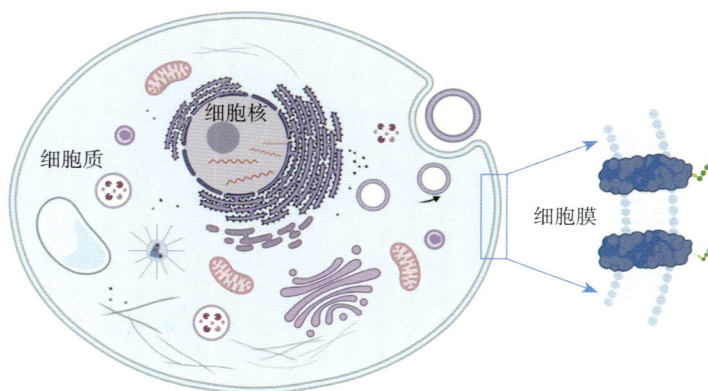

图 7-1　真核细胞中，细胞膜、质和核结构图示

一、表面活性剂法提取细胞全蛋白技术

细胞全蛋白是指包含胞膜、质和核内的所有蛋白。当提取过程不需分离膜、质和核蛋白成分时，实验室常用如下方法提取细胞全蛋白。

（一）仪器耗材
制冰机、离心机、涡旋仪、摇床、各规格移液器一套、细胞刮若干、各规格枪头一套、EP 管若干。

（二）试剂
PBS 缓冲液、细胞裂解液［50mmol/L pH 7.5 Tris-HCl、150mmol/L NaCl、

1% Triton X-100、5mmol/L EDTA、100μmol/L 钒酸钠（Na_3VO_4）、100μmol/L 焦磷酸钠（$Na_4P_2O_7 \cdot 10H_2O$）、100μmol/L 氟化钠（NaF）、0.1% SDS]、蛋白酶抑制剂、100mmol/LPMSF。

需要注意：

在使用前加入蛋白酶抑制剂。

（三）操作步骤

1. 在冰上配制细胞裂解液，1mL 裂解液中加入 1μL 蛋白酶抑制剂和 5μL 100mmol/L 的 PMSF，混匀后冰浴待用。

2. 吸取培养基，预冷 PBS 缓冲液清洗细胞 3 次，加入裂解液，轻摇至润湿全部细胞。在 4℃下于摇床中温和震荡 15min。

3. 采用细胞刮刮脱细胞，收集并转移至 EP 管，在 4℃ 14 000g 条件下离心 15min，上清即为细胞全蛋白提取物。

需要注意：

离心机需提前开机预冷，开机后按 Fast Cool 键，预计需要 10～15min。

4. 测定蛋白质浓度。

需要注意：

提取的蛋白应尽快用于下游实验，如需保存蛋白分装后最好保存于 -150℃冰箱，避免反复冻融。

二、差异去垢剂分离法细胞蛋白技术

目前使用去垢剂对真核细胞进行组分分离的方法已比较成熟。可组合使用差异去垢剂分离法（differential detergent fraction，DDF）来获得富含细胞质、细胞膜、细胞核及骨架蛋白等亚组分。该方法保持了蛋白结构和功能的完整性，并允许通过一系列的方法，包括酶学试验、放射自显影、免疫印迹、免疫沉淀、双向凝胶电泳和质谱分析等，直接对去垢剂提取物进行生化分析。因而该方法在蛋白质组学的研究中应用广泛，具有一定的优势。现简介如下。

该实验的原理是组合使用差异去垢剂分离法获得富含细胞质、细胞膜、细胞核及骨架蛋白等亚组分（图 7-2）。

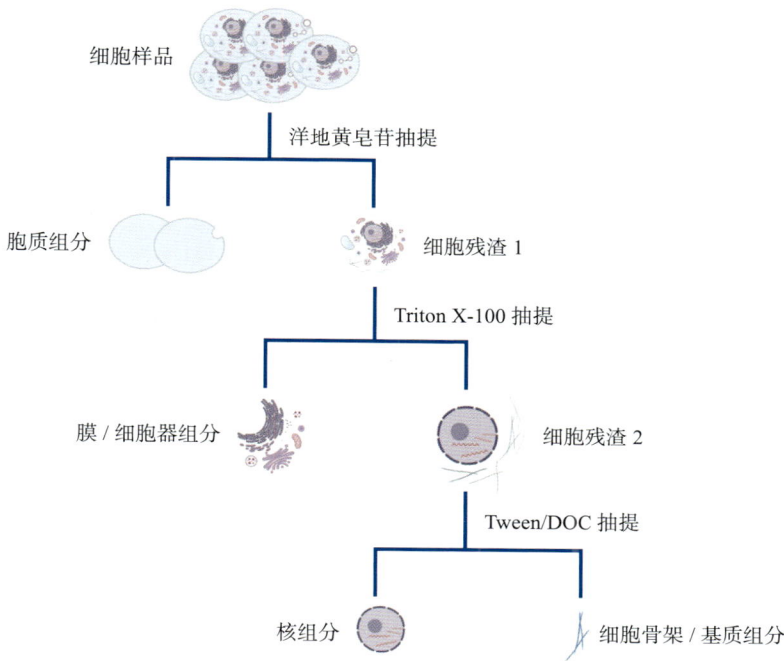

图 7-2　差异去垢剂分离法操作流程图

（一）仪器耗材

离心机、匀浆机、台式混合器、冰冻干燥剂、各规格移液器一套、EP管若干、各规格枪头一套。

（二）试剂

丙酮、PIPES 缓冲液、洋地黄皂苷抽取缓冲液（pH 6.8 0.015% 洋地黄皂苷）、Triton X-100 提取缓冲液（0.5% Triton X-100，pH 7.4）、Tween−40/脱氧胆酸钠提取缓冲液（1% Tween-40/0.5% DOC，pH 7.4）、细胞骨架溶解缓冲液（5% SDS，10mmol/L 磷酸钠，pH 7.4）、O'Farrel 裂解缓冲液、PBS缓冲液、台盼蓝、脲。

需要注意：

PBS 缓冲液、丙酮使用前应置于 −20℃预冷，Triton X-100 及 Tween-40缓冲液均需要新鲜配制，勿反复冻融。

（三）操作步骤

需要注意：

除特殊说明外，所有步骤均在冰上进行并温和搅动。各步骤中沉淀重悬时，务必使样品澄清。

1. 冰上预冷细胞，PBS 缓冲液洗涤 2~3 次。

2. 胰酶消化后离心，获得细胞沉淀。

3. 在细胞沉淀中加入 5 倍体积冰冷的洋地黄皂苷提取液缓冲液，温和旋转，重悬细胞。

4. 在 4℃条件下，于台式混合器上温和的晃动，直到被通透化的细胞达到 95%~100%（使用台盼蓝染色法排除法估计通透细胞比例）。

5. 在 4℃ 480g 条件下离心 10min。

6. 将上清转移至干净 EP 管中，上清主要为细胞质组分，可分装置于 -150℃冰箱中贮存。

7. 采用 5 倍于沉淀体积的冰浴 Triton X-100 提取缓冲液重悬洋地黄皂苷不溶的沉淀，获得均一悬浮液。

8. 在 4℃条件下，于台式混合器上温和的晃动 30min。

9. 在 4℃ 5 000g 条件下离心 10min 离心。

10. 转移上清至干净 EP 管中，该份上清中主要为细胞膜及细胞器组分，可置于 -150℃冰箱中贮存。

11. 采用 1.5 倍于 Triton 体积的预冷的 Tween-40/ 脱氧胆酸钠缓冲液重悬浮沉淀部分。

12. 使用 Teflon 滑壁玻璃匀浆器，以中等速度研磨介质 5 次，使沉淀重新悬浮。

13. 在 4℃ 6 780g 条件下离心 10min。

14. 转移上清至干净 EP 管中，该份上清中主要为细胞核组分，可置于 -150℃冰箱中贮存。

15. 将含有 1.2mmol/L PMSF 的冰浴后 PBS 加入到上一步沉淀中，使用 Teflon 研磨 3 次以重悬沉淀，然后在 4℃ 12 000g 条件下离心 10min 收集沉淀。

16. 重复步骤 15，以清洗沉淀。

17. 去除上清，采用 -20℃预冷的 90% 丙酮洗沉淀 1 次。

18. 过夜冻干沉淀，该沉淀中主要为细胞骨架及基质组分，可置于 -150℃冰箱中贮存。

第二节　细胞膜蛋白提取技术

细胞膜（cell membrane）又称质膜（plasma membrane），是指围绕在细胞最外层的可将细胞与外界环境隔离的物理屏障，主要由脂质和蛋白质组成的生物膜。可通过控制其内部的成分及特定的物理化学性质，为生物分子间的相互作用提供最佳的微环境，以保证生化反应高效地进行。此外，膜结构具有选择通透性可以控制分子的跨膜转运及化学信息的传导等功能。膜蛋白作为细胞膜的组成部分，具有选择性离子通透、进行能量转换、响应细胞膜一侧的信号并将其转移至另一侧及形成可溶性代谢物的跨膜转运系统等功能。膜蛋白提取与其他蛋白有着比较明显的区别，其特点在于均嵌在磷脂双分子膜中，疏水性较强。提取细胞膜蛋白有多种方案，区别在于裂解液的成分不同，或分离细胞膜的方式不同，但实验原理都基本一致：采用不同的离心速度分离出细胞膜，最后用含去垢剂的裂解液把蛋白从膜中释放出来。下面将选取常用的三个方案根据操作特点命名并一一介绍。

一、注射器针头机械破膜法

该法是凭借小号注射器针头狭窄的间隙及粗糙的内壁产生的机械力将细胞膜破损，释放出细胞质和细胞核。然后差速离心去除细胞核及胞质蛋白，获得细胞膜蛋白的一种方法。

（一）仪器耗材

离心机、各规格移液器一套、EP 管若干、各规格枪头一套、胰岛素注射器、25G7/8 注射针头。

（二）试剂

匀浆缓冲液（10mmol/L pH 7.4 Tris、1mmol/L EDTA、200mmol/L 蔗糖、1mmol/L PMSF）、细胞裂解液 [50mmol/L pH 7.5 Tris-HCl、150mmol/L NaCl、1% Triton X-100、5mmol/L EDTA、100μmol/L 钒酸钠（Na_3VO_4）、100μmol/L 焦磷酸钠（$Na_4P_2O_7 \cdot 10H_2O$）、100μmol/L 氟化钠（NaF）、0.1% SDS]、PBS 缓冲液、100mmol/L $NaHCO_3$ 缓冲液。

需要注意：

裂解液临用前加入蛋白酶抑制剂。

（三）操作步骤

1．吸取培养基，预冷 PBS 缓冲液清洗细胞三次。

2．采用匀浆缓冲液（homogenization buffer）孵育收取细胞。

3．采用 25G7/8 的注射剂针头抽提 10 次充分匀浆细胞。

4．匀浆好的样品在 4℃ 900g 条件下离心 10min，移动细胞碎片释放出细胞核。

5．取上清在 4℃ 100 000g 条件下离心 60min。

6．去除富含细胞质的上清，下层沉淀采用 100mmol/L NaHCO₃ 缓冲液重悬，孵育 30min 后，在 4℃ 100 000g 条件下离心 60min。

7．收集沉淀采用裂解液重悬，即为细胞膜蛋白。可将悬液置于 −150℃条件下储存。

二、反复冻融破膜法

反复冻融破膜法提取膜蛋白是指将细胞液氮中冷冻，室温溶解，反复2 次，由于细胞内冰粒形成，剩余细胞液的盐浓度增高引起溶胀，使细胞膜结构破碎，然后差速离心去除细胞核及胞质蛋白，获得细胞膜蛋白的一种方法。

（一）仪器耗材

离心机、各规格移液器一套、EP 管、各规格枪头一套。

（二）试剂

缓冲液 1（1mmol/L KCl、5mmol/L NaCl、3mmol/L MgCl₂、50mmol/L Hepes、1mmol/L DTT、0.5μg/mL Leupeptin、20μmol/L PMSF pH 7.4）、缓冲液 2（0.5μg/mL Leupeptin、20μmol/L PMSF、50mmol/L pH 7.0 Tris-Cl）。

（三）操作步骤

1．在冰上刮下细胞后将细胞溶解于缓冲液 1 中，在室温与液氮罐中反复冻融 2 次。

2．在 4℃ 5 000g 条件下离心 20min，去除核及未裂解的细胞。

3．取上清 4℃ 12 000g 离心 20min 取沉淀溶于缓冲液 1 中。

4．在 4℃ 12 000g 条件下离心 20min，取沉淀溶于缓冲液 2 中。

5．上清置于新 EP 管中，置于 −150℃冰箱中保存。

三、蔗糖密度梯度离心法

密度梯度离心又称速率—区带离心，是采用不同浓度的蔗糖为介质，将沉降系数较接近的物质分离的方法。其原理是不同颗粒之间存在沉降系数差时，在一定离心力作用下，颗粒各自以一定速度沉降，在密度梯度不同区域上形成区带的方法。该方法可把细胞膜蛋白从细胞全蛋白中分离出来。

（一）仪器耗材

离心机、台式混合器、各规格移液器一套、EP 管若干、各规格枪头一套。

（二）试剂

18g/mL 蔗糖溶液、Triton X-114。

（三）操作步骤

1. 制备细胞匀浆，在 4℃ 1 000g 条件下离心，沉淀中含有细胞匀浆中的大部分细胞核，去沉淀，取上清液转移至新 EP 管。

需要注意：

分离上清与沉淀时动作应轻柔、迅速，防止样品污染。

2. 在 4℃ 1 500g 条件下离心 10min，沉淀膜片层。
3. 将膜片层悬浮在密度为 1.18g/mL 的蔗糖中，在 4℃ 11 300g 条件下离心至肉眼可见密度较低的质膜悬浮在溶液表面。
4. 收集质膜置于新管中，用 5 倍于沉淀体积的 Triton X-114 重悬质膜。
5. 冰浴条件下于台式混合器上温和的晃动 30min。
6. 在 4℃ 5 000g 条件下离心 10min。
7. 转移上清至新 EP 管中，置于 -150℃ 条件下贮存备用。

需要注意：

所有操作除特殊说明外应在冰上进行，操作动作应熟练，敏捷。

第三节　细胞质蛋白提取技术

细胞质（cytoplasm）是指细胞膜包围的除核区外的一切半透明、胶状、颗粒状物质的总称。细胞质是生命活动的主要场所，由细胞质基质、内膜系统、细胞骨架和包涵物组成，基质指细胞质内呈液态的部分，是细胞质的基本成分，主要含有多种可溶性酶、糖、无机盐和水等。细胞质中富含线粒体、溶酶体、内质网膜、高尔基体等细胞器，由内膜（internal membrane）包裹，这些内膜包裹的亚细胞结构里富含丰富的蛋白质。了解蛋白的生物学功能，需要知道其亚细胞定位和在受到外界刺激时从一个细胞器迁移到另一个细胞器的相关信息。因此，胞质（胞浆）蛋白的抽提对于降低蛋白表达的背景噪声，进而研究蛋白质的相关生物学功能具有重要意义。提取胞质蛋白的不同方案区别在于，因裂解液的成分不同操作步骤略有不同，但实验原理都根据胞质蛋白与其他细胞器及细胞核体积或浮力密度的差别，样本匀浆后，可以使用差速离心的方法将其分离出来。下面将选取目前实验室常用方案，并进行介绍。

差速离心法

差速离心法是根据胞质蛋白与其他细胞器及细胞核体积或浮力密度的差别，在样本匀浆后，使用差速离心的方法将其分离出来。

（一）仪器耗材

离心机、普通显微镜、Dunce 组织匀浆器、摇床、各规格移液器一套、EP 管若干、各规格枪头一套、载玻片及盖玻片若干。

（二）试剂

PBS 缓冲液、台盼蓝染液（取 4g 台盼蓝粉末溶于 10mL ddH$_2$O 中，配成 4% w/v 的台盼蓝母液）。缓冲液 A［10mmol/L pH 7.9HEPES（4℃）、1.5mmol/L MgCl$_2$、10mmol/L KCl、0.5mmol/L DTT］、缓冲液 B［20mmol/L pH 7.9 HEPES、25%（V/V）glycerol、0.42mol/L NaCl、1.5mmol/L MgCl$_2$、0.2mmol/L EDTA、0.5mmol/L PMSF、0.5mmol/L DTT］。

需要注意：

台盼蓝染液使用时用 PBS 缓冲液稀释 10 倍到 0.4% 的浓度，与细胞悬液等体积混匀。

（三）操作步骤

需要注意：

所有操作除特殊说明外应在冰上进行，动作应迅速。

1. 将细胞自培养瓶/皿中消化下来，收集于 EP 管中，在 4℃ 300g 条件下离心 5min，使用 PBS 缓冲液清洗 1～2 次。

2. 再次在 4℃ 300g 条件下离心 5min 后，弃上清，加入 5 倍体积预冷的缓冲液 A 轻轻吹打，使沉淀呈悬浮状态。

3. 将样本在冰上放置 10min。

4. 在 4℃ 300g 条件下离心 5min 后，弃上清，加入 2 倍体积预冷的缓冲液 A 轻轻吹打，使沉淀呈悬浮状态。

5. 将细胞悬液转移入 Dunce 组织匀浆器中，均匀用力匀浆。

6. 匀浆过程中，取微量细胞悬液与 0.4% 台盼蓝染液等体积混合均匀，于显微镜下观察细胞破膜情况。若大部分细胞均被染成蓝色，说明匀浆较好，停止匀浆；若未全部变为蓝色，则继续步骤 5。

7. 当大部分细胞均被破膜，将细胞悬液转移至新 EP 管中，在 4℃ 25 000g 条件下离心 20min。

8. 弃去沉淀，收集上清。

需要注意：

吸取上清的过程中应尽量完全吸除，且勿吸走沉淀。

9. 将上清（胞质蛋白）转移至干净的 EP 管中，储存于 −150℃ 冰箱中。

第四节　细胞核蛋白提取技术

核蛋白（nuclear protein）是指在细胞质内合成，运输至细胞核内行使作用的一组蛋白质。包含组蛋白、DNA 合成酶类、RNA 转录和加工的酶类及各种起调控作用的蛋白因子等。因为核蛋白的核酸与生物遗传与蛋白质生物合成关系密切，所以有关核蛋白结构与功能的研究十分活跃。目前提取细胞核蛋白有多种方案，主要区别在于裂解液的成分不同，但实验原理都基本一致：由于细胞核是匀浆中密度最大的细胞器，因此可通过简单的密度屏障系统从匀浆中分离。下面将选取实验室常用的两个方法加以介绍。

一、差速离心法

差速离心法是根据胞核蛋白与其他细胞器及细胞核体积或浮力密度的差别，在样本匀浆后，使用差速离心的方法将其分离出来。

（一）试剂耗材

离心机、普通显微镜、Dunce 组织匀浆器、摇床、各规格移液器一套、EP 管若干、各规格枪头一套、载玻片及盖玻片。

（二）试剂

PBS 缓冲液、台盼蓝染液（取 4g 台盼蓝粉末溶于 10mL ddH$_2$O 中，配成 4% W/V 的台盼蓝母液。使用时用 PBS 缓冲液稀释 10 倍到 0.4% 的浓度，与细胞悬液等体积混匀）、缓冲液 A（10mmol/L pH 7.9 HEPES、1.5mmol/L MgCl$_2$、10mmol/L KCl、0.5mmol/L DTT）、缓冲液 B［20mmol/L pH 7.9 HEPES、25%（V/V）glycerol、0.42mol/L NaCl、1.5mmol/L MgCl$_2$、0.2mmol/L EDTA、0.5mmol/L PMSF、0.5mmol/L DTT］。

（三）操作步骤

需要注意：

所有操作除特殊说明外应在冰上进行，动作应迅速。

1. 将细胞自培养瓶或培养皿中消化下来，收集于 EP 管中，在 4℃ 300g 条件下离心 5min，PBS 缓冲液洗 1~2 次。

2. 在 4℃ 300g 条件下离心 5min 后，弃上清，加入 5 倍体积预冷的缓冲液 A 轻轻吹打，使沉淀呈悬浮状态。

3. 在冰上放置 10min。

4. 在 4℃ 300g 条件下离心 5min 后，弃上清，加入 2 倍体积预冷的缓冲液 A 轻轻吹打，使沉淀呈悬浮状态。

5. 将细胞悬液转移入 Dunce 组织匀浆器中，均匀用力匀浆。

6. 匀浆过程中，取微量细胞悬液与 0.4% 台盼蓝染液等体积混合均匀，于显微镜下观察细胞破膜情况。若大部分细胞均被染成蓝色，说明匀浆较好，停止匀浆；若未全部变为蓝色，则继续步骤 5。

7. 当大部分细胞均被破膜，将细胞悬液转移至新试管。在 4℃ 25 000g 条件下离心 20min 后，弃去上清，保留沉淀。

8. 在沉淀中加入 1 倍体积预冷缓冲液 B，轻轻吹打，使沉淀呈悬浮状态，将悬浮液转移入干净的 Dounce 组织匀浆器中，均匀用力匀浆 10 ~ 20 次。

9. 将匀浆过的悬浮液转移入新试管，摇床冰上低速摇晃 30 ~ 60min 充分裂解细胞核。

10. 在 4℃ 25 000g 条件下离心 30min，收集上清液为细胞核蛋白，可转移至新 EP 管中，储存于 −150℃冰箱中。

二、蔗糖梯度密度离心法

密度梯度离心又称速率 - 区带离心，是一种采用不同浓度的蔗糖为介质将沉降系数较接近的物质分离的方法。其原理是不同颗粒之间存在沉降系数差时，在一定离心力作用下，颗粒各自以一定速度沉降，在密度梯度不同区域上形成区带的方法，该方法可把细胞核蛋白从全蛋白中分离出来。

（一）仪器耗材
离心机、超声细胞破碎机、恒温器、各规格移液器一套、15ml BD 管、各规格枪头一套。

（二）试剂
不同浓度蔗糖溶液、甲醇、三氯甲烷、丙酮、细胞核缓冲液、裂解缓冲液。

（三）操作步骤
1. 组织或细胞样品 3 000g 冰浴机械匀浆 5min，4℃离心 10min，离心半径 8.6cm，3 500g，沉淀加 3 倍体积的细胞核缓冲液混匀。

需要注意：
需匀浆的样品在匀浆过程中，应保证破膜细胞比例在 95% 以上。

2. 制备蔗糖密度梯度离心管，蔗糖浓度自上至下依次为 2.3、2.1、2.0mmol/L，在最上层表面加样本匀浆。

3. 在 4℃离心半径 5.1cm，100 000g 条件下离心 2h，提取细胞核。

4．吸取细胞核转移至新 BD 管中，超声破碎。

5．加入 3 倍体积的甲醇和 1 倍体积的三氯甲烷，在 4℃离心半径 8.6cm，1 5000g 条件下离心 5min。

6．弃上清，加入 3 倍体积的蛋白质组样品裂解缓冲液，重新溶解沉淀。

7．再加入 4 倍体积的冰丙酮，混匀，在 4℃离心半径 8.6cm，12 000g 条件下离心 3min。弃上清，保留白色沉淀。

8．加入 3 倍体积的蛋白质样品裂解缓冲液，轻柔混匀后置于 20℃恒温器孵育 2h 使蛋白完全溶解。

9．蛋白质样本置于 -150℃冰箱保存备用。

需要注意：

所有接触样品的用具及试剂均需预冷，以免蛋白质的降解与失活；所有操作除特殊说明外应在冰上进行，操作动作应熟练、敏捷。

第五节　细胞分泌蛋白提取技术

由于细胞分泌蛋白在人类生理和病理过程中扮演着十分重要的角色和功能，分泌蛋白质组的相关研究日益受到研究者们的关注。如何高效提取分泌蛋白质是分泌蛋白质组学研究的第一步，也是关键的一步。但是，大部分的分泌蛋白的浓度都很低，因此分泌蛋白质的提取一直是一个研究难题。分泌蛋白提取不需要破碎细胞，需要注意的一点是：尽可能快速浓缩细胞培养基，使样本尽快进入无酶环境。目前细胞分泌蛋白的提取方法主要有超滤法、沉淀法和透析法。其中，超滤法的产率最高，沉淀法对于低分子量和亲水性强的蛋白质效果较好。在相同样本条件下，沉淀法所能鉴定的蛋白质数目最多。三种方法各有优势，读者可根据研究目的自行选用。

一、超滤法

超滤法是目前最常用的提取分泌蛋白的方法，是用含有 3 ~ 5kDa 滤器的超滤管进行离心超滤以浓缩蛋白质，进而获得较高浓度的分泌蛋白方法。

（一）仪器耗材

超速离心机、超滤管（含 3 ~ 5kDa 滤器）、孔径 0.22μm 纤维素微孔滤器、EP 管、各规格移液器一套、各规格枪头一套。

（二）操作步骤

1. 收集细胞培养基，在 4℃ 1 000g 条件下离心 5min，收集上清 I。
2. 将收集到的上清 I 经过孔径为 0.22μm 的滤器过滤，以去除可能残留的细胞；滤液转移至新 EP 管中。
3. 滤液在 4℃ 100 000g 条件下超速离心 1h，收集上清 II。
4. 将上清 II 装入含 3kDa 超滤器的 15mL 超滤管中在 4℃ 进行离心超滤，使培养基浓缩到 700μL（或超滤管可以浓缩到的最小体积）。
5. 将浓缩后的蛋白转移至新 EP 管中，置于 −150℃ 冰箱中保存。

需要注意：

以下操作除特殊说明外，均在冰上完成。收取细胞培养基前，可将细胞置于无血清培养基中培养一段时间，以去除血清中蛋白对实验结果的影响。

二、沉淀法

沉淀法是指用乙醇、丙酮或三氯乙酸等有机物促进样品中蛋白质的沉淀，经过离心，重新溶解沉淀从而得到分泌蛋白的方法。

（一）仪器耗材

超速离心机、旋涡混合器、超声水浴锅、纤维素微孔滤器（孔径 0.22μm）、EP 管若干、各规格移液器一套、各规格枪头一套。

（二）试剂

月桂酰肌氨酸钠盐（NLS）、三氯乙酸（TCA）、四氢呋喃（THF）、8mol/L 尿素。

（三）操作步骤

需要注意：

以下操作除特殊说明外，均在冰上完成。收取细胞培养基前，可将细胞置于无血清培养基中培养一段时间，以去除血清中蛋白对实验结果的影响。

1. 收集细胞培养基，在 4℃ 1 000g 条件下离心 5min，收集上清Ⅰ。

2. 将收集到的上清Ⅰ经过孔径为 0.22μm 的滤器过滤，以去除可能残留的细胞。滤液转移至新 EP 管中。

3. 将滤液在 4℃ 100 000g 条件下超速离心 1h，收集上清Ⅱ。

4. 上清Ⅱ中加入月桂酰肌氨酸钠盐，终浓度调整为 0.5%，再加入三氯乙酸，将其终浓度调整为 12%。

5. 上清静置大于 2h，在 4℃ 10 000g 条件下离心 10min，弃去上清；加 2mL 预冷四氢呋喃，振荡，使沉淀完全溶解。

6. 在 4℃ 10 000g 条件下离心 10min，弃去上清；重复加入四氢呋喃并离心 1 次。

7. 在超声水浴下使用 8mol/L 尿素完全溶解蛋白。

8. 将蛋白质样品置于 −150℃ 冰箱中保存。

三、透析法

透析法是指将细胞培养基用 3.5kDa 或 5kDa 的透析袋进行透析，获得较高浓度的分泌蛋白，再将溶液冷冻干燥，进而得到分泌蛋白样品的方法。

（一）仪器耗材

超速离心机、冻干机、磁力搅拌机、孔径 0.22μm 纤维素微孔滤器、透析袋、大烧杯、EP 管、各规格移液器一套、各规格枪头一套。

（二）试剂

超纯水、透析缓冲液、10mmol/L pH 8.0 EDTA、0.05mol/L NaHCO_3。

（三）操作步骤

1. 收集细胞培养基，在 4℃ 1 000g 条件下离心 5min，收集上清Ⅰ。

2. 将收集到的上清Ⅰ经过孔径为 0.22μm 的滤器过滤，以去除可能残留的细胞。滤液转移至新 EP 管中。

3. 将收集到的上清Ⅰ在 4℃ 100 000g 条件下超速离心 1h，收集上清Ⅱ。

4. 将透析袋浸入超纯水中，手指捏住透析袋将两层分别捻开。使用 50% 乙醇彻底冲洗透析袋内外侧。

需要注意：

只能使用无粉手套触摸透析袋。

5. 在烧杯中混合 400mL 10mmol/L EDTA（pH 8.0）和 400mL 0.05mol/L NaHCO$_3$，将透析袋移入烧杯中，磁力搅拌器搅拌 30min。

6. 用 800mL 超纯水替换上述溶液，搅拌 10min，重复 1 次，将透析袋移入新超纯水中。

需要注意：

透析袋切勿完全干燥。

7. 将收集到的上清 II 转移到透析袋中，排除空气，夹紧袋口，注意观察有无渗漏。

需要注意：

可适当对透析袋加压以确保其两端均无渗漏。

8. 透析袋放入装有透析缓冲液的烧杯中，确保透析袋完全没入，在磁力搅拌器上进行搅拌。

9. 开始时每隔 0.5h 更换一次透析缓冲液，后来更换透析液的时间适当延长，总计时间在 48h 左右。

需要注意：

可通过监测透析缓冲液的电导来确定是否需要更换透析缓冲液。

10. 回收透析袋内的蛋白，置于冻干机中冷冻干燥后，置于 −150℃冰箱中保存。

需要注意：

以下操作除特殊说明外，均在冰上完成。收取细胞培养基前，可将细胞置于无血清培养基中培养一段时间，以去除血清中蛋白对实验结果的影响。

评述：

蛋白质的提取方法多样，需要根据具体的实验目的选择适合的提取方法。目前常用的蛋白研究方法有免疫沉淀的研究、免疫印迹、双向凝胶电泳、色谱纯化初步分离目的蛋白及纯化重组蛋白等。不同的提取方法与不同的后续研究相对应，这点务必注意。结合笔者日常工作中所积累的经验，细胞或组织蛋白成功提取的关键因素主要有以下几个方面：一是细胞的裂解方式，样本的来源及类型不同，需要提取的蛋白在细胞中的分布不同，选择的裂解方式已不尽相同。二是温度及 pH 的控制，极端的 pH 和温度会扰乱蛋白质的天然结构，进而影响后续实验的进行。最后是避免蛋白的降解，蛋白降解虽不影响其生物学活性，但可能影响目的蛋白与细胞内其他组分的结合；此外蛋白质的降解可导致有效蛋白降低，进而影响后续实验。

（李　敬）

第八章

蛋白质分析与定量技术

准确的蛋白质分析与定量是必需的实验技术。常见的蛋白质分析与定量技术有免疫印迹法(western blot)、酶联免疫吸附测定（enzyme-linked immunosorbent assay，ELISA）、物理法（如紫外吸收法）、化学法（如凯氏定氮法）、比色法（如考马斯亮蓝法）、高效液相色谱法、毛细管凝胶电泳法、近红外光谱法、质谱法、荧光法等。上述方法在生物化学、细胞生物学、分子生物学等相关课题中发挥重要作用，每种方法都有自己的用途与局限性。在本章中，我们将选取常用方法并分节讨论。

第一节　蛋白质印迹技术

蛋白质印迹法，亦称免疫印迹法，是一种把高分辨率凝胶电泳与免疫化学分析技术相结合的实验技术。它的基本原理是使用特异性抗体对凝胶电泳、转膜处理过的细胞、生物组织裂解液进行显色，并对比分析显色的位置与显色强度以获取蛋白质在细胞与组织中的表达量等信息。

蛋白质印迹法与 Northern 印迹、Southern 印迹杂交等分子杂交方法有一定的相似性。具体而言，蛋白质印迹法使用聚丙烯酰胺凝胶电泳，分离蛋白质样品，再将蛋白转移到固相载体，如 NC 膜（nitrocellulose membrane）、PVDF（polyvinylidene fluoride membrane）膜等。固相载体以非共价键形式吸附蛋白，并可保持电泳分离的多肽分子与生物活性不变。之后，以蛋白质、多肽作为抗原，对应的特异性抗体与之发生免疫反应，再使用显色标记（如酶标记或同位素标记）的第二抗体起反应，最后使用底物显色、放射自显影等方法检测目的基因表达的蛋白成分。

（一）仪器耗材

离心机、酶标仪、制胶玻璃板、电泳仪、转膜仪、发光成像系统、硝酸纤维素膜（NC 膜）/PVDF 膜、滤纸、脱脂牛奶粉等。

（二）试剂

细胞裂解液、蛋白酶抑制剂、上样缓冲液、30% 丙烯酰胺，浓缩胶缓冲液，分离胶缓冲液，APS（ammonium persulphate solution）、TEMED（tetramethylethylenediamine）、凝胶电泳缓冲液、洗脱缓冲液 TBST（tris-buffered saline with Tween 20）、第一抗体（又称一抗），第二抗体（又称二抗），曝光底物等。

（三）操作步骤

1. 蛋白样本的制备　使用细胞裂解液直接裂解细胞或组织，真核细胞加匀浆缓冲液，机械或超声波室温匀浆 0.5～1min。然后 4℃，13 000g 离心 15min。取上清液作为样品。

2. 蛋白定量　采用 BCA 法、Bradford 法或 Lowry 法测定蛋白浓度，使用小牛血清白蛋白（BSA）作为标准曲线。

3. 变性、还原蛋白样本　使用含阳离子变性去污剂如 SDS 的上样缓冲液（loading buffer），并于 95 ~ 100℃煮沸 5min。

4. 制作聚丙烯酰胺凝胶　将长、短玻璃板清洗干净、晾干，把玻璃板下端对齐并放入玻璃板夹中夹紧。然后垂直卡于玻璃板架子上。先后灌制分离胶、浓缩胶，并将玻璃板置于电泳仪中。

需要注意：

> 聚丙烯酰胺凝胶浓度选择与目标蛋白分子量相关，通常分子量越大，所需凝胶浓度越小。

5. 上样及电泳　每孔上样量为 10 ~ 20μg 蛋白，计算蛋白的溶液体积即为上样量。电泳时间按电流仪说明书推荐方法使用（1h 或以上，取决于电压大小），当染料到达胶的底部，关闭电源停止电泳。

6. 转膜　将跑完的胶与玻璃板剥离，准备与凝胶同样尺寸的滤纸、PVDF 膜，使用转膜仪配备的海绵垫，转膜夹，在转膜缓冲液中，按以下顺序制作转膜，从上到下制作"三明治"：海绵垫 - 滤纸 - 凝胶 -PVDF 膜 - 滤纸 - 海绵垫。将该"三明治"置于转膜夹并放入转移槽中，使夹子的黑面对槽的黑面，夹子的白面对槽的红面。使用恒流 300mA 转移 1 ~ 2h，或恒压 20V 转膜过夜（8 ~ 12h）。

需要注意：

> 电转移时会产热，可将转膜槽置于冰浴中。

7. 抗原封闭　将已转移好的膜浸泡 TBST 中 2 ~ 5min 后，放置于 5% 脱脂牛奶的 TBST 中封闭，室温下摇床孵育 0.5 ~ 1h。

8. 孵育一抗　根据抗体说明书要求，使用 5% 脱脂牛奶稀释好一抗，将 PVDF 膜转移至抗体稀释盒。4℃下摇床过夜或室温下摇床孵育 2h。

需要注意：

> 蛋白表达丰度各有不同，因此反应抗体所需浓度需通过预实验来确定。

9. 孵育二抗　将一抗孵育后的膜取出，TBST 洗涤 3 次，每次 5 ~ 10min。根据抗体说明书要求，使用 5% 脱脂牛奶稀释好二抗。将膜转移至二抗稀释液，室温下摇床孵育 1h。

10．显色　将二抗孵育后的膜取出，TBST 洗涤 3 次，每次 5～10min。使用 HRP 化学发光底物 Luminol（ECL 法 chemiluminescence），将条带进行显影曝光。

需要注意：

HRP 化学发光底物需新鲜配制。

第二节　酶联免疫吸附技术

酶联免疫吸附试验（enzyme-linked immunosorbent assay，ELISA），又称酵素免疫分析法，是指利用抗体分子能和抗原分子特异性结合的特点，将游离的杂蛋白和结合于固相载体的目的蛋白分离，并利用特殊标记物对其定性或定量分析的一种检测方法。该方法敏感性高、特异性强，现已成为酶免疫技术中应用最广泛的方法之一。

酶联免疫吸附试验是以免疫学反应为基础，使用酶标记抗体特异性识别抗原，结合到某种固相载体表面，并保持其免疫活性。然后洗去游离抗原或抗体，并加入酶作用底物。由于酶催化并生成有色底物，因此可根据底物颜色深浅来判断标本中特异性抗原或抗体的量。鉴于酶催化反应频率较高，可以起到极大的放大反应效果，提高该蛋白测定的灵敏度。

（一）仪器耗材

酶标仪、加样器、微孔板等。

（二）试剂

待检测抗原或抗体及其酶标记抗体、正常人血清和阳性对照血清、包被缓冲液、洗涤缓冲液、底物缓冲液、终止液等。

（三）操作步骤

1．包被　使用碳酸盐包被缓冲液将抗体稀释，蛋白质含量至 1～10μg/mL。在微孔板的每个反应孔中加 0.1mL，4℃孵育过夜。随后，舍弃去孔内溶液，用洗涤缓冲液洗 3 次，并扣于吸水纸上，移除水分。

需要注意：

推荐使用电子排枪加样，以减少加样时间差异带来的误差。

2．上样 加待测样本 0.1mL 于反应孔中，置于 37℃孵育 1h。然后使用洗涤缓冲液洗涤 3 次，控干水分。注意：设置空白、阴性及阳性对照孔。

3．抗体孵育 在各反应孔中，加入按说明书要求稀释的酶标抗体 0.1mL。37℃孵育 0.5～1h，使用洗涤缓冲液洗涤，控干水分。

4．显色 在各反应孔中，加入按说明书要求新鲜配制的 OPD 底物溶液 0.1mL，37℃孵育 10～30min。

5．终止反应 在各反应孔中加入 0.05mL 终止液，15s 至 1min。

需要注意：

底物反应时间结束后，需尽快加入终止液以保证实验准确性，并避免反应时间过长导致实验读数超出酶标仪读取范围。

6．结果分析 在酶标检测仪上，使用 492nm 激发光，测定各孔 OD 值。测定过程中，使用空白对照孔调零后，若反应孔大于规定的阴性对照 OD 值的 2.1 倍，即为有效结果。

第三节 紫外吸收技术

紫外吸收技术，亦称紫外 - 可见分光光度法（ultraviolet-visible spectroscopy，UV-Vis），是使用紫外线 - 可见光区域电磁波照射样本，研究蛋白分子对光吸收的相对强度的方法。通过分子紫外 - 可见分子吸收光谱法既可以进行定性分析，又可以根据朗伯 - 比尔定律进行定量分析。

蛋白质分子中的氨基酸，如酪氨酸、色氨酸与苯丙氨酸在 280nm 处具有最大吸收，并且各种蛋白质中的这三种氨基酸的含量差异不大，故可使用 280nm 处的吸光度值测定蛋白质浓度。同时，核酸对紫外光也有很强的吸收，二者的吸收高峰在不同的电磁波谱段。纯蛋白质的光吸收比值 A280/A260 为 1.8，而纯核酸的光吸收比值 A280/A260 为 0.5。故可通过而纯核酸的光吸收比值 A280/A260 鉴定蛋白纯度。

（一）仪器耗材

分光光度计、待测样本、已知浓度标准蛋白、石英比色皿。

（二）操作步骤

1. 制样　用配制蛋白质溶液的溶剂（水或缓冲液）作空白对照，用已知浓度标准蛋白作为阳性对照，将蛋白质浓度控制在 0.1～1.0mg/mL 左右时结果最为准确。

需要注意：

该方法灵敏度较高，酰胺类及有机酸等杂质对该方法检测具有干扰作用，可使用冷冻浓缩法等去除杂质后再进行测量。

2. 测定　在紫外分光度计上直接读取 280nm 的吸光度值 A280。记录空白对照、阳性对照以及待测样本吸光度值，计算得出样本中蛋白浓度。

需要注意：

使用该方法测定后，不消耗样本，故测定后可回收样本。

第四节　凯氏定氮技术

凯氏定氮技术，亦称凯耶达尔定氮法（kjeldahl method），因丹麦化学家凯耶达尔在 1883 年发明而命名，是分析化学领域中一种常用的确定有机化合物中氮元素含量的检测方法。在此基础上已发展出常量、微量、平微量凯氏定氮法与自动定氮仪法等方法。

氨基是蛋白质氨基酸的必要组成成分。将含蛋白质的有机物在催化加热条件下可以分解 [反应式：蛋白质 $+H_2SO_4 \rightarrow (NH_4)_2SO_4$（aq）$+CO_2$（g）$+SO_2$（g）$+H_2O$（g）]，反应所产生的氨可与硫酸反应生成硫酸铵，该产物蒸馏过后可以得到氨气 [反应式：$(NH_4)_2SO_4+2NaOH=2NH_3+2H_2O+Na_2SO_4$]。然后使用硼酸吸收氨气 [反应式：$2NH_3+4H_3BO_3=(NH_4)_2B_4O_7+5H_2O$]，再使用盐酸或硫酸标准滴定溶液进行滴定 [反应式：$(NH_4)_2B_4O_7+2HCl+5H_2O=2H_4Cl+4H_3BO_3$，$(NH_4)2B_4O_7+H_2SO_4+5H_2O=(NH_4)_2SO_4+4H_3BO_3$]，最后根据算的消耗量乘以换算常量（换算系数），即可得到蛋白质的含量。

（一）仪器耗材

凯氏定氮仪、阿尔瓦消解仪、玻璃珠等。

（二）试剂

硫酸、硫酸铜、硫酸钾、硼酸溶液、酸碱指示液、氢氧化钠溶液、盐酸标准液或硫酸标准液。

（三）操作步骤

1. 取样　将样品充分混合均匀，如果样本为固体，可将样本研磨制成细小均匀粉末，将样本称量 0.2～2g 放入凯氏定氮瓶中。

需要注意：

若待测样本为固体，须研磨并混匀；若待测样本是液体，须搅拌混匀。

2. 样本消化　在定氮瓶中，先后加入 0.2g 硫酸铜、6g 硫酸钾与 20mL 硫酸，混合均匀，加热至有机物完全碳化。提升加热火力保持定氮瓶中液体处于微沸状态，直至瓶中液体澄清透明，并持续加热半小时后冷却。

3. 蒸馏　冷却后，在定氮瓶中加入水约 20mL，再次放置冷却；将液体全部移入 100mL 容量瓶，再用水清洗定氮瓶并把洗液倒入容量瓶，加水至刻度 100mL，并混合均匀。安装好定氮装置，加入几滴甲基红酸碱指示液，并加入几毫升硫酸至溶液为酸性，加入玻璃珠以防止暴沸。加热并产生氨气。反应完毕后，在反应室内加入氢氧化钠溶液后，如果溶液颜色变为蓝黑色，说明氢氧化钠过量，即达到酸碱反应的要求，保证反应完全进行。

4. 硼酸吸收　在接收瓶中加入 10mL 的 2% 硼酸吸收液与数滴酸碱指示剂，将冷凝管插入吸收液的液面下，待硼酸吸收液颜色由紫红色转变为鲜绿色时，继续蒸馏 5min 即吸收完毕。

5. 滴定　吸收完毕后，立即使用标准盐酸或者硫酸滴定，最后根据酸得消耗量乘以换算常量（换算系数），即可得到蛋白质的含量。一般食物换算系数为 6.25。

需要注意：

该方法本质为测定氮元素的含量，从而推算蛋白含量，因此仅适合待测物为蛋白质而不适合富含其他氮元素的样本。

评述：

总的来说，蛋白质定量与分析技术，囊括蛋白质的含量、纯度、分子量、氨基酸组成和结构等的分析与测定技术。该类技术在生物学研究中发挥重要作用，由于每种方法都有自己的优势与局限性，故在实际操作过程中，应根据实验目的的不同，选择最为合适的方法。

蛋白质印迹法可特异性检测某一具体蛋白分子的含量，适合对单一蛋白分子进行半定量检测；酶联免疫吸附法测定敏感度高、特异性强，适合精准测定单一分泌性蛋白含量；紫外吸收法易受核酸等生物大分子的影响，适合对纯度较高的蛋白质进行精准定量；凯氏定氮法本质上测定的是氮元素的含量，适合测定已知为蛋白的样本含量，在食品（如奶制品）蛋白含量精准检测中发挥着重要作用。随着生物学技术的发展，科学家们不断开发新的方法并完善既有技术，并在包括口腔医学在内的各领域研究中广泛应用。

（王志勇）

第九章

蛋白质表达纯化技术

　　蛋白质是生物体内非常重要的组成成分，同时也是生命活动的主要执行者。生物体内的蛋白质种类繁多，根据其功能特点大致可以分为结构蛋白和活性蛋白。结构蛋白主要具有固定结构、支撑及运动的功能，如胶原蛋白、弹力蛋白、角蛋白、肌动蛋白、微管蛋白、肌球蛋白、驱动蛋白及动力蛋白等。活性蛋白主要参与多种生理活动，如酶能催化生物体内的多种生物化学反应进而影响代谢活动；运输蛋白能帮助运输各种小分子物质及离子，如载体蛋白、水通道蛋白、钠钾泵及钙泵等；免疫相关蛋白能调节机体的免疫反应及抵御异物的入侵，如抗体、白介素及免疫相关蛋白因子等；细胞膜表面的受体蛋白能与多种配体分子结合并激活、传递细胞信号，如G蛋白偶联受体能与气味分子、荷尔蒙、神经递质及趋化因子等多种配体分子结合，传递相应的细胞信号，并激活细胞内一系列的信号级联反应。

为了在体外研究这些蛋白质的结构及功能，以及大规模生产某些具有特定功能的蛋白质产品，科学家们逐渐发展成熟了一系列蛋白质表达、纯化技术。本章将介绍多种常用的蛋白质表达技术，主要包括蛋白质的大肠杆菌表达技术、酵母表达技术、昆虫细胞表达技术及哺乳动物细胞表达技术。此外，还将介绍多种常用的蛋白质纯化技术，如蛋白质的亲和标签纯化技术、离子交换纯化技术及凝胶过滤纯化技术。

第一节　蛋白质表达技术

目前发展较为成熟的蛋白质表达技术主要包括蛋白质的大肠杆菌表达技术、酵母表达技术、昆虫细胞表达技术及哺乳动物细胞表达技术。这些表达技术主要通过相应的表达系统来实现，而表达系统一般都由对应的表达质粒和表达宿主细胞两部分构成。

一、蛋白质大肠杆菌表达技术

蛋白质的大肠杆菌表达是指利用大肠杆菌（*E.coli*）作为重组蛋白表达宿主的一种蛋白质表达技术，该技术产生在 20 世纪 70 年代末，随着 80 年代后期分子生物学技术的不断发展，目前已经发展完善了一系列的大肠杆菌表达系统。

大肠杆菌表达系统由原核表达质粒和大肠杆菌表达宿主菌两部分组成。这些表达质粒包含了必要的序列元件，以 *pET-28a*（+）原核表达质粒图谱（图 9-1）为例：Ori 指复制起始位点，即控制质粒复制起始的位点；*lac I* 基因编码阻遏蛋白 lac I，细的黑箭头表明了该基因的转录方向；粗的黑箭头代表多克隆位点序列，即外源基因插入的区域，箭头方向表明了基因的转录方向；f1 origin 是指 f1 噬菌体基因组 DNA 的复制区序列，可以引导单链 DNA 的复制；*Kan* 基因编码卡那霉素抗性筛选基因。原核表达质粒通常带有一些具有特殊意义的融合序列标签，比如 His-Tag、CBD-Tag 是常用的蛋白亲和纯化的融合标签；Nus-Tag、Trx-Tag 及 GST-Tag 序列可以增加融合蛋白的溶解性，这些融合标签可以通过相应的蛋白酶酶切去除。表 9-1 列举了常见的原核表达质粒及其特性。

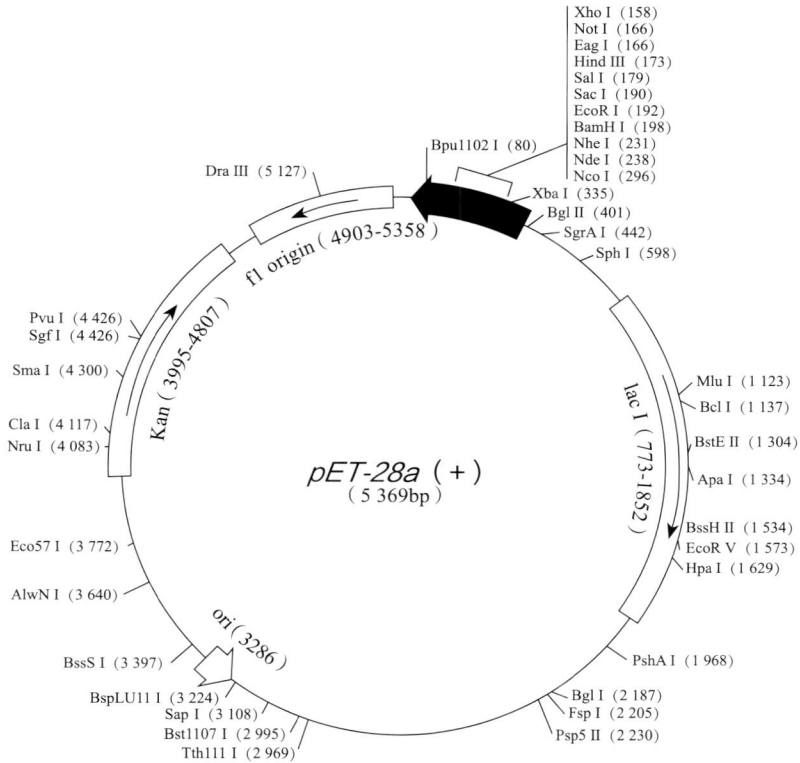

图 9-1 原核表达质粒 *pET-28a*（+）图谱

表 9-1 一些常见的原核表达质粒及其特性

载体	抗性	启动子	融合标签	蛋白酶酶切位点	信号肽序列
pET-3a-d	*Amp, Kan*	T7	N 端 T7. Tag	无	无
pET-15b	*Amp*	T7 lac	N 端 His. Tag	凝血酶	无
pET-26b	*Kan*	T7 lac	C 端 His. Tag	无	有
pET-41a-c（+）	*Kan*	T7 lac	内部及 C 端 His. Tag，内部 S. Tag，N 端 GST. Tag	凝血酶，肠激酶	无
pET-42a-c（+）	*Kan*	T7 lac	内部及 C 端 His. Tag，内部 S. Tag，N 端 GST. Tag	凝血酶，Xa 因子	无

　　通常根据目标蛋白质的特点，选择合适的大肠杆菌表达宿主菌。这些常用的表达宿主菌一般包含以下特性：①蛋白酶缺陷型宿主菌（*B834*，*BL21*，

BLR，*Origami™ B*，*Rosetta™* 及 *Tuner™*）缺乏纯化过程中降解蛋白的 *lon* 蛋白酶及 *ompT* 外膜蛋白酶，因此，目的蛋白在这些菌株中的稳定性要高于带有这些蛋白酶的菌株；②带有谷胱甘肽还原酶（*gor*）突变和 / 或硫氧还蛋白还原酶（*trxB*）突变的菌株（*AD494*，*BL21trxB*，*Origami*，*Origami B*，*Rosetta-gami™*）能增加细胞质中二硫键的形成，帮助蛋白质形成天然构象，从而改进蛋白质的可溶性和活性；③补充稀有密码子的宿主菌（*Rosetta™*）能够提供稀有密码子 AUA、AGG、AGA、CUA、CCC 和 GGA 的转运 RNA（tRNA），因此能明显改善含有稀有密码子的目标基因的表达效率；④甲硫氨酸缺陷型菌株（*B834*）适用于高效 35S-met 标记和硒代甲硫氨酸标记的蛋白质晶体学研究；⑤表达少量 T7 溶菌酶的（*pLysS*，*pLysE*）宿主菌，这些宿主菌中的 T7 溶菌酶是 T7 RNA 聚合酶的天然抑制物，可以有效减小毒性较大基因对宿主菌的毒害作用。表 9-2 列举了常见的一些大肠杆菌宿主菌及其特性。

表 9-2　一些常见的大肠杆菌宿主菌及其特性

菌株	描述及应用	抗性
AD494	trxB⁻ 非表达宿主菌，在 *E.coli* 细菌中形成二硫键	Kan
AD494（*DE3*）	trxB⁻ 表达宿主菌，在 *E.coli* 细菌中形成二硫键	Kan
AD494（*DE3*）*pLys*	trxB⁻ 高严紧表达宿主菌，在 E.coli 细菌中形成二硫键	Kan 氯霉素
BL21	对照非表达宿主菌	无
BL21（*DE3*）	常规表达宿主菌	无
BL21（*DE3*）*pLys*	高严紧表达宿主菌	氯霉素
Rosetta™	对照非表达宿主菌	氯霉素
Rosetta™（*DE3*）	常规表达宿主菌，lac 透性酶突变，可以控制表达水平，提供稀有密码子 tRNAs	氯霉素
Rosetta™（*DE3*）*pLys*	高严紧表达宿主菌，lac 透性酶突变，可以控制表达水平，提供稀有密码子 tRNAs	氯霉素

T7 启动子调控的蛋白质表达是目前大肠杆菌表达系统的主流，该启动子完全专一受控于 T7 RNA 聚合酶。高活性的 T7 RNA 聚合酶合成 mRNA 的速度比大肠杆菌 RNA 聚合酶快 5 倍，当二者同时存在时，宿主菌自身基因的转录竞争不过 T7 启动子调控的重组蛋白基因的转录，几乎所有的细胞

资源都用于表达重组蛋白。由于大肠杆菌本身不含 T7 RNA 聚合酶，需要将外源的 T7 RNA 聚合酶引入宿主菌，因而 T7 RNA 聚合酶的调控方式决定了 T7 启动子调控重组蛋白表达的模式。常用的几种方案包括：①使用噬菌体 DE3 溶源化的宿主菌作为表达菌株（如 *BL21 DE3*）。噬菌体 DE3 是 lambda 噬菌体的衍生株，含有 lac I 抑制基因和 lacUV5 启动子调控下的 T7 RNA 聚合酶基因，在非诱导条件下，*BL21 DE3* 表达出的 lacI 阻遏蛋白可以作用于 T7 RNA 聚合酶前的 lacUV5 启动子，从而抑制 T7 RNA 聚合酶的表达。丙基 -β-D- 硫代半乳糖苷（isopropyl-beta-D-thiogalactopyranoside，IPTG）是乳糖类似物，可以与阻遏蛋白 lacI 结合，使其对 lacUV5 启动子失去阻遏作用，T7 RNA 聚合酶得以合成，继而与 pET 质粒上的 T7 启动子结合，启动下游基因包括目的基因的表达，从而产生目的蛋白。②使用 λ CE6 噬菌体侵染不含 T7 RNA 聚合酶的宿主菌。λ CE6 噬菌体是 lambda 噬菌体含温度敏感突变和由 pL/pR 启动子控制 T7 RNA 聚合酶表达的衍生株，在热诱导条件下可以激活 T7 RNA 聚合酶的合成。③通过共转化质粒提供 T7 RNA 聚合酶。

（一）仪器耗材

PCR 仪、DNA 凝胶电泳仪、DNA 紫外凝胶成像仪、恒温水浴箱、细菌涂布棒、恒温培养箱、三角玻璃瓶、恒温摇床、紫外分光光度计、无菌通风橱、超声破碎仪、蛋白质凝胶电泳仪、蛋白质化学发光成像系统。

原核表达质粒 pNIC28-Bsa4、限制性内切酶 Bsa I、DNA 凝胶回收试剂盒、PCR 引物、高保真 DNA 聚合酶、T4 DNA 连接酶、感受态细胞 *DH5α*、感受态细胞 *BL21 DE3* 及 *RosettaTM DE3*、质粒提取试剂盒。

（二）试剂

100mmol/L IPTG、30mg/mL 卡那霉素、20%（W/V）D- 葡萄糖水溶液（高温高压灭菌，室温存放。和抗生素一起加入 LB 培养基中，终浓度 0.5% ~ 1%）、LB 液体培养基（10g 胰蛋白胨，5g 酵母抽提物，10g NaCl，置于 1L 烧杯中。加入约 800mL 的去离子水，充分搅拌溶解。调节 pH 至 7.0，然后加去离子水将培养基定容至 1L。高温高压灭菌后，4℃保存）、LB 固体培养基（称量与 LB 液体培养基相同量的胰蛋白胨，酵母抽提物及 NaCl，调节 pH 及定容至 1L 后加入 15g 琼脂，高温高压灭菌后，冷却至 55℃左右按 10mL/10cm 平板的量倒入培养皿，凝固后用封口胶封边后 4℃保存）。

需要注意：

　　如果需要在 LB 液体或是固体培养基中加入抗生素，需要将高温高压灭菌后的培养基冷却到 55℃ 以下时再添加，防止高温使抗生素失去活性。

（三）操作步骤

　　此处以口腔癌过表达蛋白（oral cancer overexpressed 1，ORAOV1）在大肠杆菌中表达为例，简要分析大肠杆菌表达技术的相关操作步骤。

　　1. 制备原核表达质粒　选定原核表达质粒 pNIC28-Bsa4，通过限制性酶 Bsa I进行单酶切，然后胶回收获得含有特定末端的线性质粒（图 9-2A）。

　　2. 制备目的 DNA 片段　设计 LIC 克隆所需的引物（克隆目的基因的上游引物 5′ 端添加 TACTTCCAATCCATG 序列，下游引物 5′ 端添加 TATCCACCTTTACTG 序列），通过 PCR 扩增获得目的基因片段并用胶回收的方法纯化 DNA 片段（图 9-2B）。

需要注意：

　　为了减少 PCR 引入的突变，一般采用高保真 DNA 聚合酶进行目的 DNA 片段的扩增。

　　3. 制备重组质粒　将胶回收后的线性质粒及 DNA 片段按一定比例混合（线性质粒分子数∶DNA 片段分子数约为 1∶3），让二者通过碱基互补配对的方法进行连接形成重组质粒（图 9-2C）。

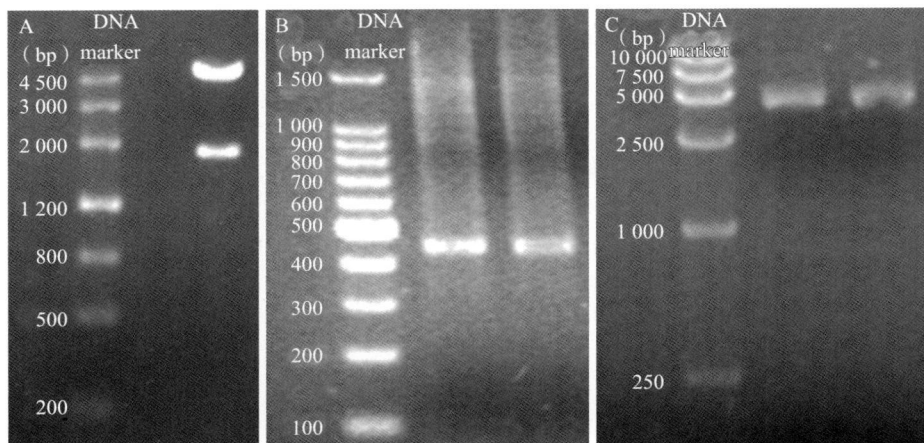

图 9-2　重组质粒构建流程

A. 载体质粒的酶切　B. 目的基因克隆　C. 线性质粒及 DNA 片段连接后的产物

4. 连接产物的转化　从 -80℃冰箱取出 50μL 分装的感受态细胞 DH5α 置于冰上融化，融化后立即加入连接产物 3 ~ 5μL，用枪头轻轻混合后置于冰上 30min，然后转入 42℃水浴锅中热激 90s，取出后再放置在冰上 2min。然后向 EP 管中加入 500μL 不含抗生素的 LB 液体培养基，在 37℃摇床中复苏 45min（转速 250r/min）。此时，将含有卡那霉素的 LB 固体培养基平板放在 37℃恒温培养箱中预热 30min。离心收集复苏后的细菌，保留 50μL 液体培养基重悬，用灭菌的涂布棒或涂布珠将重悬的菌液涂布在含有卡那霉素的 LB 平板上。将平板放于工作台上数分钟使涂布的液体被吸收，然后倒置平板并放在 37℃培养箱中过夜生长（15 ~ 18h）。

5. 菌落 PCR 鉴定含有重组质粒的阳性克隆　等到菌落长到合适大小时（直径大于 1mm，图 9-3），通过特殊的 PCR 引物鉴定阳性克隆。在 LB 平板背面用记号笔圈选合适大小的菌落并进行编号，通过 10μL 枪头轻轻挑取各个菌落的少量细菌作为模板加入 PCR 反应液中进行 PCR 反应。

需要注意：

此时 PCR 反应的第一步 95℃处理可以适当延长至 5~10min，从而使细菌裂解释放 DNA 模板。

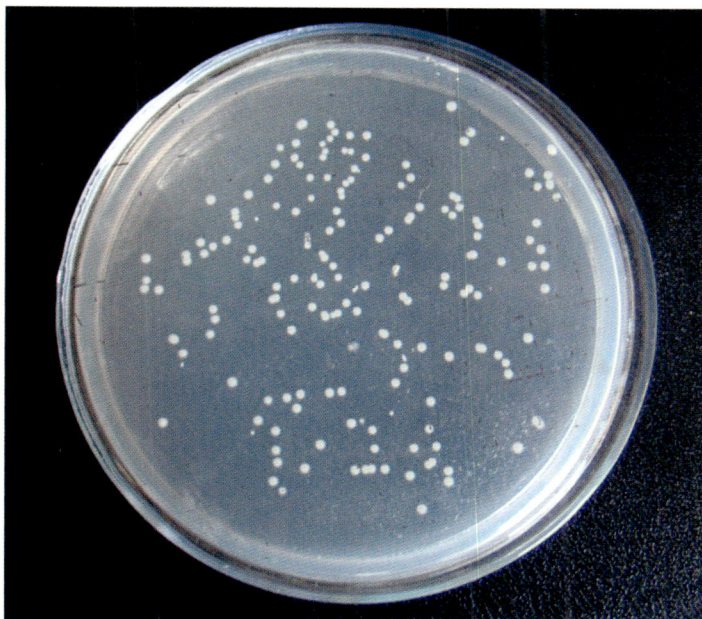

图 9-3　重组质粒转化感受态细胞后长出的菌落

　　然后用琼脂糖凝胶电泳及 DNA marker 鉴定 PCR 反应产物大小，并记录阳性克隆编号。如果使用 T7 启动子及终止子组成的引物对，那么阳性克隆的 PCR 产物大于阴性克隆的产物。如果为了同时检测插入方向和插入片段的大小，可以采用载体特异性引物及插入 DNA 片段 PCR 特有引物，进行 PCR 反应。

　　6. 扩增阳性克隆中的重组质粒　挑取 LB 平板上阳性克隆编号对应的菌落在含有抗生素的 50mL LB 液体培养基中进行扩增，并用质粒提取试剂盒提取质粒，质粒提取方法可参照试剂盒说明书。

　　7. DNA 测序验证阳性克隆中的重组质粒　从阳性克隆提取的质粒需要经过 DNA 测序进一步确认重组质粒序列是否完整及准确，如是否有 DNA 序列突变或是缺失。测序引物通常可以采用 T7 启动子及终止子引物，也可以采用质粒参考信息中推荐的测序引物。

　　8. 阳性质粒转化表达宿主菌　用 1ng DNA 序列完全正确的阳性重组质粒转化合适的宿主菌感受态细胞 *BL21 DE3* 或 *Rosetta DE3*，转化步骤与连接产物的转化步骤相同。

　　9. 细菌保种及诱导重组蛋白表达　挑取阳性菌落，在含有抗生素的 5mL LB 液体培养基中扩增细菌。当细菌的吸光光度值 OD_{600} 值达到 0.5 时，取 0.9mL 的菌液与 0.1mL 80% 甘油混合，然后存于 $-80℃$ 冰箱中保种。剩余的细菌按照 1∶100 的转接比例接种到各个培养瓶中，如 250μL 菌液转接到 25mL 的 LB 液体培养基中。然后按照设计的实验条件诱导重组蛋白的表达，如不同的温度（如 16℃，25℃，30℃，37℃等），不同的诱导剂浓度（如 IPTG 的浓度为 0.25～1mmol/L），不同的诱导时间（如 3h，5h，18h 等）。

需要注意：

　　①一般来说，16℃ 的诱导条件需要过夜诱导表达（15～18h），而 37℃ 通常只需要 3～5h 就可以诱导重组蛋白大量表达。②对于带普通 T7 启动子的 pET 重组子，终浓度为 0.4mmol/L 的 IPTG 可以实现完全诱导，而带有 T7 lac 启动子的载体则需要终浓度为 1mmol/L 的 IPTG 才能完全诱导。

　　10. 提取并鉴定重组蛋白　离心收集各个诱导条件下的细菌（转速 5 000r/min，4℃，10min），然后重悬细菌于 0.25 倍体积预冷的 20mmol/L Tris-HCl（pH 8.0）中，通过超声破碎仪破碎细菌，离心（转速 12 000r/min，4℃，5min）收集细菌破碎后的上清液及沉淀。用 8mol/L 尿素溶解沉淀，然后取 100μL 上清液及溶解后的沉淀，加入适量的蛋白上样 buffer，100℃

煮沸 5min，然后离心（转速 12 000r/min，4℃，5min）。制备好的蛋白样品可通过 SDS-PAGE 蛋白凝胶电泳（图 9-4）或 Western blot 蛋白印记技术比较诱导前后及不同诱导条件下的重组蛋白表达量的差别。图 9-4 红色框内的蛋白质条带代表口腔癌过表达蛋白 ORAOV1 重组蛋白在不同诱导条件下（30℃，OD_{600}=0.5，IPTG=0.5mmol/L 或者 1mmol/L，诱导 5h）、不同表达宿主菌 *BL21 DE3*（泳道 1-4）及 *Rosetta DE3*（泳道 5-8）中的表达情况。

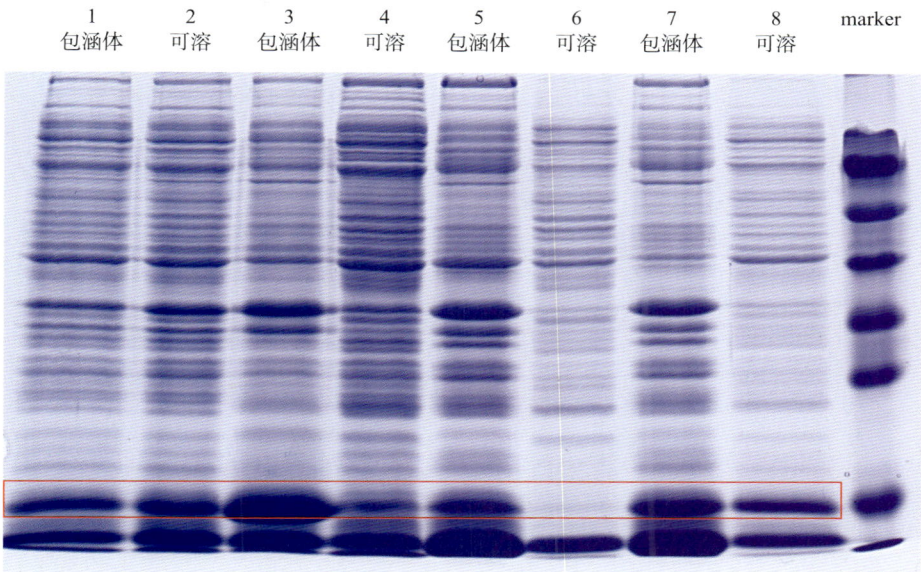

图 9-4　SDS-PAGE 蛋白凝胶电泳鉴定不同诱导条件下重组蛋白的表达

二、蛋白质酵母表达技术

蛋白质的酵母表达主要是指通过酵母菌（*Yeast*）作为表达宿主的一种蛋白质表达技术。与大肠杆菌表达系统构成类似，酵母表达系统也包括酵母表达质粒和酵母表达宿主菌两部分。

目前发展比较成熟的酵母表达系统是毕赤酵母（*Pichia pastoris*）表达系统。毕赤酵母表达系统中常用的表达质粒包括：①胞内表达载体，如 pHIL-D2、pPIC3.5、pPICZ 等。该类载体将目的基因表达在胞内，可以避免酵母的糖基化，适合在胞浆表达且不含二硫键的蛋白；②分泌到胞外的表达载体，如 pHIL-S1、pPIC9、pPICZα 等，该类载体可以将目的基因分泌到胞外；③多拷贝插入表达载体，如 pPIC3.5K、pPIC9K 和 pAO815 等，有时通过基因重组的多拷贝整合可以增加蛋白的表达量。图 9-5 展示了 pPICZ 及 pPICZα 载体的构成序列。

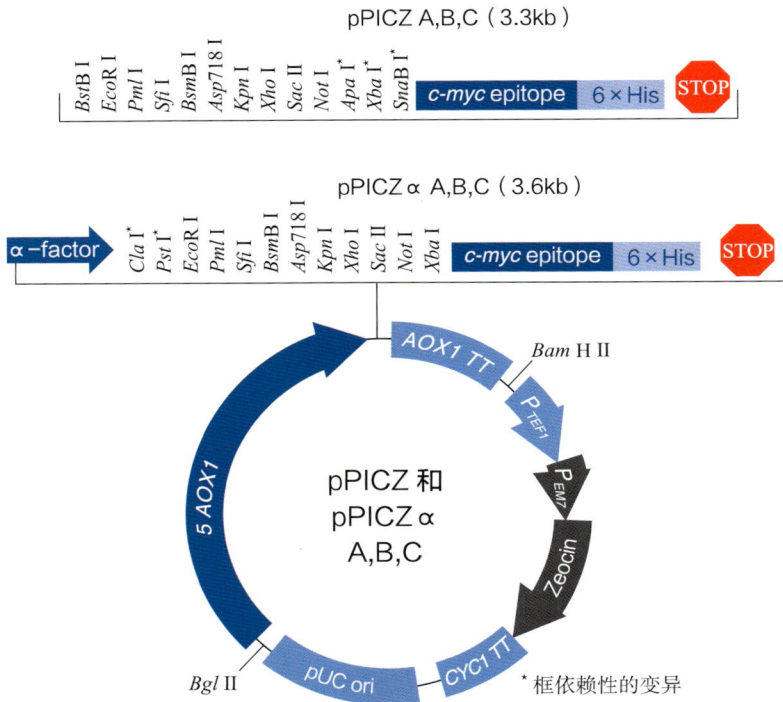

图 9-5　酵母细胞表达质粒 pPICZ 及 pPICZα 图谱

常用的毕赤酵母表达宿主菌包括 *GS115*、*SMD1168H*、*KM71H*、*SMD1168* 及 *X-33* 等。*GS115* 与 *X33* 都属于 MUT+ 表现型，可以在含甲醇的培养基中快速生长。*KM71* 是 MUT− 型酵母，在甲醇培养基中生长缓慢，但是有利于翻译后加工，比如形成二硫键，糖基化等。*SMD1168* 基因组中的 *Pep4* 基因发生突变，造成蛋白水解酶活性的丧失，可以保护表达产物免受降解。一般来说，如果是胞内表达，应尽量用 Mut− 细胞，这样得到的蛋白产物中醇氧化酶蛋白量较少而目的蛋白量相对较多。而对于分泌蛋白的表达，无论是甲醇利用慢（Mut−）还是甲醇利用快（Mut+）的细胞都可应用。

利用酵母表达质粒 pPICZ 及 pPICZα 进行重组蛋白表达的基本原理如下：插入目的基因后的酵母表达质粒经过酶切形成线性质粒，然后转化进入酵母表达宿主菌中。重组质粒上的"5'AOX1- 目的基因 -3'AOX1 TT"会通过同源重组的方式取代宿主菌的 *AOX1* 基因。当使用的表达质粒是 pPICZ、pPICZα 时，成功整合的稳定表达株可以通过表达载体上的 *Zeocin* 抗生素进行筛选。当使用的表达质粒含有组氨酸基因（如 *pPIC9、pPIC3.5、pHIL-D2* 和 *pHIL-S1*），而表达宿主菌是组氨酸缺陷型（如 *GS115，SMD1168H，KM71H*）时，重组转化子还可以在不含组氨酸的培养基上进行筛选。毕赤酵母中的 *AOX1* 基因编码的蛋白具有较强的乙醇氧化酶活性，在以葡萄糖和甘油等作为碳源的培养基上生长时，*AOX1* 基因的表达受到抑制，而在以甲醇作为唯一碳源时，宿主菌的 *AOX1* 基因会被强烈诱导，使目的基因大量表达。

（一）仪器耗材

PCR 仪、DNA 凝胶电泳仪、DNA 紫外凝胶成像仪、恒温水浴箱、细菌涂布棒、恒温培养箱、三角玻璃瓶、恒温摇床、紫外分光光度计、无菌通风橱、超声破碎仪、蛋白质凝胶电泳仪、蛋白质化学发光成像系统、电转仪。

酵母表达质粒、限制性内切酶、DNA 凝胶回收试剂盒、PCR 引物、高保真 DNA 聚合酶、T4 DNA 连接酶、酵母表达宿主菌、质粒提取试剂盒。

（二）试剂

1mol/L 的山梨醇：溶解 18.2g 山梨醇于足量水中使终体积为 100mL，用 0.22μm 的滤器过滤。YPD 液体培养基：20g 胰蛋白胨，10g 酵母抽提物，置于 1L 烧杯中。加入约 900mL 的去离子水，充分搅拌溶解。高温高压灭菌，冷却至室温加入过滤除菌后的 100mL 20%（W/V）的葡萄糖。YPD 固体培养基：20g 胰蛋白胨，10g 酵母抽提物，20g 琼脂，置于 1L 烧杯中。加入约 900mL 的去离子水，充分搅拌溶解。高温高压灭菌后，冷却至 55℃左右按 10mL/10cm 平板的量倒入培养皿，封口胶封边后 4℃保存）。BMMY 液体培养基：43.4g BMMY 基础培养基，加入约 900mL 去离子水，充分搅拌溶解。高温高压灭菌，冷却至室温加入 100mL 单独灭菌的 1mol/L 磷酸钾缓冲液（pH 6.0）及过滤除菌后的 5mL 甲醇溶液。

（三）操作步骤

1. 构建重组质粒 选取合适的酵母表达质粒，通过酶切、连接、转化、抗性筛选等步骤获得含有目的基因的重组质粒，具体方法可以参照大肠杆菌表达技术中重组质粒的构建。

2. 线性化质粒 选择合适的酶切位点，通过酶切的方法获得线性化的重组质粒，然后热处理使酶失活，接着用乙醇沉淀的方法回收线性化的重组质粒，并重新溶解在不含 DNase 的水中。

3. 质粒转化 主要的转化方法包括电转、化学转化及原生质体转化。因为电转相对更容易也能获得更高的转化效率，所以电转逐渐成为了主要的转化方法。具体方法如下：

（1）制备感受态细胞：从 YPD 平板上挑取酵母宿主菌单克隆，接种到 10mL 的 YPD 液体培养基中 30℃条件下振荡过夜培养。次日按 1% 的转接比例转接到 100mL 的 YPD 液体培养基中 30℃条件下继续振荡培养，当吸光光度值 OD_{600} 达到 1.0 ~ 1.3 时用冷冻离心机（转速 5 000r/min，4℃，5min）离心收集酵母菌。用 100mL 预冷的无菌水重悬洗涤酵母菌沉淀，然后离心收集酵母菌。接着用 100mL 预冷的无菌水重悬酵母菌沉淀，并加入 20mL 1mol/L 的山梨醇一起洗涤沉淀。离心收集酵母菌，并加入 200μL 1mol/L 的山梨醇（不加甘油）重悬菌体，按 80μL 每只的量分装并冻存在 −80℃冰箱中。

（2）酵母电转：电转仪预热，电转杯、山梨醇及线性质粒冰上预冷。将 1 ~ 5μg 线性化质粒加到 80μL 感受态细胞中，混合并加入预冷的电击杯中，电击。电击过程在冰上进行。

（3）复苏培养并涂板：电击结束后加入 1mL 山梨醇，摇床中复苏 1h（转速 250r/min，温度设为 30℃）。然后离心收集酵母菌，保留适量的液体培养基重悬酵母，并涂布在含有抗生素或是缺乏组氨酸的选择固体培养基上，具体情况根据使用的表达质粒和表达宿主菌而定。

4. 菌落 PCR 鉴定含有重组质粒的阳性克隆 鉴定方法与大肠杆菌表达技术中所述方法相同，PCR 引物可以采用巴斯德毕赤酵母中的醇氧化酶 -1（*AOX1*）基因的启动子及转录终止子（5′AOX1 和 3′AOX1）作为引物对。

5. 酵母菌保种及诱导表达 将阳性克隆在 YPD 液体培养基中培养到 OD_{600} 值达到 6.0，离心收菌。一部分酵母进行保种，即将酵母菌液重悬在终浓度为 20% 的甘油中并冻存在 −80℃冰箱中。另一部分酵母转接到多个 25mL BMMY 液体培养基中，在 30℃下培养（转速 300r/min），当 OD_{600} 值达到 2 ~ 6 时，再次离心收集酵母菌并用 BMMY 液体培养基重悬至 OD_{600} 值为 1。然后全部转接到 1L BMMY 液体培养基中，相同培养条件下，每 24 小时加入新的 100% 的甲醇至终浓度为 0.5% ~ 1%。

6. 提取并鉴定重组蛋白，鉴定方法与大肠杆菌表达技术中所述方法相同。

三、蛋白质昆虫细胞表达技术

蛋白质昆虫细胞表达系统又被称为昆虫杆状病毒表达系统（baculovirus

expression vector system，BEVS），该系统以昆虫杆状病毒作为外源基因载体导入的方式，与原核表达系统及酵母表达系统类似，昆虫表达系统由昆虫表达质粒及昆虫表达宿主细胞构成。目前商业化的昆虫细胞表达系统主要包括：Bac to Bac 系统、BaculoDirect 系统、BacPAK6 系统、BaculoGOLD 系统及 FlashBAC 系统。因为重组原理相同，其中 flashBAC，BacPAK6 和 BaculoGOLD 这三个系统的转移载体可以互换使用。

常用的昆虫表达宿主细胞包括 Sf9、Sf21 及 High Five。这些细胞系都能够以贴壁或悬浮状态在 28℃的恒温摇床中生长，细胞与培养瓶基底的黏附力较弱，在传代培养时不需要 EDTA 或胰酶处理。昆虫细胞可以在有或没有血清的培养基中生长，复苏细胞时一般使用含血清的培养基，在进行重组蛋白表达时一般使用不含血清的培养基。Sf9、Sf21 及 High Five 的倍增时间分别是 72h，24h 及 18h。

通过杆状病毒感染昆虫细胞，目的基因能被转化进入昆虫细胞并整合到昆虫基因组中，然后可以在多角体蛋白启动子作用下调控目的蛋白的表达。

（一）仪器耗材

PCR 仪、DNA 凝胶电泳仪、DNA 紫外凝胶成像仪、恒温水浴箱、细菌涂布棒、恒温培养箱、三角玻璃瓶、恒温摇床、紫外分光光度计、无菌通风橱、6 孔板、T-25 培养瓶、蛋白质凝胶电泳仪、蛋白质化学发光成像系统。

Sf9 昆虫细胞、pAcGP67-A 昆虫表达载体等。

（二）试剂

TNM-FH 培养基、FBS 胎牛血清、Pluronic F-68、Sf-900 Ⅱ无血清培养基、青链霉素双抗（penicillin and streptomycin）。含血清的 TNM-FH 培养基的配制方法为：向 TNM-FH 培养基中加入 10% 热灭活的 FBS 胎牛血清，然后加入 0.1% Pluronic F-68 及青链霉素双抗。

（三）操作步骤

此处以 BaculoGOLD 系统产生杆状病毒，并以 Sf9 昆虫细胞作为表达宿主为例，简要分析昆虫细胞表达自然杀伤性细胞（NK 细胞）活化相关因子 B7-H6 重组蛋白的基本步骤。

1. 制备含有目的基因的 pAcGP67-A 重组质粒　通过 PCR 扩增目的基因（NK 细胞活化相关因子 B7-H6 胞外区），酶切、连接、转化等步骤制备含有目的基因的重组质粒，方法可参照大肠杆菌表达技术中重组质粒的制备。

2. 复苏昆虫细胞，逐步除去培养基中的血清　从 $-80℃$ 冰箱取出 $1×10^6$ 左右的昆虫细胞 Sf9，经过离心去除冻存液（60% TNM-FH 培养基，30% FBS，10% DMSO），然后用 20mL 含血清的 TNM-FH 培养基（10% 血清）重悬细胞并加入 125mL 的三角瓶中。放置在 28℃ 摇床中（转速 125r/min）悬浮培养，此代细胞中的血清浓度约为 10%。每天通过血细胞计数板计算昆虫细胞的密度，通过扔掉一部分含细胞的培养基然后补加一部分不含血清的培养基的方法，逐步除去培养基中的血清，记录每天的细胞密度、培养基的体积以及该代细胞的培养基中的血清浓度，保持细胞的密度在 $1.5×10^6 ~ 4.5×10^6$ 左右的对数期，通常取 $2×10^6$ 的细胞密度进行传代培养。

需要注意：

当培养基中的血清浓度逐渐降低时，细胞会有一个生长放缓的过渡期，通过多次传代直至培养基中的血清浓度接近 0，此时的细胞可以用来做重组质粒转染或重组蛋白过表达。

3. 生产杆状病毒　将昆虫细胞以 $0.8×10^6$/孔的密度铺在 6 孔板中，等到昆虫细胞贴壁后，用 0.5mL 转染试剂 buffer A 取代细胞培养基。将 1 ~ 1.25μg 含有目的基因的 pAcGP67-A 重组质粒与 2.5μL 的线性化 Baculovirus 质粒混合，放置 5min 后，加入 0.5mL 转染试剂 buffer B，充分混合后逐滴加入用 buffer A 预处理的昆虫细胞中（可参照试剂盒说明书）。转染 4h 后，换成常规培养基。在 28℃，浓度为 0.6% CO_2 的孵箱中生长约 4 ~ 5d，然后离心（转速 4 500r/min，10min）收集培养基上清，记为 P1 代杆状病毒。向 T-25 的培养方瓶中加入约 5mL 培养基，再加入约 $2.5×10^6$ 的 Sf9 昆虫细胞，静置 15 ~ 20min，待细胞有 50% ~ 60% 贴壁后去除培养基上清及没有贴壁的细胞。向方瓶中补加 5mL 不含血清的培养基，然后加入约 250μL P1 代病毒液，相同方法培养 3 天后收集病毒上清，记为 P2 代杆状病毒。向 125mL 的三角瓶中加入 25mL 培养基，然后加入 $1.2×10^6$ 的 Sf9 昆虫细胞，并加入 300μL 的 P2 代病毒液。三角瓶放在 28℃（转速 125r/min）的摇床中生长 3 天后收集病毒上清，记为 P3 代杆状病毒。

需要注意：

在生产杆状病毒的过程中，当昆虫细胞被杆状病毒成功感染后，可以观察到细胞核及细胞体积都明显变大。

4. 重组蛋白表达 向 2L 的三角瓶中加入 500mL 调好密度的 Sf9 昆虫细胞（1.3×10^6/mL），然后加入 10mL 的 P3 病毒液，放入 28 ℃（转速 125r/min）的摇床中生长约 3 天后收集培养基上清。浓缩培养基上清，用 SDS-PAGE 蛋白凝胶电泳及 Western blot 蛋白印记技术检测蛋白的表达情况。

四、蛋白质哺乳动物细胞表达技术

哺乳动物细胞表达系统是指利用哺乳动物表达质粒及哺乳动物细胞作为表达宿主的蛋白质表达系统。与其他表达系统相比，哺乳动物细胞能提供复杂的 N 型糖基化和准确的 O 型糖基化等多种翻译后加工，因而表达产物在分子结构、理化特性和生物学功能方面最接近天然的高等生物蛋白质分子。

哺乳动物细胞表达系统仍然由表达载体及哺乳动物表达宿主细胞两部分构成。目前开发了大量的哺乳动物表达载体，这些载体可分为瞬时转染载体和病毒载体。瞬时转染载体一般不整合到宿主细胞基因组中，而病毒载体可以通过病毒感染的方式将目的基因转入宿主细胞并整合到宿主细胞基因组中形成稳定转染细胞。图 9-6 为瞬时转染质粒 pcDNA 3.1 的示意图，与其他表达系统中的载体类似，该载体也包含多克隆位点，抗性筛选基因 Amp 及 Neo。此外，该质粒还包含了 CAG 增强子及 CMV 启动子。外源基因表达的高低往往由启动子和增强子的种类及它们间的距离决定。可购买到的 pcDNA、pEF 和 pRL 三种系列载体分别是采用人巨细胞病毒早期启动子（CMV-IE）、人延伸因子 1- 亚基启动子和 Rous 肉瘤长末端重复序列，它们都是强启动子能够有效促进外源基因的表达。

常用的哺乳动物宿主细胞包括中国仓鼠卵巢细胞（CHO 细胞）、人肾胚细胞（HEK293）、小仓鼠肾细胞（BHK 细胞）、SV40 转化的绿猴肾细胞（COS 细胞）、来源于 MadIin-Darby 犬肾的高分化内皮细胞株（MDCK 细胞）、小鼠 NSO 胸腺瘤细胞和小鼠骨髓瘤细胞（SP2/0 细胞）等。至今为止，用于大规模生产（主要指药物、抗体、诊断试剂）的高等哺乳动物宿主细胞主要还是中国仓鼠卵巢（CHO）细胞。

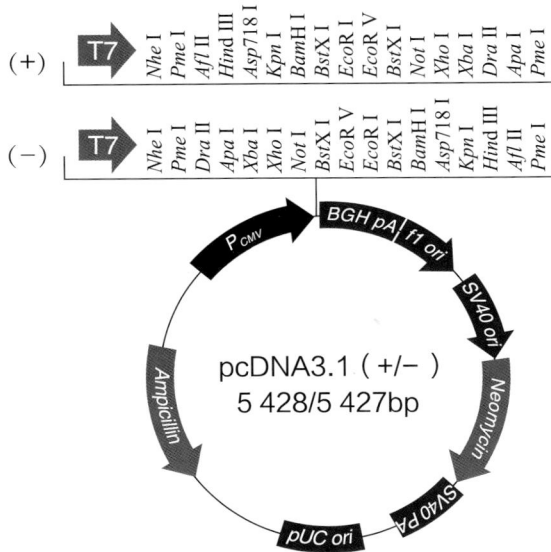

图 9-6　哺乳动物细胞表达质粒 pcDNA 3.1 图谱

哺乳动物细胞表达系统的基本原理如下：通过转染试剂或是病毒将含有目的基因的重组真核表达质粒转化进入哺乳动物细胞表达宿主中，表达质粒上的强启动子能够被宿主细胞的转录调控因子识别并启动下游目的基因的表达。

（一）仪器耗材

PCR 仪、DNA 凝胶电泳仪、DNA 紫外凝胶成像仪、恒温水浴箱、细菌涂布棒、恒温培养箱、三角玻璃瓶、恒温摇床、无菌通风橱、6 孔板、蛋白质凝胶电泳仪、蛋白质化学发光成像系统、哺乳动物细胞表达质粒、病毒包装辅助质粒、FreeStyle 293-F 细胞及人肾胚细胞（HEK293）。

（二）试剂

GlutaMAX- I 培养基（避光）、Opti-MEM I 减血清培养基、293fectin 转染试剂、DMEM 培养基、FBS 胎牛血清、青链霉素（penicillin and streptomycin）双抗、病毒浓缩试剂、聚凝胺。

（三）操作步骤

1. 瞬时转染

（1）制备含有目的基因的重组质粒：选择合适的哺乳动物细胞表达质粒

（常规载体）制备含有目的基因的重组质粒，方法可参照大肠杆菌表达技术中重组质粒的构建。

（2）FreeStyle 293-F 细胞培养：从 −80℃冰箱中取出 FreeStyle 293-F 细胞，经过离心去除冻存液（90% GlutaMAX-Ⅰ培养基，10% DMSO），然后用 20mL GlutaMAX-Ⅰ培养基重悬并转入 125mL 三角玻璃瓶中。细胞在 37℃摇床中（转速 125r/min，8% CO_2）生长，等到细胞密度达到约 3×10^6/mL 时，将细胞按 5×10^5/mL 的密度重新接入新的 125mL 三角玻璃瓶中（含 28mL GlutaMAX-Ⅰ培养基）培养，用于次日做质粒转染。

（3）质粒转染：取大约 30μg 重组质粒重悬在 1mL Opti-MEM Ⅰ减血清培养基中，同时取 60μL 293fectin 转染试剂重悬在 1mL Opti-MEM Ⅰ减血清培养基中（加入重组质粒的质量与转染试剂的体积可参考转染试剂说明书），5min 后将二者混匀，并在室温下静置大约 30min，然后将形成的质粒 DNA-293fectin 复合物加入含有 FreeStyle 293-F 细胞的 28mL GlutaMAX-Ⅰ培养基中。继续培养 2～3 天后收集培养基上清检测目的蛋白的表达。

2. 病毒转染

（1）制备含有目的基因的重组质粒：选择合适的哺乳动物细胞表达质粒（病毒质粒）制备含有目的基因的重组质粒，方法可参照大肠杆菌表达技术中重组质粒的构建。

（2）HEK293 细胞培养：从 −80℃冰箱中取出 HEK293 细胞，经过离心去除冻存液（90% FBS 血清，10% DMSO），然后用 10mL DMEM 完全培养基（含 10% FBS 及青链霉素双抗）重悬并铺到 10cm 直径的培养平板中。

（3）制备病毒：等到 HEK293 细胞铺满平板面积的 60% 时，将重组质粒及病毒包装质粒一起转染到 HEK293 细胞中。15h 后，换成完全培养基，继续培养 2～3 天后离心收集（转速 5 000r/min，10min）培养基上清，并用病毒浓缩试剂浓缩病毒（方法参考试剂说明书），浓缩后的病毒用不含血清的 DMEM 培养基重悬，按 200μL 每管的量分装冻存在 −80℃冰箱中。

（4）筛选稳定表达细胞：按 1×10^5/孔的细胞量将 HEK293 细胞铺到 6 孔板中，每孔加入 2mL 的完全培养基。过夜生长后，每孔再加入 200μL 的病毒及终浓度为 8μg/mL 的聚凝胺。24h 后，换成完全培养基。再过 48h，用含抗生素的完全培养基筛选稳定表达细胞株并挑取单克隆。筛选后的稳定表达细胞株，一部分冻存到 −80℃冰箱中保种，一部分继续培养并收集培养基上清分析重组蛋白的表达。

第二节 蛋白质纯化技术

蛋白质纯化是根据蛋白质之间的理化性质差异从而设计相应的方法将目的蛋白与其他蛋白质分离开，如分子筛纯化是根据目的蛋白与其他蛋白之间的分子量大小的差异，离子交换柱纯化是根据目的蛋白与其他蛋白在缓冲液中带电强弱的差异，亲和柱纯化则是根据目的蛋白与其他蛋白之间是否含有亲和标签的差异。

一、亲和柱纯化

在选用重组蛋白质表达载体时，为了应用亲和柱纯化，通常会选用含有 $6 \times$ His-Tag 或 GST-Tag 亲和标签的载体，即表达的重组蛋白将含有 $6 \times$ His 或 GST 标签。镍柱通常被用来纯化含有六组氨酸（$6 \times$ His-Tag）标签的重组蛋白，因为 Ni 柱中的氯化镍或者硫酸镍可以与六组氨酸（碱性氨基酸）标签结合。所以当含有六组氨酸标签的重组蛋白溶液经过螯合了镍离子的琼脂糖凝胶纯化柱时（如镍 NTA 琼脂糖凝胶柱）会被吸附到纯化柱上，而不含有六组氨酸标签的其他蛋白就会随着蛋白缓冲液流出。因为镍柱中的氯化镍或者硫酸镍也可以与咪唑结合，采用咪唑洗脱，咪唑竞争性结合到氯化镍或者硫酸镍上，目的蛋白就被洗脱下来，这时候收集穿出液，然后透析掉咪唑即可得到目的蛋白。含有 GST-Tag 标签的重组蛋白通常用 GST 柱纯化。谷胱甘肽 S 转移酶（GST）是一个含有 211 个氨基酸的蛋白，它对其底物谷胱甘肽具有极高的特异性，因此当含有 GST-Tag 标签的重组蛋白溶液经过带有谷胱甘肽配基的纯化柱时能被有效吸附。还原性谷胱甘肽也能与含 GST-Tag 标签的重组蛋白结合，所以含有还原性谷胱甘肽的溶液能将吸附在柱上的重组蛋白（含 GST-Tag 标签）洗脱下来。此处以含有六组氨酸标签的 NK 细胞活化相关因子 B7-H6 重组蛋白为例讲述蛋白质亲和纯化的基本步骤。

（一）仪器耗材
蛋白纯化仪，Ni^{2+}-NTA 亲和纯化柱。

（二）试剂
含有六组氨酸标签的可溶性重组蛋白 B7-H6、直径 0.22μm 的滤器、直径 0.45μm 的滤器、0.1mol/L 的 NaOH、20% 的乙醇（V/V）、上样缓冲液（50mmol/L

PBS、0.5mol/L NaCl、20mmol/L 咪唑, pH 7.5）、洗脱缓冲液（50mmol/L PBS、0.5mol/L NaCl、500mmol/L 咪唑，pH 7.5）。

需要注意：

为了防止纯化过程中堵塞纯化柱，上样缓冲液和洗脱缓冲液需要用直径为 0.45μm 的滤器过滤，蛋白样品需要用直径为 0.22μm 的滤器过滤。

（三）操作步骤

1. 收集含有六组氨酸标签的 NK 细胞活化相关因子 B7-H6 重组蛋白，用上样缓冲液在 4℃下透析过夜，然后用直径为 0.22μm 的滤器过滤，过滤后的蛋白样品放置于冰上。

2. 将蛋白纯化仪的 A 瓶装入过滤好的上样缓冲液，B 瓶装入过滤好的洗脱缓冲液，A、B 瓶的缓冲液可以通过蛋白纯化仪的上样泵泵入管道系统。

3. 打开上样泵，用上样缓冲液平衡蛋白纯化仪的管道系统（3mL/min 流速），然后调节流速为 0.5mL/min，接入 Ni^{2+}-NTA 亲和纯化柱，用上样缓冲液平衡纯化柱（1mL/min 流速）。

需要注意：

接入纯化柱时应让上样缓冲液慢慢充满纯化柱的接口再拧上管道端的接口，应防止气泡进入纯化柱及管道系统。

4. 少量蛋白样可以用上样环（1~5mL）上样，大量蛋白样品可以通过上样泵上样。为了让含有六组氨酸标签的重组蛋白与镍柱充分结合，上样速度不宜太高（0.5~2mL/min 流速），上样过程中应收集蛋白上样穿透液。

5. 蛋白上样结束后用上样缓冲液洗去未与镍柱结合的蛋白至 UV280 蛋白监测基线平。

6. 用洗脱 buffer 洗脱结合到镍柱上的蛋白，收集所有的蛋白洗脱峰。此处可以采用梯度洗脱（如 50mmol/L、100mmol/L、300mmol/L、500mmol/L 咪唑洗脱缓冲液，各洗脱 5 个柱体积）或是线性洗脱（图 9-7，含有六组氨酸标签的 B7-H6 重组蛋白在昆虫细胞表达后经过镍柱亲和纯化）。

7. 用 100% 的洗脱缓冲液洗脱镍柱上结合较牢的蛋白，并收集洗脱产物。

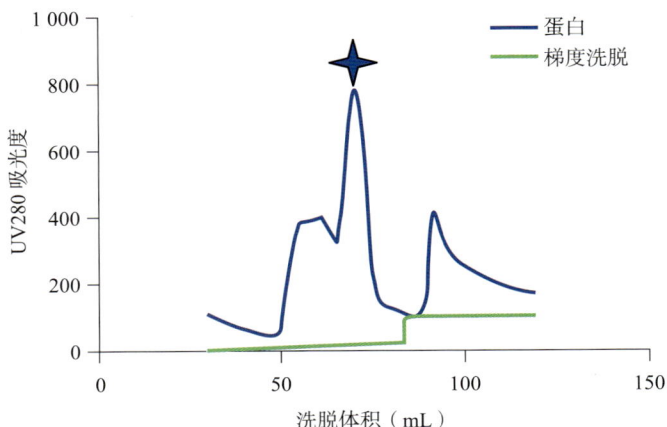

图 9-7　镍柱纯化含有 6×His-Tag 的重组蛋白 B7-H6 的峰图

8. 用 0.2mol/L 的 NaOH 溶液洗脱镍柱上残留的蛋白，然后用过滤后的超纯水洗净纯化柱中的 NaOH，并用过滤后的 20% 的乙醇洗脱灌注。取下镍柱放在 4℃冰箱中保存。倒出 A、B 瓶中的上样缓冲液和洗脱缓冲液，然后加入过滤后的超纯水，清洗纯化仪的整个管道系统。

9. 收集的蛋白可以用紫外分光光度法、BCA 法或用考马斯亮蓝法测定蛋白的浓度，然后用 SDS-PAGE 或是 Western blot 的方法检测各个收集样的蛋白纯度及表达情况。

二、离子交换柱纯化

由于氨基酸的基本结构及其修饰成分的影响，所有的蛋白质都会带有净电荷。蛋白质带有的净电荷受溶液的 pH 影响，蛋白质不带电时的 pH 称为蛋白质的等电点（pI）。当 pH 高于 pI 时，蛋白质带负电，而当 pH 低于 pI 时，蛋白质带正电。离子交换柱中填充了惰性琼脂糖或者高分子基质，它们共价结合了带电基团。当这些基团带正电时［如强阴离子交换基团季铵（Q），或弱阴离子交换基团二乙氨乙基（DEAE）］，就可以与阴离子结合，称为阴离子交换柱，可以吸附带负电的蛋白质。当这些基团带负电时［如强阳离子交换基团磺酸甲酯（S），或弱阳离子交换基团羧甲基（CM）］，就可以与阳离子结合，称为阳离子交换柱，可以吸附带正电的蛋白质。结合的蛋白质可以用更高离子强度或 pH 不同的缓冲液洗脱，洗脱缓冲液中的抗衡离子可与带电的固定相相互作用，取代柱上的蛋白质。NaCl 是洗脱液中最常用的盐类，其中 Na+ 是阳离子交换层析中的抗衡离子，Cl- 是阴离子交换层析中的抗衡离子。接下来将以阴离子交换柱（MonoQ）纯化 NK 细胞活化相关因子 B7-H6 重组蛋白为例讲述离子交换柱纯化的基本步骤。

（一）仪器耗材

蛋白纯化仪、阴离子交换柱（MonoQ）。

（二）试剂

经过镍柱亲和纯化后的含六组氨酸标签的重组蛋白 B7-H6、直径 0.22μm 的滤器、直径 0.45μm 的滤器、20% 的乙醇（V/V）、上样缓冲液（20mmol/L Tris，pH8.0）、洗脱缓冲液（20mmol/L Tris，1mol/L NaCl，pH8.0）。

需要注意：

为了防止纯化过程中堵塞纯化柱，上样 buffer 和洗脱 buffer 需要用直径为 0.45μm 的滤器过滤，蛋白样品需要用直径为 0.22μm 的滤器过滤。

（三）操作步骤

1. 用上样缓冲液在 4℃下透析经过镍柱亲和纯化后的含六组氨酸标签的重组蛋白 B7-H6，然后用直径为 0.22μm 的滤器过滤，过滤后的蛋白样品放置于冰上。

2. 将蛋白纯化仪的 A 瓶装入过滤好的上样缓冲液，B 瓶装入过滤好的洗脱缓冲液。A、B 瓶的缓冲液可以通过蛋白纯化仪的上样泵泵入管道系统。

3. 打开上样泵，用上样缓冲液平衡蛋白纯化仪的管道系统（3mL/min 流速），然后调节流速为 0.5mL/min，接入阴离子交换纯化柱 MonoQ，用上样缓冲液平衡纯化柱（1mL/min 流速）。

4. 少量蛋白样可以用上样环（1~5mL）上样，大量蛋白样品可以用上样泵上样，并收集蛋白穿透液。为了让带负电的重组蛋白与阴离子交换柱充分结合，上样速度不宜太高（0.5mL/min 流速）。

5. 蛋白上样结束后用上样缓冲液洗去未与阴离子交换柱结合的蛋白直至 UV280 蛋白监测基线平。

6. 用洗脱缓冲液洗脱结合到阴离子交换柱上的蛋白，通常用线性洗脱方式收集所有的蛋白洗脱峰（图 9-8）。

7. 用 100% 的洗脱缓冲液洗脱阴离子交换柱上结合较牢的蛋白，并收集洗脱液。

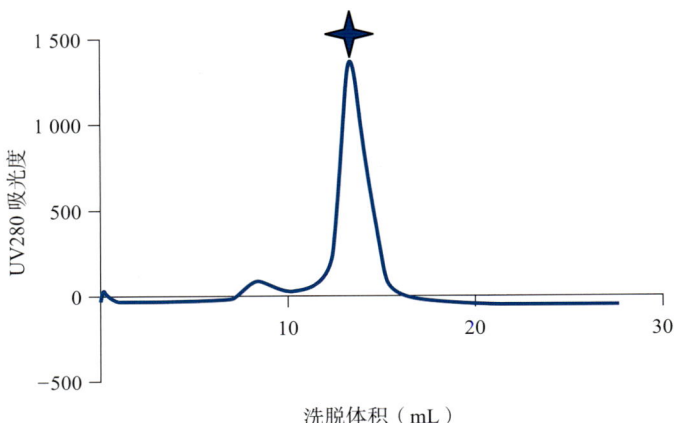

图 9-8　阴离子交换柱纯化经镍柱亲和纯化后的重组蛋白 B7-H6 的峰图

8．用 0.2mol/L 的 NaOH 溶液洗脱纯化柱上残留的蛋白，然后用过滤后的超纯水洗净纯化柱中的洗脱液，并用过滤后的 20% 的乙醇洗脱灌柱。取下纯化柱放在 4℃冰箱中保存。倒出 A、B 瓶中的上样缓冲液和洗脱缓冲液，然后加入过滤后的超纯水，洗净纯化仪的整个管道系统。

9．收集的蛋白可以用紫外分光光度法、BCA 法或用考马斯亮蓝法测定蛋白的浓度，然后用 SDS-PAGE 或是 Western blot 的方法检测各个收集样品的蛋白纯度及表达情况。

三、分子筛纯化

分子筛又被称为凝胶过滤色谱或体积排阻色谱，其原理是应用蛋白质分子量或分子形状的差异将各个蛋白组分分离开。当蛋白质样品从分子筛的顶端向下运动时，大的蛋白质分子不能进入凝胶颗粒而从凝胶颗粒间隙通过，而较小的蛋白质分子能够进入凝胶颗粒中。因此，蛋白质分子量越大，通过分子筛时间越短，分子量越小，通过分子筛时间越长。分子筛是利用一定孔径范围的多孔凝胶作为固定相，不同型号的分子筛具有不同的分辨率。接下来将以经离子交换柱纯化后的 B7-H6 为例讲述分子筛纯化的基本步骤。

需要注意：

使用分子筛时蛋白上样体积应控制在纯化柱体积的 10% 以内，同时防止蛋白质因为浓度过高黏稠度过大造成柱堵塞。

（一）仪器耗材

蛋白纯化仪、分子筛纯化柱（Superdex 75）。

（二）试剂

经离子交换柱纯化后的 B7-H6 重组蛋白、直径 0.22μm 的滤器、直径 0.45μm 的滤器、20% 的乙醇（V/V）、分子筛蛋白纯化缓冲液（10mmol/L Tris-HCl, 0.25mol/L NaCl，pH 8.0）。

（三）操作步骤

1. 收集经离子交换柱纯化后的 B7-H6 重组蛋白，用直径 0.22μm 的滤器过滤，过滤后的蛋白样品放于冰上。

2. 将蛋白纯化仪的 A 瓶装入过滤好的分子筛蛋白纯化缓冲液。

3. 打开上样泵，用分子筛蛋白纯化缓冲液平衡蛋白纯化仪的管道系统（3mL/min 流速），然后调节流速为 0.5mL/min，接入分子筛纯化柱（Superdex 75），用分子筛蛋白纯化缓冲液平衡纯化柱（1mL/min 流速）。

4. 少量蛋白样可以用上样环（1~2mL）上样，然后用分子筛蛋白纯化缓冲液洗出各个蛋白峰并收集（图 9-9）。

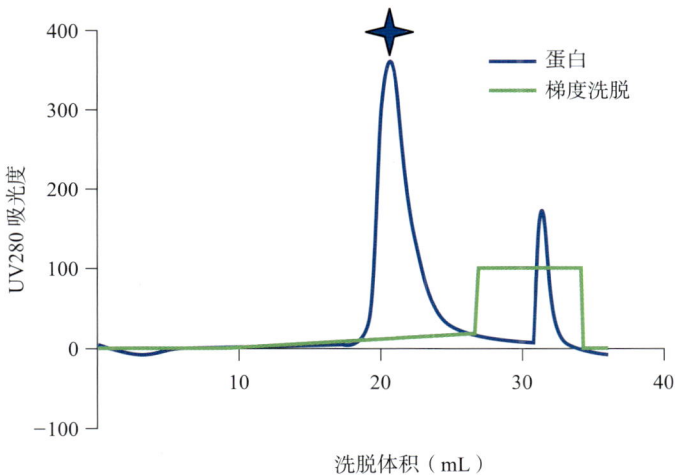

图 9-9　分子筛纯化经阴离子交换柱纯化后的重组蛋白 B7-H6 的峰图

5. 用 0.2mol/L 的 NaOH 溶液反向洗出纯化柱上残留的蛋白，然后用过滤后的超纯水洗净纯化柱中的洗脱液，并用过滤后的 20% 的乙醇洗脱灌柱。取下纯化柱放在 4℃冰箱中保存。倒出 A 瓶中的分子筛蛋白纯化缓冲液，然后加入过滤后的超纯水，洗净纯化仪的整个管道系统。

6. 收集的蛋白可以用紫外分光光度法、BCA 法或用考玛斯亮蓝法测定蛋白的浓度，然后用 SDS-PAGE 或是 Western blot 的方法检测各个收集样品的蛋白纯度及表达情况。

评述：

进行蛋白质表达时，首先，需要在初始阶段就对目的蛋白质做充分的分析，包括蛋白质的来源（如真核蛋白还是原核蛋白，胞内蛋白还是胞膜蛋白）、是否含有稀有密码子、分子量大小、等电点、疏水性、稳定性等。其次，需要考虑纯化后蛋白质的用途，如是否需要蛋白质翻译后修饰等。大肠杆菌表达系统不能提供翻译后修饰，酵母细胞能够促进真核蛋白质的加工折叠及糖基化修饰，昆虫细胞能对蛋白质进行包括糖基化、磷酸化、酰基化等翻译后修饰，而哺乳动物细胞表达的蛋白质更接近高等真核生物本身蛋白质的性质。再次，需要从细胞培养周期及表达成本等方面分析，大肠杆菌及酵母表达系统相较于昆虫细胞表达系统及哺乳动物细胞表达系统具有明显的成本优势。因此，选择蛋白质表达系统时需要根据以上提到的多方面因素进行综合考虑。

进行蛋白质纯化时通常把亲和标签纯化安排在第一步，然后再通过离子交换纯化及分子筛进一步纯化。纯化前，所有的纯化缓冲液及蛋白质样品都需要用滤器过滤从而防止堵塞纯化柱及蛋白纯化仪的管道系统。为了防止蛋白质样品受热变性，所有纯化操作需要在低温下进行，包括低温下超声破菌、低温下离心浓缩及透析、低温下上样及洗脱。

（许小平）

第十章

色谱分离技术

　　色谱法是一种重要的分离技术，它是由俄国物理学家茨维特（Tswett）在 1906 年创立的。它是利用混合物不同组分在两相中具有不同的分配系数，当两相做相对运动时，不同组分在两相中进行多次反复分配实现分离后，最后通过检测器进行定性定量分析。其中一相是不动的（称为固定相），另一相（称为流动相）携带混合物流过此固定相，与固定相发生作用。在同一推动力下不同组分在固定相中滞留的时间不同，依次从固定相中流出，又称色层法、层析法。色谱法可按不同角度分为多种类型。按流动相的物态，色谱法可分为气相色谱、液相色谱和超临界流体色谱；按固定相的使用形式，色谱法可分为柱色谱、纸色谱和薄层色谱；按分离原理，色谱法可分为吸附色谱、分配色谱、离子交换色谱和排阻色谱等。

色谱法因其具有分离效能高、灵敏度高和分析速度快等优点，已成为一种广泛应用的分析方法，本节将重点介绍气相色谱法基本理论、组成部件、潜在的应用及基本操作步骤。

第一节　气相色谱

气相色谱法（gas chromatography，GC）是以气体为流动相的柱色谱分离技术，应用于分析领域，并与适当的检测手段相结合，就构成了气相色谱分析法。

一、气相色谱的基本理论

气相色谱一般以不与被测物作用的惰性气体（N_2、He、Ar、H_2 等）作为载气，利用具有稳定流量的载气，将进样后的样品在汽化室汽化后，带入色谱柱得以分离，不同组分先后从色谱柱中流出，经过检测器和记录仪，得到由代表不同组分及浓度的色谱峰组成的色谱。气相色谱常用术语如下：

基线：当色谱柱后没有组分通过检测器时，仪器记录到的信号，它反映了检测系统噪音和时间的变化情况，理论上，基线是一条直线。

峰高：色谱峰最高点与基线之间的距离，用 h 表示。

峰宽：衡量色谱峰宽度的参数有三种表示方法。分别是：标准偏差，即 0.607 倍峰高处色谱峰宽度的一半，用 s 表示；半峰宽，色谱峰高一半处的宽度用 $Y_{1/2}$ 表示，$Y_{1/2}=2.354s$；峰底宽，用 W_b 表示，$W_b=4s$。

保留时间：从进样到组分出现最大浓度的时间，用 t_R 表示；不被固定相吸收组分的保留时间称为死时间，用 t_M 表示。

保留体积：从进样到组分出现最大浓度时所通过的载体体积，用 V_R 表示。

分配系数：在一定温度和压力下，组分在固定相和流动相中平衡浓度之比值，用 K 表示。

分离度：相邻两组分保留时间之差与两组分基线宽度总和一半的比值，用 R 表示。

二、气相色谱的组成部件

色谱仪通常由载气、进样、分离、检测、记录及数据处理系统组成，具体介绍如下。

（一）载气系统

该系统通常由气源、气体净化、气体流量控制和测量装置组成。气源通常为由高压气瓶供给的氮、氦和氢气。气体净化装置主要是活性炭或分子筛等，以除去载气中的水、氧等有害杂质。由于载气流速的变化会引起保留时间或保留体积和检测灵敏度的变化，因此，一般采用稳压阀、稳流阀或自动流量控制装置，以确保流量稳定。

（二）进样系统

该系统由进样器、汽化室和控温装置组成。气体样品可以用注射器或定量阀进样；液体样品用微量注射器进样；固体样品溶解后用微量注射器进样。样品进入汽化室后就会被汽化，然后随载气进入色谱柱。控温装置可以根据需要控制汽化室温度。

（三）分离系统

该系统由色谱柱、柱箱和控温装置构成。色谱柱由柱管和固定相组成，按照柱管的粗细和固定相的填充方式可分为填充柱和毛细管柱。毛细管柱通常为玻璃或熔融的石英拉制而成，内径约 0.2 ~ 0.5mm，长度约 30 ~ 300m，呈螺旋形；填充柱常用不锈钢或玻璃材料制成，内径为 2 ~ 4mm，柱长为 1 ~ 3m，呈 U 形或螺旋形，柱内填充固定相。色谱柱是分离过程中的关键部件，其决定选择分离的效果。

（四）检测系统

检测系统是测定流动相中组分的敏感器，是色谱仪的关键部件之一。从色谱柱流出的各个组分，通过检测器把浓度信号转换成电信号，放大后送到记录器得到色谱图。根据检测原理，检测器可分为浓度型检测器和质量型检测器两种。浓度型检测的是载气中组分浓度的瞬间变化，即响应值与浓度呈正比；质量型检测的是载气中组分速度的变化，即响应值与单位时间进入检测器的量呈正比。气相色谱常用的检测器有氢火焰离子检测器（FID）、电子捕获检测器（ECD）、热导检测器（TCD）和火焰光度检测器（FPD）。

三、气相色谱的潜在应用

气相色谱是一种高效能、灵敏度高、操作简单、选择性好、应用广泛的分离、分析方法。因此在药物分析、环境检测及工业分析上得到了广泛应用。气相色谱法适用于沸点在500℃以下、相对分子质量在400以下且具有良好的热稳定性的物质。主要应用包括定性和定量分析。

（一）定性分析

气相色谱法可以在很短的时间内分离出含有几十种甚至上百种组分的混合物，但是单靠色谱法对每个组分进行鉴定是比较困难的，因此只能在一定程度上给出定性结果。以下是常用的几种定性方法。

1. 用已知物对照定性　该方法是气相色谱中最简单、最可靠的定性方法。在相同的操作条件下，理论上各组分的保留时间是一定的，因此可以用已知物的保留时间和未知物的保留时间进行对照定性。

2. 用保留指数定性　保留指数是将正构烷烃的保留指数规定为100N（N代表碳数），而其他物质的保留指数则用两个相邻正构烷烃的保留指数进行标定而得到，通过该方法得到未知物保留指数后与文献值对照，即可实现对未知物的定性。

3. 与其他方法结合定性　复杂混合物经气相分离为单组分，再利用红外光谱或质谱进行定性的鉴别。

（二）定量分析

在一定操作条件下，被分析物质的质量 W 与色谱峰面积成正比，即 $W_i = f'_i A_i$，其中 A_i 为 i 组分色谱峰面积，f'_i 为定量校正因子，因此要进行定量分析，必须要测定峰面积和定量校正因子。对于峰面积，目前大多气相色谱仪都带有自动积分器，因此可以用软件直接计算。由于同一检测器对不同的物质具有不同的敏感度，即使两种物质含量相同，得到的色谱峰面积也往往不同，因此引入定量校正因子对峰面积进行校正。大部分化合物的校正因子可以在文献中查阅，当文献查不到时可以通过计算得到。目前色谱定量的方法很多，广泛使用的有归一化法、内标法、外标法等。

1. 归一化法　当试样中所有组分在检测器上都有响应信号，并在色谱图上都能出现色谱峰，可以用此法计算各待测组分的含量。

2. 内标法　将一定量的纯物质作为内标物，加入到准备称取的试样中，根据被测物和内标物的质量及在色谱图上相应的峰面积比，求出某组分的含量。

3. 外标法　首先利用待测物质的纯物质制作标准曲线，然后在相同的色谱操作条件下，分析待测试样，从色谱图上测出试样的峰面积或峰高，根据标准曲线计算出待测组分的含量。该法操作简单、不需要测定校正因子，是目前最常用的定量方法。该方法结果的稳定性取决于进样的重现性和色谱操作条件的稳定性。

（三）气相色谱的基本操作步骤

由于目前市场上的气相色谱仪来自不同厂家，同一厂家也具有不同的型号，因此没有统一的操作步骤，以下步骤为常规仪器的基本操作步骤。

1. 打开氮气、氢气、空气发生器的电源开关，调整输出压力。

2. 将色谱仪气体净化器的氮气开关转到"开"的位置，观察色谱柱的压力上升情况，待其稳定后打开色谱仪的电源开关。

3. 设置柱箱、进样器、检测器等各工作部的工作温度，以及设定需要的分析条件。

4. 待检测器温度稳定后，打开净化器上的氢气、空气开关阀到"开"的位置，待其压力稳定后按住点火开关点火。

5. 打开电脑及工作站，打开方法文件，待基线稳定后进样并同时点击启动按钮，然后进行色谱数据分析，分析结束后点击停止按钮，保存数据。

6. 关机程序：首先关闭氢气和空气气源，然后使氢火焰检测器灭火，再将柱箱、进样器和检测器等工作部件的温度设置到常温，待温度稳定后关闭色谱仪电源，最后关闭氮气。

（四）气相色谱应用实例

通过气相色谱同时检测人唾液中 7 种短链脂肪酸含量。

1. 仪器耗材　气相色谱仪、毛细管柱、超声仪、高速离心机、万分之一电子天平、称量匙、称量纸、烧杯、玻璃棒、容量瓶、移液管、滴管。

2. 试剂　乙酸、丙酸、异丁酸、丁酸、异戊酸、戊酸、己酸、2- 乙基丁酸（对照品）、高纯氮气（纯度 ＞99.999%）、无水乙醇、浓盐酸，实验用水为超纯水。

3. 操作步骤

（1）标准品配制：准确称量各短链脂肪酸对照品，用 50%（V/V）乙醇溶解并定容，得到 7 种标准品的单储备液，以无水乙醇配制 2- 乙基丁酸（内标，IS）储备液。分别取各标准品储备液适量，逐级稀释，配制系列不同浓度的混合标准品溶液。

需要注意：

在称量之前要调平和预热天平，在转移溶液至容量瓶时不能漏液，在定容时眼睛要与容量瓶的刻度线保持水平，在稀释储备液时尽量使用移液管转移液体。

（2）唾液样品采集及待测溶液的制备：于早餐 1～2h 后（样品采集前 30min 以清水漱口）采集健康志愿者的唾液样品，以 14 000g 离心 10min，取上清液，−80℃保存备用。取 −80℃冻存的唾液上清样品，静置溶化后，取 500μL 置于 1.5mL 离心管中，加 500μL 乙醇溶液［含 1%（V/V）浓盐酸及相应浓度的内标物］，涡旋混匀，14 000g 离心 10min，取上清液直接进行气相色谱分析。

需要注意：

使用浓盐酸时一定要戴好手套、口罩和护目镜，避免液体飞溅灼伤皮肤。

（3）气相色谱条件：色谱柱程序升温：初始温度 50℃保持 1min，以 15℃/min 升至 120℃，以 5℃/min 升至 170℃，以 15℃/min 升至 240℃ 后保持 3min；进样口温度：250℃；氢火焰离子化检测器（FID）温度：250℃；进样体积：5μL，分流比 50∶1；载气：高纯氮气（纯度＞99.999%），流速：1.0mL/min；尾吹气：高纯氮气（纯度＞99.999%），流速：30mL/min；氢气流速：47mL/min；空气流速：400mL/min。

（4）结果分析：将混合标准品溶液逐级稀释成系列标准品溶液，以标准品浓度 x（μg/mL）为横坐标，以对照品与内标物的峰面积比值 y 为纵坐标，绘制标准曲线。通过对待测样品进行气相色谱分析，得到待测样品中各短链脂肪酸浓度。

需要注意：

（1）使用高压气瓶，在开关减压阀和开关阀时，动作一定要缓慢。使用时，应先旋动开关阀，后开减压阀；使用结束，应先关闭开关阀，放尽余气后，再关减压阀。两者都要关闭，切不可只关闭开关阀或减压阀。

（2）使用前，应检查气体纯化装置是否需要更换，保证无堵塞，连接点密封良好，无漏气。

（3）气相色谱分析中，汽化室的温度应比使用的最高柱温高 10～50℃，以保证样品全部汽化。

（4）进样量和进样速度也会影响色谱柱效率，进样过大造成色谱柱超负荷，过慢会使色谱峰加宽，影响分离效果。要保证进样适量，快进快出，进样注射器用前用后要清洗干净。

（5）在绘制标准曲线时可以配制 7～8 个浓度的标准品溶液，气相色谱分析后可以选择 5～7 个点绘制曲线。

第二节　液相色谱

气相色谱法具有分离效能好、分析速度快和灵敏度高等优点，但该方法仅能分析在操作温度下能汽化而不分解的物质。据统计，在已知化合物中能直接进行气相色谱分析的化合物约占 15%～20%。而对于热不稳定、难挥发和高沸点的化合物，如高聚物、蛋白、DNA 等，很难用气相色谱法分析。基于此，高效液相色谱法得到了高速发展的机会，现已成为色谱法中应用最广的一类方法。本节将重点介绍液相色谱法基本理论、组成部件、潜在的应用及基本操作步骤。

一、高效液相色谱法的基本理论

在经典的液体柱色谱法基础上，采用高压泵、高效固定相和高灵敏度检测器，同时引入气相色谱理论发展起来的柱色谱技术称为高效液相色谱法（high performance liquid chromatography，HPLC）。其特点是色谱柱可以反复使用、流动相可选择范围宽、分析速度快、流出组分容易收集、分离效率高、灵敏度高、应用范围广、操作自动化。

（一）液相色谱的速率方程

Giddings 等提出的液相色谱速率方程如下：$H=H_e+H_d+H_s+H_m+H_{sm}$，其中，H 为踏板高度，H_e，H_d，H_s，H_m，H_{sm}，分别为涡流扩散项、纵向扩散项、固定相传质阻力项、流动相传质阻力项和滞留流动相传质阻力项。

1. 涡流扩散项　其含义与气相色谱法相同，减小 H_e 可提高液相色谱柱的柱效，可采用减小粒度和提高柱内填料装填的均匀性。

2. 纵向扩散项　试样中组分在流动相带动下通过色谱柱时，由于组分分子本身的运动引起的纵向扩散导致色谱峰展宽。

（二）高效液相色谱法分类

根据分离机制的不同，高效液相色谱法可分为以下几种主要类型：液液分配色谱法、液固吸附色谱法、离子交换色谱法等。

1. 液液分配色谱法 顾名思义，流动相和固定相都是液体，因试样组分在固定相和流动相之间的相对溶解度存在差异而在两相间进行不同的分配而得以分离。根据固定相和流动相的极性差别，液液分配色谱可分为正相色谱和反相色谱法两类。正相色谱法的流动相极性小于固定相，反之为反相色谱法。

2. 液固吸附色谱法 流动相为液体，固定相为固体吸附剂，根据吸附作用不同而进行分离的方法。

3. 离子交换色谱法 以离子交换树脂为固定相，其上可电离的离子与流动相中具有相同电荷的溶质离子进行可逆交换，根据试样对交换剂具有不同的亲和力而得以分离的方法。

二、高效液相色谱法的基本组成

尽管目前高效液相色谱仪的种类繁多，但典型的高效液相色谱仪由以下几个部分组成：高压泵、梯度洗脱装置、进样装置、色谱柱和检测器。

（一）高压泵

由于色谱柱很细，填充剂粒度小，因此色谱柱的阻力很大，要达到高效快速的分离，就需要提供很高的柱前压力，以便获得高速的液流。高压泵通常可以分为恒压泵和恒流泵。

（二）梯度洗脱装置

梯度洗脱就是在一个分析周期中，按照一定的比例调整流动相中溶剂的组成，以便使各组分都在适宜的条件下获得分离，其所起的作用相当于气相色谱中的程序升温。

（三）进样装置

进样装置和方式对柱效和重现性有很大的影响，常用的进样装置有以下两种：注射器进样，试样用微量注射器穿过密封的弹性隔膜注入柱子，但只能在低压或停流状态下使用，重现性差且易漏液；六通进样阀，可在不停止流动相流动的同时直接向压力系统内进样，进样准确，重现性好。

（四）色谱柱

色谱柱由柱管和固定相组成，柱管大部分为不锈钢。色谱柱按规格可分为分析型和制备型。色谱柱的柱效主要取决于填料的性能和装柱技术，液相色谱的装柱技术通常分为干法、半干法和湿法 3 类。

（五）检测器

常用的检测器有紫外线检测器、荧光检测器、示差折光检测器、电化学检测器、化学发光检测器和蒸发光散射检测器等。

三、高效液相色谱固定相和流动相

高效液相色谱分离中，色谱柱固定相及填充技术是保证色谱柱的高柱效和高分离度的关键，当流动相选定后，流动相对分离的影响有时比固定相还要大，而且可供选用的流动相也宽。下面对高效液相色谱固定相和流动相做一个介绍。

（一）固定相

可分为液液分配色谱法及离子对色谱法固定、液固吸附色谱法固定相、离子交换色谱法固定相、排阻色谱法固定相、手性固定相等。

分配色谱固定相由载体（担体）与固定液构成，常用担体和固定相包括：全多孔型担体（如球形全多孔硅胶）、薄壳型微珠担体又称表层多孔型担体、无定型全多孔硅胶，目前固定相均采取化学反应反式将固定液的官能团键合在载体表面，形成化学键合固定相。按固定液（基团）与载体（硅胶表面 ≡Si—OH 基团）相结合的化学键类型可分为硅氧碳键型（≡Si—O—C）、硅氮键型（≡Si—N）、硅碳键型（≡Si—C）和硅氧硅碳型（≡Si—O—Si—C），Si—O—Si—C 键型稳定性好，容易制备，是目前应用最广的键合相，按极性可分为非极性、中等极性与极性 3 类（表 10-1）；液固吸附色谱法固定相所用吸附剂有硅胶、氧化铝、聚酰胺、高分子多孔微球等，仍可分为球形、无定型全多孔和薄壳微珠等；离子交换色谱法固定相采用离子型键合相，将离子交换集团键合在担体表面，担体可分为薄壳型微珠和全多孔微粒硅胶，离子键合基团可分为阳离子键合相（酸性，如磺酸型—SO_3H）和阴离子键合相（碱性，如季铵盐型—NR_3Cl）；排阻色谱法固定相是具有一定孔径范围的多孔型凝胶，包括软质凝胶（如葡聚糖凝胶、琼脂糖凝胶、聚丙烯酰胺凝胶等，水作流动相）、半硬质凝胶（常由苯乙烯和二乙烯苯共聚交联，以非极性溶剂作流动相）、硬质凝胶（如多孔硅胶、多空玻珠）；手性固定相，常用的包括 π-氢键型键合相（Pirkle 手性固定相）和环糊精。

表 10-1　各类型化学键合相的特点

键合相极性	键合基团	试样极性	流动相	色谱类型	常用型号
非极性	—C_{18}	低极性	甲醇-水、乙腈-水	反相	YWG-C_{18}
		中等极性	甲醇-水、乙腈-水	反相	YQG-C_{18}
		高极性	水、甲醇、乙腈	反相离子对	Nucleosil C_{18}
	—C_8	中等极性	甲醇-水、乙腈-水	反相	YWG-C_8
		高极性	甲醇、乙腈、水	反相	Zorbox-C_8
中等极性	醚基	低极性	甲醇-水、乙腈-水	反相	YWG-ROR'
		高极性	正己烷	正相	Permaphase-ETH
极性	—NH_2	中等极性	异丙醇	正相	YWG-NH_2
					Nucleosil-NH_2
	—CN	中等极性	乙腈、正己烷	正相	YWG-CN
		中等极性	甲醇-水	反相	YQG-CN
		高极性	水、缓冲溶液	反相	Nucleosil-CN
其他	—SO_3^-	高极性	水、缓冲溶液	阴离子交换	YWQ-SO_3H
	—NR_3^+	高极性	磷酸缓冲液	阴离子交换	$YWQR_3NCl$

（二）流动相

一般选择流动相，应满足对样品有一定溶解度，适用于所选检测器，化学惰性好，低黏度，纯度高，使用安全、毒性低、对环境友好的条件。

液液分配色谱中，如在正相色谱中，先选择中等极性的溶剂做流动相，若组分的保留时间太短，表示溶剂的极性太大，改用低极性或非极性的溶剂，若保留时间太长，则可选择极性在上述两种溶剂之间的溶剂再进行试验，选定最适宜溶剂。而在反相色谱中，情况则相反。常见溶剂极性参数 P'（表 10-2）。

表 10-2　常见溶剂的极性参数 P' 与选择性分组

溶剂	P'	溶剂强度 ε^0
正戊烷	0.0	
正己烷	0.1	0.00
1-氯丁烷	1.0	
四氯化碳	1.6	0.11
甲苯	2.4	
苯	2.7	
异丙醚	2.4	
乙醚	2.8	0.38
二氯甲烷	3.1	0.32

溶剂	P'	溶剂强度 ε^0
异丙醇	3.9	0.63
正丙醇	4.0	
四氢呋喃	4.0	0.35
氯仿	4.1	0.26
乙醇	4.3	
乙酰乙酯	4.4	0.38
甲乙酮	4.7	
丙酮	5.1	
甲醇	5.1	0.73
乙腈	5.8	0.50
乙酸	6.0	20.73
甲酰胺	9.6	
水	10.2	20.73

液固吸附色谱中，常用 ε^0 来定量表示溶剂强度，即其洗脱能力，通常吸附色谱使用二元混合溶剂做流动相，可使溶剂强度随其组分成连续改变，而且保持溶剂的低黏度。因吸附色谱分离机制和薄层色谱相同，可以薄层色谱作先导试验来确定液固色谱的最优分离条件。离子交换色谱流动相常用含盐的水溶液（缓冲溶液），有时加入适量的有机溶剂如甲醇、乙腈等，以增加某些组分的溶解度，溶剂强度和选择性与盐的类型、浓度、pH 以及加入的有机溶剂的种类和浓度有关。

四、高效液相色谱法的潜在应用

高效液相色谱法适用于分析高沸点不易挥发的、受热不稳定易分解的、不同极性、分子量大的有机化合物，天然产物及高分子化合物等。高效液相色谱法只要求样品能制成溶液，不受样品挥发性的限制，固定相的种类繁多，流动相可选择的范围宽，因而可以分离热不稳定和非挥发性的，离解的和非离解的各种分子量范围的物质。由于高效液相色谱法具有高分辨、速度快、高灵敏度、色谱柱可以反复利用，流出组分非常容易收集等优点，因此在医药研究、食品分析、生物化学、环境分析、无机分析等各种领域都具有广泛的应用。此外，高效液相色谱也可和红外光谱、质谱、核磁共振等仪器进行联用，是目前用于解决复杂体系样品最有力的方法。

（一）高效液相色谱法的基本操作

1. 根据需要选择不同的滤膜对流动相进行过滤，一般为有机相和水相，常用的滤膜孔径为 0.22μm 和 0.45μm。

2. 对过滤后的流动相进行大约 10 ~ 20min 的超声脱气。

3. 用流动相冲洗平衡色谱柱，待仪器稳定基线平稳后方可进行进样测试。

4. 选择所需的流动相对样品进行梯度洗脱，分离收集待测的样品。

5. 样品测试结束后，用流动相清洗平衡色谱柱，最后用有机相保护色谱柱。

6. 关计算机，然后关液相色谱。

（二）高效液相色谱应用实例

唾液中富组蛋白的定量测定。

1. **仪器耗材** 高效液相色谱仪（附紫外检测器）、微量注射器、C_{18} 反相柱、移液管、容量瓶、富组蛋白标准物质、0.01mol/L 磷酸盐缓冲溶液（pH 2.5）、0.01mol/L 磷酸盐缓冲溶液（pH 3.5）。

2. **操作步骤**

（1）标准品配制：用 0.01mol/L 磷酸盐缓冲溶液（pH 2.5）1.0mL 溶解适量富组蛋白的标准物质，准确吸取不同体积的富组蛋白标准储备液，用 0.01mol/L 磷酸盐缓冲溶液（pH 2.5）稀释为不同浓度的标准应用液，分别取 20μL 进样测定。

需要注意：

在转移溶液至容量瓶时不能漏液，在定容时眼睛要与容量瓶的刻度线保持水平，在稀释储备液时尽量使用移液管转移液体。

（2）唾液样品采集及待测溶液的制备：唾液样品收集后，用 0.01mol/L 磷酸盐缓冲溶液（pH 2.5）适度稀释，以 10 000g 离心 5min，取上清液直接进样测定。

（3）色谱条件：流动相：0.01mol/L 磷酸盐缓冲溶液（pH 3.5）；柱温：25℃；流速：1mL/min；检测波长：276nm。

（4）结果分析：以标准溶液浓度 x（μg/mL）为横坐标，峰面积 y 为纵坐标，绘制标准曲线或线性回归。通过对待测样品进行高效液相色谱分析，得到待测样品中富组蛋白浓度。

需要注意：

（1）流动相必须用 HPLC 级的试剂，使用前过滤除去其中的颗粒性杂质和其他物质（使用 0.45μm 或更细的膜过滤）。

（2）使用前后都要对微量进样器进行清洗。

（3）更换流动相时，应通过程序控制比例过渡更换，不要直接从一种流动相更换到另一种流动相，否则可能会导致压力过大，损坏仪器。

（4）进样前要进行流动相的清洗，待基线稳定后再进样检测。要保证进样适量，快进快出，否则会影响分离效果。

（5）样品应溶解在相应的洗脱流动相中。

（6）在使用过程中，尽量避免出现气泡，否则会影响分离效率，损坏仪器。

（7）要注意色谱柱的 pH 值使用范围，不得注射强酸强碱样品，特别是碱性样品。

（8）使用缓冲溶液时，实验完毕后应继续使用缓冲溶液或者去离子水，再用有机溶剂进行充分清洗。

（9）长时间不用色谱柱，应用有机溶剂填充，并取下用堵头封存，切忌用水填充保存，否则会造成柱子长霉损坏。

（10）对于反相色谱柱，应特别注意按照色谱柱标识的流动相流动方向使用，且绝对不能进蛋白质等大分子生物样品。

评述：

色谱法是一种重要的分离技术，其具有分离效率高、分析速度快、灵敏度高等优点，非常适用于口腔医学研究中样本数量少、成分含量低的特点，因此在口腔医学领域应用较为广泛。根据不同的分类原理可以将色谱法分为不同的类型，本章重点介绍实验广泛应用的两种色谱分离方法：气相色谱和液相色谱，两种方法具体的优缺点如下，大家可根据需要选择不同的方法进行分析。

气相色谱法优点：样品选择面宽，可以分析低含量的气体和液体；分析速度快，在很短的时间内分离出含有几十种甚至上百种组分的混合物；选择性高，分离性质极为相近的同位素和同分异构体；维护成本低，不需要天天清洗。缺点：适用于沸点在 500℃ 以下、相对分子质量在 400 以下且具有良好的热稳定性的物质，但是据统计在已知化合物中能直接进行气相色谱分析的化合物约占 15%~20%。而对于热不稳定、难挥发和高沸点的化合物，如蛋白、DNA 等，无法进行分析。

液相色谱法优点：适用范围广，不受试样的热稳定性和挥发性限制；流动相种类多，可以通过优化流动相达到高的分离效率；操作简单，室温下分析即可，不需高柱温和高压气体。缺点：分析成本高，需要天天清洗色谱柱，日常维护费用贵，分析时间一般比气相长。

（赵　行）

第十一章

生物大分子相互作用检测技术

　　生物大分子是生物体细胞的重要组成部分，包含了核酸、蛋白质、多糖及脂类等多种类型，相对于小分子物质，这些生物大分子大多具有复杂的分子结构，而恰是这些复杂的结构决定了其复杂的功能。核酸类大分子是负责生命体遗传信息承载和传递的核心组分，是生命的最基本物质之一；蛋白质是构成细胞、组织的基本成分之一，参与了生命体各种形式的活动，是生命活动的主要承担者和体现者。因此，对以核酸、蛋白质为代表的生物大分子的研究是研究生命活动的核心之一，是当下生命科学及医学研究领域中不可或缺的核心部分。

　　在本章节中，我们将阐述当下研究核酸 DNA 及蛋白质相互作用的几种常见方法，包括研究蛋白质之间相互作用的免疫共沉淀、酵母双杂交技术，以及研究蛋白质和染色质 DNA 相互作用的染色质免疫共沉淀技术。

第一节　蛋白质相互作用检测技术

　　蛋白质之间的相互作用是分子生物学研究的核心内容之一，在细胞的各类活动或进程中，单一蛋白质功能的发挥往往依赖于和其他蛋白质的相互作用。因此，破坏蛋白质分子之间的相互作用是阻断蛋白分子功能、分子靶向治疗各类疾病的重要手段。在本节中，我们将阐述两种经典且常用的实验室检测蛋白质相互作用的技术方法，即免疫共沉淀和酵母双杂交。

一、免疫共沉淀技术

　　在多种多样且不断发展的检测蛋白质分子之间相互作用的技术手段中，免疫共沉淀（co-immunoprecipitation，Co-IP）技术是最经典且最常用的方法。它可以用来检测和发现全新的蛋白质分子之间的相互作用，也可以用于确认蛋白质分子之间是否存在相关联的物理作用力。虽然 Co-IP 技术早在数十年前就被建立，但是由于其高度可重复性、易操作性及其成本的相对低廉性，仍被认为是最高效的检测蛋白分子间相互作用的技术方法。

　　Co-IP 是建立在免疫沉淀（immunoprecipitation，IP）技术上的拓展性应用之一。首先，利用非变性细胞裂解液裂解细胞，确保细胞内完整的蛋白质分子之间的相互作用不会被破坏。其次，利用已知蛋白的特异性抗体从细胞全蛋白裂解液中分离出目标蛋白质复合物。最后，通过蛋白质印迹（western blot，WB）技术检测所分离蛋白复合物中的其他蛋白成分，从而确定蛋白质分子之间是否存在直接或间接的相互作用。

（一）仪器耗材

　　低温高速离心机、涡旋振荡器、金属浴加热器、旋转仪（rotator）及 WB 所需仪器。细胞培养皿、一次性细胞刮、EP 管、磁力吸附器（如磁铁，配合磁珠使用）、各规格移液器一套、各规格移液器枪头一套。

（二）试剂

　　细胞培养相关试剂、PBS（phosphate-buffered saline）、IP 细胞裂解液（25mMTris-HCl pH 7.4，150mM NaCl，1mM EDTA，1% NP-40，5% Glycerol）、

蛋白浓度测定相关试剂、SDS 蛋白上样缓冲液（loading buffer）、蛋白 A/G 琼脂糖珠或磁珠及其他 WB 所需试剂等。

（三）实验步骤

1. 细胞裂解

（1）清洗：移除细胞培养液，用预冷的 PBS 清洗 2 次，并尽可能去除残留的 PBS。

（2）细胞收集：直接在培养皿中加入适当体积的预冷 IP 细胞裂解液（每 10^7 个细胞需约 1mL 裂解液），使用一次性细胞刮尽可能多的收集细胞，并转移至 1.5mL EP 管中，置于冰上短暂保存。

（3）细胞裂解：待全部样本收集完毕，涡旋振荡致细胞裂解置于冰上裂解孵育 20~30min，并每 10min 涡旋振荡一次，确保细胞充分裂解。

（4）裂解产物收集：在 4℃条件下，使用 14 000g 的转速离心 20min，收集并转移上清至新的 EP 管中。

（5）裂解产物处理：测定蛋白浓度，预留 5%~10% 的细胞裂解产物作为 Input 备用，在 Input 组中加入适当比例的 SDS 上样缓冲液后于 100℃煮沸 3~5min，室温冷却后于 -20℃保存。

需要注意：

所收集的细胞裂解产物可在分装后存于 -80℃，避免反复冻融，或置于冰上短暂保存。

2. 目标蛋白复合物的分离

（1）初级抗体结合：在剩余的细胞裂解产物中，根据蛋白浓度取相同量的总蛋白置于新的 EP 管中，加入适量特异性结合已知目标蛋白 A 的初级抗体（primary antibody）。在 4℃环境条件下，置于缓慢旋转的旋转仪（rotator）上孵育至少 2h 或过夜。

（2）蛋白 A/G 珠或磁珠准备：取适量（每个样本约需 20~30μL）的 Protein A/G 琼脂糖珠（agarose beads）或磁珠（magnetic beads），加入 600μL 新鲜的 IP 细胞裂解液，轻轻颠倒几次。琼脂糖珠使用 6 000g 离心 5min，磁珠则置于磁力吸附器上静置 5min。

（3）清洗：确认琼脂糖珠或磁珠沉降至 EP 管底部后，小心移除上清液。再重复上述步骤漂洗 2 次。

（4）沉淀混合液制备：在最后一次漂洗完成后，使用适量 IP 细胞裂解液重悬琼脂糖珠或磁珠（每个样本 50μL）。并依次加入至制备好的初级抗

体 - 目标蛋白复合物中，轻轻颠倒混匀几次。

（5）蛋白沉淀：在 4℃环境下，置于缓慢旋转的旋转仪（rotator）上孵育 2 ~ 4h。

（6）IP 产物收集：孵育完成后，将 EP 管置于冰上，静置 5min。之后使用 6 000g 离心琼脂糖珠 5min，或使用磁力吸附器沉降磁珠 5min。

（7）清洗：确认琼脂糖珠或磁珠沉降至 EP 管底部后，小心移除上清液体。加入 600μL 新鲜的 IP 细胞裂解液，轻轻颠倒几次清洗 Beads，之后使用 6 000g 离心琼脂糖珠 5min，或使用磁力吸附器沉降磁珠 5min。重复清洗 Beads 共 3 次。最后一次清洗完后，尽可能去除残留的液体。

需要注意：

在尽可能不损失 Beads 的情况下，尽量去除残留液体，以免产生较高的背景条带干扰实验结果。

（8）IP 产物制备：确认 Beads 沉降在 EP 管底部之后，直接加入适当体积（20 ~ 50μL）的 2 × SDS 上样缓冲液。

（9）IP 产物变性：简单的涡旋振荡混匀，快速离心，确保 Beads 存于 EP 管底部，之后于 100℃煮沸 5min。

（10）IP 产物处理：待样本冷却至室温后，使用 6 000g 离心琼脂糖珠 3min，或使用磁力吸附器沉降磁珠 5min。小心转移上清液体至新的 EP 管中待用。可存于 –20℃或置于冰上短暂保存。

3. 蛋白质分子之间相互作用的检测

WB 检测：收集制备的 Input 样本及 IP 产物后，使用蛋白质免疫印迹的方法检测目标蛋白 B 是否存在于 IP 产物中，从而判断目标蛋白 A 和 B 是否直接相互作用或存在于同一复合物中。

二、酵母双杂交技术

酵母双杂交技术（yeast two-hybrid）最早是在 1989 年由 Stanley Fields 和 Ok-Kyu Song 率先在酿酒酵母（Saccharomyces cerevisiae）中建立的利用酵母 Gal4 转录激活因子检测蛋白之间相互作用的实验技术。在之后的数十年期间，多样化、复杂化的酵母双杂交体系被建立起来，到目前为止，酵母双杂交技术仍然是实验室用来检测蛋白之间、蛋白与 DNA 之间、蛋白与 RNA 之间相互作用的有效方法之一。

酵母双杂交技术是基于人们对于真核生物转录调控机制的研究基础上建

立的。研究发现，真核生物的转录起始过程中需要转录激活因子（transcriptional activator）的参与，而转录激活因子往往是由多个结构域单元组成的，其活性依赖于结构域之间的相互作用。在诸多结构域中，DNA结合结构域（DNA binding domain，DBD）和转录激活结构域（transcription activation domain，TAD）是转录激活因子发挥功能的必需组分，且来自不同体系的DNA结合结构域和转录激活结构域也可以有效地组合发挥功能。基于以上两点理论，当目标蛋白A被融合上DNA结合结构域后，该蛋白就可以与DNA的上游激活序列（upstream activation sequence，UAS）特异性结合，然而，只有该过程的发生却无法激活目标基因的表达；此时，如果被融合了激活结构域的目标蛋白B与目标蛋白A发生相互作用，激活结构域则被同时牵引至目标基因附近，进而会激活目标基因的表达。因此，如果选用合适的报告基因（reporter gene），比如荧光素酶luciferase或绿色荧光蛋白GFP等作为目标基因，该体系则可以直观地显示目标蛋白A与目标蛋白B是否发生了相互作用。

在本章节中，我们将主要讲述酵母双杂交技术的最经典用法之一，即检测两个蛋白之间是否存在相互作用，又被称为相互作用陷阱（interaction trap）。首先，构建质粒表达系统，使DNA结合结构域融合进目标蛋白A，而转录激活结构域则融合进目标蛋白B；其次，选择具有恰当报告基因的酵母菌株；进而在选择的菌株中表达融合了转录激活因子不同结构域的目标蛋白A和B；通常，我们称含有DNA结合结构域的目标蛋白为"诱饵"（bait），而称含有转录激活结构域的目标蛋白为"猎物"（prey）。最后，在带有报告基因的酵母菌株中，目标蛋白A会随其上的DNA结合结构域结合在报告基因的转录激活区域，但是由于缺少转录激活结构域而无法启动报告基因的转录；此时，如果目标蛋白B可以与目标蛋白A发生相互作用，则B会被吸引至报告基因的转录激活区，此时，其上所带的转录激活结构域则会启动报告基因的转录，从而检测出报告基因的表达；相反，则不会检测到报告基因的表达。从而，可以直观地显示两个目标蛋白是否发生了相互作用。

（一）仪器耗材

离心机、EP管、30℃恒温孵箱、恒温水浴锅、涡旋振荡器、摇床、吸光度检测仪、酵母培养皿、酵母培养锥形瓶、各规格移液器一套、各规格移液器枪头一套。

（二）试剂

载体DNA（carrier DNA）、载体质粒pGBGT7g、载体质粒pGADT7g、

单倍体酵母菌株 AH109、Y187、LiAc、40% PEG、Leu2、Trp1、3-TA、YEPAD 固体培养基、液体培养基、选择性培养基。

主要试剂的配制方法如下。

（1）LiAc 溶液：0.1mol/L LiAc，0.1mol/L Tris-HCl，10mmol/L EDTA（pH 7.5）。

（2）YEPAD 固体培养基：1% 酵母提取物，2% 蛋白胨，2% 葡萄糖，0.01% 腺嘌呤半硫酸盐，1.6% 琼脂糖。

（3）YEPAD 液体培养基：1% 酵母提取物，2% 蛋白胨，2% 葡萄糖，0.01% 腺嘌呤半硫酸盐。

（4）YEPAD 固体选择培养基：0.17% 酵母氮碱不含氨基酸，0.5% 硫酸铵，2% 葡萄糖，1.5% 琼脂糖，以及相应浓度的 Leu2、Trp1 或 3-TA。

（5）YEPAD 液体选择培养基：0.17% 酵母氮碱不含氨基酸，0.5% 硫酸铵，2% 葡萄糖，以及相应浓度的 Leu2、Trp1 或 3-TA。

（三）实验步骤

1. 质粒构建（本部分可详见第五章）

（1）在 pGBGT7g 质粒载体上插入目标蛋白 A 作为"诱饵"质粒（bait plasmid），同时留空白质粒作为实验对照组。

（2）在 pGADT7g 质粒载体上插入目标蛋白 B 作为"猎物"质粒（prey plasmid），同时留空白质粒作为实验对照组。

2. "诱饵"质粒的酵母转化（transforming yeast）

（1）单倍体酵母菌株复苏：取适量的 AH109、Y187 酵母菌株，分别加入到含有 10mL YEPAD 液体培养基的锥形瓶中，在 30℃孵箱中 200r/min 匀速摇动，连续培养 16~18h。

（2）菌株稀释：待复苏培养结束，测定培养液在 OD600 的吸光度。后用新鲜的 YEPAD 液体培养基稀释酵母培养液至适当浓度（OD600 的吸光度值约为 0.2~0.3）。

（3）菌株扩增：稀释的菌株培养液继续在 30℃孵箱中 200r/min 匀速摇动培养 3~4h，测定菌液 OD600 的吸光度值约为 0.5~1.0 为宜。

（4）菌株沉淀及清洗：700g 离心力在室温环境简单离心 5min，去除上清液，后加入 5~10mL 无菌水清洗一次，700g 转速再次离心 5min 后去除上清液。

（5）菌液重悬：使用 1mL 0.1mol/L LiAc 溶液重悬酵母菌液，并置于冰上孵育 15min。

（6）感受态酵母菌液制备：LiAc 孵育后，350g 简单离心 1min，去除上清，使用 1mL 新鲜的 0.1mol/L LiAc 溶液再次重悬酵母菌液，置于冰上孵育 15～20min 备用。

（7）转化混合液制备：在 2mL 40% PEG 中加入 50μL 10mg/mL 的载体 DNA（carrier DNA），涡旋振荡至少 30s。之后加入 200μL 新鲜制备的感受态酵母菌液，涡旋振荡 1min 混匀。

（8）质粒转化体系制备：取 100～200μL 上述转化混合液，加入 100ng 构建好的"诱饵"质粒和"猎物"质粒，同时准备实验对照组，包括阴性对照只含有载体 DNA，阳性对照含有空载质粒。转化体系制备完后，轻轻的涡旋振荡 3～4min 充分混匀。

（9）30℃孵育：充分混匀的转化体系置于 30℃孵箱中 100r/min 缓慢摇动培养 45min。

（10）42℃孵育：30℃孵育完后，直接转至 42℃恒温水浴锅中孵育 30min。

（11）离心：孵育完后，700g 室温离心 10min，除去上清液。

（12）选择性培养：用 50μL 无菌水重悬酵母菌液，滴加菌液至选择性固体培养基中，涂匀后置于 30℃孵育 2～3 天。

3. "诱饵"转化体（bait transformants）的自我激活检验

（1）"诱饵"克隆菌落制备：挑取上述步骤 2.（12）中"诱饵"酵母的菌落，均匀涂于新的选择性固体培养基中，30℃孵育 1～2 天，待形成小的菌落后备用。

（2）空载"猎物"质粒扩增：取上述步骤 2.（12）中制备好的含有空载"猎物"质粒的转化体的菌株加入到 5mL YEPAD 液体培养基中，在 30℃孵箱中 200r/min 匀速摇动培养 16～18h。

（3）酵母交配（mating）：蘸取所培养的液体空载"猎物"菌液，小心涂抹于培养皿中"诱饵"酵母所形成的菌落表面。并在 30℃孵箱中连续培养 36～48h，待酵母菌交配完成。

（4）二倍体酵母的筛选：挑取交配完成后的菌落，均匀涂布于含有两种选择抗性（Leu2 和 Trp1）的固体培养基上，在 30℃孵箱中连续培养 2～3 天，待交配完成的二倍体酵母形成直径约 1mm 的菌落。

（5）检测 *HIS3* 报告基因的活性：制备新鲜的含有两种选择抗性（Leu2 和 Trp1）的固体培养基，并加入不同浓度的（0、1、3、5、10mmol/L 等）*His3* 报告基因的抑制剂 3-AT，并将二倍体酵母菌落均匀涂布其上。

（6）3-TA 筛选浓度确定：涂好的培养基于 30℃孵箱中连续培养约 1 周，筛选出可以抑制菌落生长的 3-TA 的最低浓度。

4. 目标蛋白相互作用的检测

（1）"诱饵"菌液制备：分别挑取"诱饵"菌落及其空载"诱饵"菌落，

加入到 YEPAD 液体培养液中，于 30℃孵箱中 180r/min 摇动培养 16～18h。

（2）"猎物"菌液制备：分别挑取"猎物"菌落及其空载"猎物"菌落，加入到 YEPAD 液体培养液中，于 30℃孵箱中 180r/min 摇动培养 16～18h。

（3）酵母混合：以 1:1 的比例混合"诱饵"酵母与"猎物"酵母，同时完成不同空载酵母与"诱饵"或"猎物"酵母的混合。

（4）离心：各种组合混合完成后，3 000g 转速离心 3min，去除上清。

（5）重悬与交配：使用 100μL 新鲜的 YEPAD 培养液重悬酵母沉淀，之后均匀涂布于不含筛选药物的 YEPAD 固体培养基上，于 30℃孵箱中培养 6h。

（6）二倍体酵母收集：孵育完成后，用无菌水清洗 2 次培养皿，收集清洗液后 3 000g 转速离心 3min 收集交配完成的酵母细胞。

（7）清洗：用无菌水重悬酵母沉淀，吹打几次后，3 000g 转速离心 3min，去除上清液。

（8）重悬与接种：用含有适宜浓度 3-TA 的双选择性（Leu2 和 Trp1）液体培养基重悬酵母沉淀，后取适量体积悬液接种于含有 3-TA、Leu2 和 Trp1 的固体培养基中，于 30℃孵箱中培养 4～7 天。

（9）确定目标蛋白之间的相互作用：通过培养皿中各种组合菌落的形成情况，判断目标蛋白之间是否发生了相互作用。

需要注意：

研究人或小鼠等哺乳动物细胞蛋白质的相互作用时，经酵母双杂交实验初步筛选具有潜在相互作用的蛋白质后，建议在小鼠细胞或人类细胞中使用 Co-IP 技术进行进一步验证。

第二节　染色质免疫共沉淀技术

染色质 DNA 与蛋白质的相互作用参与并促进了多种多样的细胞进程。而在 20 世纪 80 年代建立起来的染色质免疫共沉淀技术（chromatin immunoprecipitation, ChIP）一直以来都是研究 DNA 与蛋白质或修饰后蛋白质相互作用的重要技术手段，在探索基因表达、组蛋白修饰及转录调控的分子机制过程中发挥重要作用。ChIP 不仅可用于确定作用于同一段 DNA 区间上的多种不同蛋白质，也可以用于确定同一蛋白质所作用的不同 DNA 区间；其次，ChIP 还可以用以检测特定蛋白质 -DNA 相互作用的时间和空间关系；此外，ChIP 还可用于研究组蛋白及其修饰型组蛋白在转录调控、DNA 复制、DNA 损伤修复等多细胞进程中的作用和分子机制，也是表观遗传学研究重要的技术手段。

基于 ChIP 研究细胞内 DNA 与蛋白质相互作用的目的，首先，活细胞在被收集之前必须经过 37% 甲醛的固定处理，且其被甲醛固定的 DNA- 蛋白质的相互作用在一定条件下是可恢复的；其次，在收集并裂解细胞后，利用超声处理或酶切手段将细胞染色质剪切成实验所需求的小片段；进一步，基于免疫沉淀原理，利用目标蛋白特异性的抗体分离细胞裂解液中特定的 DNA-蛋白质复合物，并恢复之前被甲醛所固定的 DNA- 蛋白质相互作用，进而纯化所分离出的 DNA 成分；最后，通过 PCR、qPCR、dot blot、southern blot、microarray、sequencing 测序等多种技术手段完成对实验目的的分析。

（一）仪器耗材

低温高速离心机、恒温水浴锅、金属浴加热器、涡旋振荡器、超声波破碎仪、磁力吸附器、DNA 浓度测定仪器、各规格移液器一套、各规格移液器枪头一套、细胞培养皿、一次性细胞刮、EP 管。

（二）试剂

PCR 产物纯化试剂盒、细胞培养相关试剂、PBS、37% 甲醛、1.25mol/L 甘氨酸溶液、蛋白酶抑制剂、磷酸酶抑制剂、swelling 细胞膨胀缓冲液、MNase 酶及其酶切缓冲液、EDTA、Triton-X-100、RNase A、蛋白酶 K（proteinase K）、低盐清洗液、高盐清洗液、LiCl 清洗液。

主要试剂配制：

（1）ChIP 细胞裂解液：10mmol/L Tris-HCl（pH 8.0），100mmol/L NaCl，1mmol/L EDTA，0.5mmol/L EGTA，0.1% Na-Deoxycholate，0.5% N-Lauroylsarcosine。

（2）Swelling 细胞膨胀缓冲液：5mmol/L PIPES（pH 8.0），85mmol/L KCl，0.5% NP-40。

（3）微球菌核酸酶（MNase）酶切缓冲液：10mmol/L Tris-HCl（pH 7.4），15mmol/L NaCl，60mmol/L KCl，0.15mmol/L Spermine，0.5mmol/L Spermidine。

（4）低盐清洗液：0.1% SDS；1% Triton X-100；2mmol/L EDTA；20mmol/L Tris-HCl，pH 8.1；150mmol/L NaCl。

（5）高盐清洗液：0.1% SDS；1% Triton X-100；2mmol/L EDTA；20mmol/L Tris-HCl，pH 8.1；500mmol/L NaCl。

（6）LiCl 清洗液：0.25mol/L LiCl；1% NP-40；1% deoxycholate；1mmol/L EDTA；10mmol/L Tris-HCl，pH 8.1。

（三）实验步骤

1. 细胞交联固定及收集

（1）固定及交联（fixation and cross-linking）：取培养中的细胞，确定培养基的体积后，直接加入适当体积的 37% 甲醛，并使甲醛的最终浓度为 1%。轻轻摇匀后，置于室温孵育 10min。

（2）终止交联（quench cross-linking）：往细胞培养液中加入适当体积的 1.25mol/L 甘氨酸（10×），并使最终浓度为 0.125mol/L（1×）。轻轻摇匀，室温孵育 5min。

（3）细胞清洗：移除细胞培养液，用预冷的 PBS 清洗 2 次。

（4）细胞收集：在预冷的 PBS 中加入蛋白质抑制剂和磷酸酶抑制剂，在每个培养皿中加入 2~3mL PBS，使用一次性细胞刮收集细胞，并转移至 15mL 离心管中。在培养皿中另加入 2~3mL PBS，清洗后收集至同一 15mL 离心管中。

（5）离心及保存：置 15mL 离心管于 4℃低温离心机中，2 000r/min 转速离心 10min，离心完后尽可能移除 PBS。收集的细胞可置于冰上短暂保存以待裂解，或直接置于干冰上快速冷冻后存于 -80℃。

2. 细胞裂解及染色质处理

（1）细胞膨胀：在 swelling 膨胀液中加入蛋白酶抑制剂和磷酸酶抑制剂，加入 5mL 膨胀液处理所收集的细胞。轻轻吹打混匀，简单的涡旋振荡后置于冰上孵育 10min。

（2）离心：4℃低温离心机中，1 500r/min 转速离心 10min，后去除上清液。

（3）酶切处理：在 MNase 酶切缓冲液中配制终浓度为 0.2U/μL 的 MNase 酶切混合液，并用 300~500μL 该酶切混合液重悬细胞沉淀。轻轻吹打均匀后，置于 37℃恒温水浴锅中孵育 30~45min。

（4）终止酶切：加入适当体积 0.5mol/L EDTA，使其终浓度为 50mmol/L，简单的涡旋振荡混匀后置于冰上孵育 5min。

（5）离心：13 000g 高速离心 5min，尽可能去除上清液。

（6）胞核裂解：用 250~500μL 添加有蛋白酶抑制剂和磷酸酶抑制剂的细胞裂解液重悬细胞沉淀，涡旋振荡混匀后置于冰上孵育 10min。

（7）超声处理：使用超声波破碎仪处理裂解后的细胞悬液，且全过程置于冰上，尽可能保持低温，采用超声处理 15s，静置 45s 的方式循环处理，根据实际条件和需求处理 10~15 个循环。

（8）离心：在超声处理完的裂解液中加入终浓度为 1% 的 Triton-X-100，简单混匀后在 4℃低温条件下 10 000g 转速离心 10min。

（9）裂解液收集：待离心完后，小心转移上清液至新的 EP 管中，可根

据需求分管存于 −80℃，也可置于冰上短暂保存待后续操作。

3．DNA 片段大小确定及浓度测定

（1）RNaseA 处理：取 30 ~ 50μL 超声后裂解液，加入终浓度为 0.2mol/L 的 NaCl 及 1μL RNase A（10mg/mL），吹打混匀后置于 37℃恒温水浴锅中孵育 30min。

（2）蛋白酶 K 处理：简单离心后，加入终浓度为 100μg/mL 的蛋白酶 K（proteinase K），吹打混匀后置于 60℃摇动孵育 1h。

（3）DNA 纯化：采用 PCR 产物纯化试剂盒提纯 DNA 产物。使用适当体积（20 ~ 50μL）的 elution buffer 溶解纯化的 DNA。

（4）DNA 产物浓度测定：使用 DNA 浓度测定仪器检测 DNA 浓度。

（5）DNA 片段大小测定：配制 1% 的琼脂糖胶，取 5 ~ 10μL 纯化 DNA，确定 DNA 片段的大小在 300 ~ 1 000bp 后可进行后续免疫沉淀操作。

4．免疫沉淀

（1）裂解样本准备：根据测定的 DNA 浓度，取含有 20 ~ 25μg 相同量 DNA 或相同量总蛋白的裂解产物，使用含有 1% Triton-X-100 及蛋白酶抑制剂 和磷酸酶抑制剂的裂解液稀释裂解产物至 300μL，使不同组间的体积相同。

（2）Input 组准备：在上述 300μL 相同体积的裂解产物中，取 15μL 留 作 Input 组。

（3）目标蛋白沉淀与其初级抗体结合：在剩余体积的裂解产物中，加入 适当体积（1 ~ 10μL）的目标蛋白初级抗体，在 4℃低温环境旋转孵育 2h 或 过夜。

（4）琼脂糖珠或磁珠准备（参考本章第一节部分）：每个样本使用 20 ~ 30μL Protein A/G 琼脂糖珠或磁珠，取总量 Beads 后使用 IP 裂解液清洗三次。

（5）封闭 Beads（beads blocking）：取一定量的 IP 裂解液，加入终浓度 为 0.75ng/μL 的单链鲱鱼精子 DNA 及终浓度为 0.1μg/μL 的 BSA。用该 IP 裂解液重悬清洗后的 Beads，室温旋转孵育 30min。

（6）目标蛋白沉淀：封闭好的 Beads 在使用 IP 裂解液清洗一次，重悬 后均分加入到上述步骤 4.（3）中所得到的目标蛋白及抗体结合物溶液中， 于 4℃低温旋转孵育 2h。

（7）免疫沉淀产物清洗：孵育完后，沉降 Beads，小心移除上清液，依 次用 600μL 低盐清洗液、高盐清洗液及 LiCl 清洗液漂洗，每次清洗后沉降 Beads，小心移除上清液。

5．DNA 收集及交联恢复（reversal of cross-links）

（1）溶解 DNA：在清洗后的 Beads 中加入 100 ~ 150μL 的溶解缓冲液 （elution buffer），65℃缓慢摇动 30min。

（2）DNA 收集：孵育完后，取出 EP 管，室温静置 1min，6 000g 离心 1min。转移上清至新的 EP 管中。

（3）RNase A 处理：在收集的 DNA 上清液及上述步骤 4.（2）中预留的 Input 组中，分别加入 1μL 的 RNase A（10mg/mL），37℃孵育 30min。

（4）蛋白酶 K 处理：在所有的样本中加入终浓度为 100μg/mL 的 proteinase K，60℃摇动孵育 2~4h。

（5）DNA 纯化：采用 PCR 产物纯化试剂盒提纯 DNA 产物，使用适当体积（30~50μL）的 elution buffer 溶解 DNA 产物。

6.　DNA 产物的检测及应用

使用得到的 ChIP DNA 产物，可以通过 qPCR、dot blot、southern blot 测序等技术手段检测和获取产物 DNA 信息。

需要注意：

在超声波破碎仪处理细胞样本的过程中，如何最大程度地保护 DNA 不被降解是该实验成功的关键步骤之一。

评述：

蛋白质、DNA 等生物大分子之间的相互作用对于生命体的生存和发展具有至关重要的作用。突变引发的生物大分子之间相互作用的缺失或破坏往往会导致机体的遗传性疾病或对特定疾病的易感性，因此，研究生物大分子之间的相互作用对于揭示生命的本质具有重要的意义，也为疾病的预防和治疗提供支持和理论依据。

对生物大分子之间相互作用的研究促进着生命科学和医学的不断发展和进步，而人类技术的发展也不断地革新着研究生物大分子相互作用的技术手段。如何在准确的基础上实现高效、高通量的检测生物大分子的相互作用是未来发展的方向，目前，依托"表面等离子共振技术"和"生物膜层干涉技术"研发的相关机器可以高效地检测生物大分子之间、生物大分子与小分子之间的相互作用力，在一定程度上弥补了传统方法低效率的缺陷，然而，相对于传统的实验室技术手段，它们入门难度高、样本制备相对复杂，且成本相对较高。本章节主要讲述了传统且经典的实验技术方法，具有操作简单、成本低廉等优势，适合实验室水平的基础研究工作。

（孙崇奎）

第十二章

流式细胞术

流式细胞术（flow cytometry，FCM）是一种通过将真核细胞或原核细胞等生物颗粒进行荧光信号标记，然后使用流式细胞仪（flow cytometer）对悬浮于流体中的生物颗粒通过检测荧光信号进行连续、高速、逐一的多参数定量分析和分选的生物学技术。

流式细胞术可以快速检测、统计和显示单细胞悬液样本的一系列重要的生物物理、生物化学方面的特征参量，可以为研究人员提供单个细胞的高精确度和高特异性的多重信息，并可以根据预选的参量范围把指定的细胞亚群从细胞悬液中分选出来用于后续的分析和研究。目前，从基础研究到临床实践的各个方面，包括分析细胞表面和细胞内分子的表达情况，确定混合的复杂细胞群落中的不同细胞类型，测量细胞的大小、数量、周期等各个方面，流式细胞术都已经得到广泛的应用。

第一节　常规抗体染色技术

依据抗体与相应抗原发生特异性结合反应的原理，使用特异性抗体标记细胞的蛋白质（即抗原）以检测其表达水平，是流式细胞术最常使用的染色技术。染色时，既可以使用偶联荧光染料的特异抗体直接标记显色，也可以先用不偶联荧光染料的第一抗体孵育，然后再用相应的偶联荧光染料的第二抗体孵育，通过间接标记显色。两种抗体染色方式中，使用偶联荧光染料的特异抗体直接进行流式染色的准确性更高。常规抗体染色技术通常可以分为细胞表面蛋白分子染色技术和细胞内蛋白分子染色技术。

一、细胞表面蛋白分子染色技术

细胞表面染色是流式细胞术中最基本的染色技术，用于检测细胞和颗粒物的表面抗原表达状况。通常，此技术用于操作存活状态的单细胞悬液。

（一）仪器耗材

流式细胞仪、离心机、孵育箱、4℃冰箱、−20℃冰箱、移液器、移液管、离心管、流式管（12mm×75mm 聚苯乙烯圆底 Falcon 离心管）、流式管架、移液器尖、EP 管。

（二）试剂

磷酸盐缓冲液（PBS）、PBS/BSA 溶液、16% 多聚甲醛溶液、胰蛋白酶消化液、胶原酶、DNA 酶、所需抗体、碘化丙啶（PI）、Zombie Yellow 或 7- 氨基放线菌素 D（7-AAD）等染料。

需要注意：

（1）PBS/BSA 溶液为流式细胞术的基本缓冲液，将 0.1%～0.5% 的 BSA 溶于 PBS 配制成溶液。

（2）亦可以向溶液中加入 0.1% 的叠氮化钠，以防止表面抗原的调节和内化，影响实验结果的准确性。

（3）在操作黏性较大的细胞样本时，可向该溶液中加入适量 EDTA（终浓度 2～5mmol/L）。

（三）细胞样本制备操作步骤

1. 悬浮培养的细胞　将悬浮培养的细胞吹匀收集，用 PBS/BSA 溶液洗涤 1～2 次，1 200r/min 离心去除上清，再用 PBS/BSA 溶液充分重悬细胞，即得单细胞悬液。

2. 贴壁培养的细胞　将贴壁培养的细胞用 0.05%～0.25% 的胰蛋白酶消化、收集，然后用培养基和 PBS/BSA 溶液依次洗涤细胞 2 次，再用 PBS/BSA 溶液重悬细胞。

3. 新鲜组织块　对于大多数块状新鲜组织，处理时首先将新鲜组织样本用剪刀剪成细小的组织碎片；然后用 PBS 清洗后去除上清，加入胶原酶（2～4mg/mL）和 DNA 酶（1～2mg/mL）于 37℃ 消化 20～30min，并不断搅拌或振动；然后将消化后的组织悬液用 70μm 的尼龙筛过滤，除去未消化完的组织团块；加入 PBS/BSA 溶液清洗样本 2～3 次，1 200r/min 离心去除上清液，以去除消化酶。

需要注意：

对于胶原酶的选择，不同的组织可能适合不同类型的胶原酶，需要实验人员查阅文献或进行预实验确定实验条件。

4. 淋巴器官组织块　对于胸腺、脾脏、淋巴结等免疫器官样本，因其主要细胞群体为淋巴细胞，在研究淋巴细胞时，可使用 70μm 尼龙筛直接研磨并用 PBS/BSA 冲洗制备单细胞悬液，然后 1 200r/min 离心 10min，用 3～5mL 红细胞裂解液（red blood cell lysis buffer，也称 ACK lysis buffer）重悬细胞，混匀后室温放置 3～5min，然后加入数倍体积的 PBS/BSA 溶液，1 200r/min 离心，重悬于 PBS/BSA 得单细胞悬液；而在研究巨噬细胞、树突状细胞或其他组织细胞时，则需要进行组织的消化步骤，然后研磨并裂解红细胞，才能提取较大量的细胞用于后续流式细胞术实验步骤。

5. 外周血单核细胞　除非研究者以红细胞为研究对象，一般在收集全血样本进行流式细胞术时，需裂解红细胞制备单核细胞（peripheral blood mononuclear cell，PBMC）悬液。制备样本时，取 100～500μL 全血，加入 3～5mL 红细胞裂解液，混匀后室温放置 3～5min，然后加入数倍体积的 PBS/BSA 溶液，1 200r/min 离心，重悬于 PBS/BSA 溶液后获得 PBMC 细胞。

6. 骨髓组织　除非研究者以红细胞为研究对象，一般在收集骨髓组织后，使用 70μm 的尼龙筛研磨骨髓组织以获得单细胞悬液，然后离心去除上清，加入 3~5mL 红细胞裂解液裂解红细胞（红细胞裂解方法与上述淋巴器官组织块的处理方法相同），制备单细胞悬液。

7. 石蜡包埋标本　使用切片机切取不超过 50μm 厚的组织片，将组织切片完全脱蜡及水化（将样本放在载玻片上置于 60℃烤箱内 0.5~1h，这样可以使切片黏附更牢固不易脱片，也有利于脱蜡。首先将样本置于 1 号二甲苯瓶中静置 10min，继而转入 2 号二甲苯瓶中静置 5min；然后依次将样本置于 1 号 100% 酒精瓶，2 号 100% 酒精瓶，1 号 95% 酒精瓶，2 号 95% 酒精瓶，85% 酒精瓶，75% 酒精瓶各 5min，然后用蒸馏水冲洗 1~2min）；用 0.25% 的胰蛋白酶或胶原酶于 37℃消化 30min，并不断搅拌或振动；然后将消化后的组织悬液用 70μm 的尼龙筛过滤，除去未消化完的组织团块；加入 PBS/BSA 溶液清洗样本 2~3 次，1 200r/min 离心去除上清液，以去除消化酶。此单细胞悬液为死细胞悬液，会造成有些抗原的流式细胞术检测效果不理想。

需要注意：

（1）在制备了活细胞悬液后，若在流式细胞术抗体染色之前，需要较长时间保存提取的样本，则需要用 PBS 溶液重悬样本，然后快速加入预冷的无水乙醇快速混匀，使乙醇终浓度为 70% 左右，并将样本密封置于 4℃保存，可放置数周。

（2）亦可选用 1%~2% 多聚甲醛等其他固定液固定细胞并保存，但经过此固定步骤，可能会改变抗原的特性，使一些抗体无法对抗原进行有效标记。

（3）因为固定后的细胞不再是活细胞悬液，无法在之后的染色中使用 DNA 染料等标记死细胞，无法去除数据分析时死细胞对结果的影响。

（4）如果上机检测时细胞需要保持活力，则不能固定样本。

（四）直接标记流式细胞术染色操作步骤

该实验方法用偶联荧光染料的特异抗体对细胞进行直接染色，然后用流式细胞仪检测，检测信号阳性者即表示该细胞有相应抗原存在。实验操作步骤如下：

1. 取含有适当细胞数量的单细胞悬液（通常取用 $0.5 \times 10^6 \sim 5 \times 10^6$ 个细胞，具体数目根据所检测或分选的细胞在总细胞群中所占的比例决定）加入到流式管中，加入适当体积的 PBS，1 200r/min 离心 10min，弃上清并尽量保证细胞损失最小。每个样本准备两份。

2. 离心过程中，用 PBS 配制适当浓度的 DNA 染色剂（如 PI、Zombie Yellow 或 7-AAD 等染料）。

3. 加入 50μL 配制好的 DNA 染色剂，室温避光孵育 5~10min。DNA 染色剂可用作活细胞/死细胞分辨标记物，以去除死细胞对实验结果分析的影响。此步骤为可选步骤，推荐进行此步骤染色以去除死细胞的影响。

4. 抗体孵育 一份样本加入所需的特异性荧光偶联的单抗，另一份加入同样的荧光标记的同型对照单抗（同型对照单抗不能与抗原特异性结合），作为同型对照样品。抗体的使用量和稀释倍数参照抗体说明书执行，通常每个样本加入 50μL 或 100μL 稀释抗体。

需要注意：

在用流式细胞术检测表达 Fc 受体的样本（如巨噬细胞）时，在孵育目的抗体之前，需要使用封闭抗体（如抗 CD16 和 CD32 的抗体）封闭样本的 Fc 受体，以避免 Fc 受体与抗体的 Fc 段非特异性结合，造成假阳性结果。

5. 将样本置于 4℃避光反应一定时间。孵育时间长短根据试剂说明书要求进行选择优化，通常为 15~30min 即可。

需要注意：

抗体加入量和反应时间，一般参照试剂使用说明书的要求进行选择。若说明书上未作详细说明，应先进行预实验探索实验条件，掌握好剂量与最佳反应时间后，再正式进行流式样品的制备和检测。

6. 加入适量冷的 PBS/BSA 溶液，1 200r/min 离心 10min，弃上清并尽量保证细胞损失最小。

7. 重复步骤 6 两次，尽量去除残余抗体。

8. 加入 0.5mL 冷的 PBS/BSA 溶液，重悬成单细胞悬液即可进行流式细胞仪上机检测。

9. 为获得精确的实验结果，染色完成后需尽快上机检测样本。若上机前需要保存样本 8 小时以上，为防止样本细胞死亡造成检测结果的误差，则需在步骤 6 后向样本中加入 1mL 浓度为 1%~2% 的多聚甲醛，室温固定 20min，离心弃上清，重悬于 PBS/BSA 溶液。固定后的样本可以在 4℃保存 1 周。

（五）间接标记流式细胞术染色操作步骤

间接标记需要两个孵育步骤，首先用不偶联荧光染料的一抗孵育，然后再用相应的偶联荧光染料的二抗孵育。

1. 取含有适当细胞数量的单细胞悬液（通常取用 $0.5 \times 10^6 \sim 5 \times 10^6$ 个

细胞，具体数目根据所检测或分选的细胞在总细胞群中所占的比例决定）加入到流式管中，加入适当体积的 PBS，1 200r/min 离心 10min，弃上清并尽量保证细胞损失最小。每个样本准备两份。

2．离心过程中，用 PBS 配制适当浓度的 DNA 染色剂（如 PI、Zombie Yellow 或 7-AAD 等染料）。

3．加入 50μL 配制好的 DNA 染色剂，室温避光孵育 5 ~ 10min。DNA 染色剂可用作活细胞 / 死细胞分辨标记物，以去除死细胞对实验结果分析的影响。此步骤为可选步骤。

4．一抗孵育　一份样本加入所需的特异性单抗，另一份不加入单抗，作为对照样品。抗体的使用量和稀释倍数参照抗体说明书执行。

5．将样本置于 4℃避光反应一定时间。孵育时间长短根据试剂说明书要求进行选择优化，通常为 15 ~ 30min 即可。

6．加入适量冷的 PBS/BSA 溶液，1 200r/min 离心 10min，弃上清并尽量保证细胞损失最小。

7．重复步骤 6 两次，尽量去除残余抗体。

8．参照二抗的产品说明书，根据需要将荧光染料标记的二抗稀释到最佳浓度，使用稀释的二抗溶液对样本细胞进行重悬。实验样本和阴性对照样本都加入等量的二抗。

9．将样本置于 4℃避光孵育 30min，或根据实验需要延长或缩短孵育时间。

10．加入适量冷的 PBS/BSA 溶液，1 200r/min 离心 10min，弃上清并尽量保证细胞损失最小。

11．重复步骤 10 两次，尽量去除残余抗体。

12．加入 0.5mL 冷的 PBS/BSA 溶液，重悬成单细胞悬液即可进行流式细胞仪上机检测。

13．为获得精确的实验结果，染色完成后需尽快上机检测样本。若上机前需要保存样本 8 小时以上，为防止样本细胞死亡造成检测结果的误差，则需在步骤 6 后向样本中加入 1mL 浓度为 1% ~ 2% 的多聚甲醛，室温固定 20min，离心弃上清，重悬于 PBS/BSA 溶液。固定后的样本可以在 4℃保存 1 周，结果分析示例（图 12-1）。

需要注意：

理论上，每个样本和每个抗体都需要设置阴性对照样本，以确保实验结果的准确性；但在操作中，可以只将需要分析的目的抗体设置阴性对照，以去除其他非目的抗体的背景对目的抗体的可能干扰。

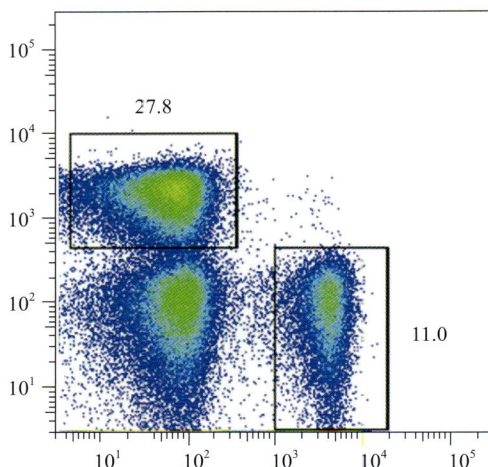

图 12-1　细胞表面染色结果示例

流式细胞术细胞表面染色检测小鼠外周淋巴结中 CD4$^+$ T 细胞与 CD8$^+$ T 细胞的比例（横坐标为抗 CD8 抗体染色，纵坐标为抗 CD4 抗体染色）。流式图中的刻度值为对应荧光信号或散射光信号的相对强度值，单位为道数（channel）。

二、细胞内蛋白分子染色技术

除各种表达于细胞表面的分子标记物，在科学研究工作中，经常需要使用流式细胞术研究细胞内甚至细胞核内的分子标记物，这就需要对细胞内的分子标记物进行细胞内染色。不仅如此，在目前的大多数研究工作中，在使用流式细胞术进行样本检测时，经常要将细胞表面染色技术与细胞内染色技术联合使用。相较于细胞表面染色，细胞内染色的影响因素更多，更容易造成染色结果的偏差和不稳定，因此，细胞内染色技术作为流式细胞术的另一项基本操作技术，对实验人员的操作技术要求更为严格。

（一）仪器耗材

流式细胞仪、离心机、孵育箱、37℃细胞培养孵育箱、4℃冰箱、-20℃冰箱、移液器、移液管、离心管、流式管、流式管架、移液器尖、EP 管。

（二）试剂

PBS/BSA 溶液、16% 多聚甲醛溶液、100% 甲醇、胰蛋白酶消化液、胶原酶、DNA 酶、所需抗体。

需要注意：

PBS/BSA 溶液为流式细胞术的基本缓冲液，将 0.1%～0.5% 的 BSA 溶于 PBS 配制成溶液。

（三）细胞样本制备操作步骤

1. 悬浮培养的细胞　将悬浮培养的细胞吹匀收集，用 PBS/BSA 溶液洗涤 1～2 次，1 200r/min 离心去除上清，再用 PBS/BSA 溶液充分重悬细胞，即得单细胞悬液。

2. 贴壁培养的细胞　将贴壁培养的细胞用 0.05%～0.25% 的胰蛋白酶消化、收集，然后用培养基和 PBS/BSA 溶液依次洗涤细胞 2 次，再用 PBS/BSA 溶液重悬细胞。

3. 新鲜组织块　对于大多数块状新鲜组织，处理时首先将新鲜组织样本用剪刀剪成细小的组织碎片；然后用 PBS 清洗后去除上清，加入胶原酶（2～4mg/mL）和 DNA 酶（1～2mg/mL）于 37℃ 消化 20～30min，并不断搅拌或振动；然后将消化后的组织悬液用 70μm 的尼龙筛过滤，除去未消化完的组织团块；加入 PBS/BSA 溶液清洗样本 2～3 次，1 200r/min 离心去除上清液，以去除消化酶。

需要注意：

对于胶原酶的选择，不同的组织可能适合不同类型的胶原酶，需要实验人员查阅文献或进行预实验确定实验条件。

4. 淋巴器官组织块　对于胸腺、脾脏、淋巴结等免疫器官样本，因其主要细胞群体为淋巴细胞，在研究淋巴细胞时，可使用 70μm 尼龙筛直接研磨并用 PBS/BSA 冲洗制备单细胞悬液，然后 1 200r/min 离心 10min，用 3～5mL 红细胞裂解液（red blood cell lysis buffer，也称 ACK lysis buffer）重悬细胞，混匀后室温放置 3～5min，然后加入数倍体积的 PBS/BSA 溶液，1 200r/min 离心，重悬于 PBS/BSA 得单细胞悬液；而在研究巨噬细胞、树突状细胞或其他组织细胞时，则需要进行组织的消化步骤，然后研磨并裂解红细胞，才能提取较大量的细胞用于后续流式细胞术实验步骤。

5. 外周血单个核细胞　除非研究者以红细胞为研究对象，一般在收集全血样本进行流式细胞术时，需裂解红细胞制备单个核细胞（peripheral blood mononuclear cell，PBMC）悬液。制备样本时，取 100～500μL 全血，加入 3～5mL 红细胞裂解液，混匀后室温放置 3～5min，然后加入数倍体积的 PBS/

BSA 溶液，1 200r/min 离心，重悬于 PBS/BSA 溶液后获得 PBMC 细胞。

6. 骨髓组织　除非研究者以红细胞为研究对象，一般在收集骨髓组织后，使用 70μm 的尼龙筛研磨骨髓组织以获得单细胞悬液，然后离心去除上清，加入 3~5mL 红细胞裂解液裂解红细胞（红细胞裂解方法与上述淋巴器官组织块的处理方法相同），制备单细胞悬液。

7. 石蜡包埋标本　使月切片机切取不超过 50μm 厚的组织片，将组织切片完全脱蜡及水化（将样本放在载玻片上置于 60℃烤箱内 0.5~1 小时，这样可以使切片黏附更牢固不易脱片，也有利于脱蜡。首先将样本置于 1 号二甲苯瓶中静置 10min，继而转入 2 号二甲苯瓶中静置 5min；然后依次将样本置于 1 号 100% 酒精瓶，2 号 100% 酒精瓶，1 号 95% 酒精瓶，2 号 95% 酒精瓶，85% 酒精瓶，75% 酒精瓶各 5min，然后用蒸馏水冲洗 1~2min）；用 0.25% 的胰蛋白酶或胶原酶于 37℃消化 30min，并不断搅拌或振动；然后将消化后的组织悬液用 70μm 的尼龙筛过滤，除去未消化完的组织团块；加入 PBS/BSA 溶液清洗样本 2~3 次，1 200r/min 离心去除上清液，以去除消化酶。此单细胞悬液为死细胞悬液，会造成有些抗原的流式细胞术检测效果不理想。

需要注意：

（1）在进行分泌型蛋白的流式细胞术检测时，因分泌型蛋白可能会被快速分泌或降解，因此对其进行检测相对普通细胞内染色更加困难。所以，在分泌性蛋白的检测前，通常使用 Brefaldin A 或其他可阻止高尔基体释放蛋白质的化合物阻断高尔基体的分泌作用，然后在 37℃细胞培养孵育箱中孵育样本数小时，再开始流式细胞术抗体染色。

（2）在免疫细胞的细胞因子染色中，除高尔基体阻断剂外，还需加入适当浓度的 PMA 和 Ionomycin 刺激细胞，然后在 37℃细胞培养孵育箱中孵育样本数小时，使细胞因子在细胞中积累到显著的水平，再进行细胞因子染色。

（四）样本的固定与通透步骤

1. 用 PBS 稀释多聚甲醛到 4% 浓度。

2. 细胞重悬于 1mL 的 4% 的多聚甲醛溶液中，室温避光固定 20min。

需要注意：

（1）若需要同时进行细胞表面染色和细胞内染色，则应先完成细胞表面染色，继而进行样本的固定和通透，并进一步进行细胞内染色。

（2）细胞内染色都必须将细胞进行固定和透化处理，固定时通常使用醇或醛。

（3）醇类固定剂的一大缺点是其与荧光蛋白和某些表面标记物的相容性较差。因此，如果需要同时检测荧光蛋白或表面标记物，更适合使用醛固定剂。而醛固定剂的缺点，则是在固定样本的同时，无法使细胞膜透化，因此需要进一步处理样品使细胞通透。

3. 用大量的 PBS 清洗，1 200r/min 离心 10min，弃上清。

4. 用 PBS 配制 90% 的甲醇溶液。

5. 将固定后的细胞重悬于 1mL 的 90% 的甲醇溶液中，置于 4℃避光孵育 30min 通透样本，或 −20℃孵育过夜。亦可使用 0.1% 的 Triton X-100 或 0.1% 的 NP40 等洗涤剂通透细胞，洗涤剂通透细胞时，因不影响细胞抗原结构，因此可同时检测其他膜结合蛋白等抗原。

（五）直接标记流式细胞术染色操作步骤

该实验方法用偶联荧光染料的特异抗体对细胞进行直接染色，然后用流式细胞仪检测，检测信号阳性者即表示该细胞有相应抗原存在。实验操作步骤如下：

1. 将通透后的样本，加入大量体积的 PBS，1 200r/min 离心 10min，弃上清并尽量保证细胞损失最小。

2. 重复步骤 1，并将每个样本分成两份。

3. 离心过程中，用 PBS/BSA 配制适当浓度的偶联荧光染料的抗体。

4. 抗体孵育　一份样本加入所需的特异性荧光偶联的单抗，另一份加入同样的荧光标记的同型对照单抗，作为同型对照样品。抗体的使用量和稀释倍数参照抗体说明书执行，通常每个样本加入 50μL 或 100μL 稀释抗体。

5. 将样本置于 4℃避光反应一定时间。孵育时间长短根据试剂说明书要求进行选择优化，通常为 30 ~ 60min 即可。

6. 加入适量冷的 PBS/BSA 溶液，1 200r/min 离心 10min，弃上清并尽量保证细胞损失最小。

7. 重复步骤 6 两次，尽量去除残余抗体。

8. 加入 0.5mL 冷的 PBS/BSA 溶液，重悬成单细胞悬液即可进行流式细胞仪上机检测。因样本已经固定，若不能即时上机检测，可以将样本置于 4℃保存 1 周。

（六）间接标记流式细胞术染色操作步骤

间接标记需要两个孵育步骤，首先用不偶联荧光染料的一抗孵育，然后再用相应的偶联荧光染料的二抗孵育。

1. 将通透后的样本，加入大量体积的 PBS，1 200r/min 离心 10min，弃上清并尽量保证细胞损失最小。

2. 重复步骤 1，并将每个样本分成两份。

3. 离心过程中，用 PBS/BSA 配制适当浓度的第一抗体。

4. 一抗孵育　一份样本加入所需的特异性单抗，另一份不加入单抗，作为对照样品。抗体的使用量和稀释倍数参照抗体说明书执行。

5. 将样本置于 4℃避光反应一定时间。孵育时间长短根据试剂说明书要求进行选择优化，通常为 30 ~ 60min 即可。

6. 加入适量冷的 PBS/BSA 溶液，1 200r/min 离心 10min，弃上清并尽量保证细胞损失最小。

7. 重复步骤 6 两次，尽量去除残余抗体。

8. 参照二抗的产品说明书，根据需要将荧光染料标记的二抗稀释到最佳浓度，使用稀释的二抗溶液对样本细胞进行重悬。实验样本和阴性对照样本都加入等量的二抗。

9. 将样本置于 4℃避光孵育 30min，或根据实验需要延长或缩短孵育时间。

10. 加入适量冷的 PBS/BSA 溶液，1 200r/min 离心 10min，弃上清并尽量保证细胞损失最小。

11. 重复步骤 10 两次，尽量去除残余抗体。

12. 加入 0.5mL 冷的 PBS/BSA 溶液，重悬成单细胞悬液即可进行流式细胞仪上机检测并分析结果（图 12-2）。因样本已经固定，若不能立即上机检测，可以将样本置于 4℃保存 1 周。

需要注意：

（1）理论上，每个样本和每个抗体都需要设置阴性对照样本，以确保实验结果的准确性；但在操作中，可以只将需要分析的目的抗体设置阴性对照，以去除其他非目的抗体的背景对目的抗体的可能干扰。

（2）抗体加入量和反应时间，一般参照试剂使用说明书的要求进行选择。若说明书上未作详细说明，应先进行预实验探索实验条件，掌握好剂量与最佳反应时间后，再正式进行流式样品的制备和检测。

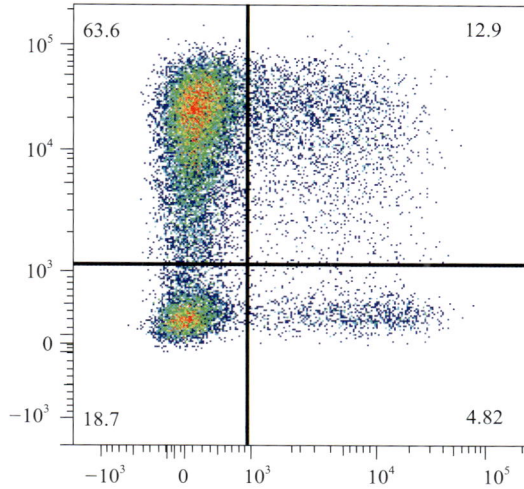

图 12-2　细胞因子染色示例

图示为实验性脑脊髓炎（EAE）患病小鼠的脊髓 CD4⁺ T 细胞中分泌 IFN-γ 的细胞比例（左上）、分泌 IL-17 的细胞比例（右下）和既分泌 IFN-γ 又分泌 IL-17 的细胞比例（IFN-γ⁺IL-17⁺ 细胞比例，右上）（纵坐标为抗 IFN-γ 抗体染色，横坐标为抗 IL-17 抗体染色）。流式图中的刻度值为对应荧光信号或散射光信号的相对强度值，单位为道数（channel）。

第二节　细胞内 DNA 染色常用技术

使用荧光染料直接标记细胞的 DNA，以检测细胞的即时状态，是区别于以抗体类蛋白为荧光染料的媒介进行流式细胞术的代表技术之一。在研究工作中，除用于第一节中提及的标记死亡细胞以去除可能的非特异性染色干扰外，DNA 荧光染色主要用于检测细胞凋亡和细胞周期。

一、细胞凋亡检测技术

细胞凋亡又称细胞程序性死亡，是指在一定的生理病理情况下机体为维护内环境的稳定，通过基因调控，在一系列酶的参与下，使生物体内一些无用的和老化的细胞高度有序的自动死亡的过程。连接素 V（Annexin V）和核酸荧光染料双标记法来检测细胞的凋亡是实验室通常采用的一种方法。

磷脂酰丝氨酸（PS）能与 Annexin V 发生特异性结合。正常的活细胞中 PS 位于细胞膜的内侧。细胞凋亡发生时，由于细胞膜磷脂对称性的改变而使 PS 外翻，使其暴露于细胞膜外。核酸荧光染料不能穿透正常细胞的细胞膜，只能进入细胞膜已损坏的细胞。凋亡早期的细胞因为 PS 外翻从而可以和 Annexin V 结合，但是仍保持了细胞膜的完整性，不能与 DNA 染料结合。当细胞凋亡晚期或发生继发性细胞坏死时，细胞膜的完整性遭到破坏，从而可以同时被 Annexin V 和 DNA 荧光染料（如 PI、Zombie Yellow 或 7-AAD 等）着色。

（一）仪器耗材

流式细胞仪、离心机、孵育箱、移液器、移液管、离心管、流式管、流式管架、移液器尖、EP 管。

（二）试剂

Annexin V 结合缓冲液、Annexin V、DNA 荧光染料、胰蛋白酶消化液、胶原酶、DNA 酶、PBS/BSA 溶液。

（三）细胞样本制备操作步骤

1. 悬浮培养的细胞　将悬浮培养的细胞吹匀收集，用 PBS/BSA 溶液洗涤 1 ~ 2 次，1 200r/min 离心去除上清，再用 PBS/BSA 溶液充分重悬细胞，即得单细胞悬液。

2. 贴壁培养的细胞　将贴壁培养的细胞用 0.05% ~ 0.25% 的胰蛋白酶消化、收集，然后用培养基和 PBS/BSA 溶液依次洗涤细胞 2 次，再用 PBS/BSA 溶液重悬细胞。

3. 新鲜组织块　对于大多数块状新鲜组织，处理时首先将新鲜组织样本用剪刀剪成细小的组织碎片；然后用 PBS 清洗后去除上清，加入胶原酶（2 ~ 4mg/mL）和 DNA 酶（1 ~ 2mg/mL）于 37℃消化 20 ~ 30min，并不断搅拌或振动；然后将消化后的组织悬液用 70μm 的尼龙筛过滤，除去未消化完的组织团块；加入 PBS/BSA 溶液清洗样本 2 ~ 3 次，1 200r/min 离心去除上清液，以去除消化酶。

需要注意：

对于胶原酶的选择，不同的组织可能适合不同类型的胶原酶，需要实验人员查阅文献或进行预实验确定实验条件。

4. 淋巴器官组织块　对于胸腺、脾脏、淋巴结等免疫器官样本，因其主要细胞群体为淋巴细胞，在研究淋巴细胞时，可使用 70μm 尼龙筛直接研磨并用 PBS/BSA 冲洗制备单细胞悬液，然后 1 200r/min 离心 10min，用 3～5mL 红细胞裂解液（red blood cell lysis buffer，也称 ACK lysis buffer）重悬细胞，混匀后室温放置 3～5min，然后加入数倍体积的 PBS/BSA 溶液，1 200r/min 离心，重悬于 PBS/BSA 得单细胞悬液；而在研究巨噬细胞、树突状细胞或其他组织细胞时，则需要进行组织的消化步骤，然后研磨并裂解红细胞，才能提取较大量的细胞用于后续流式细胞术实验步骤。

5. 外周血单个核细胞　除非研究者以红细胞为研究对象，一般在收集全血样本进行流式细胞术时，需裂解红细胞制备单个核细胞（peripheral blood mononuclear cell，PBMC）悬液。制备样本时，取 100～500μL 全血，加入 3～5mL 红细胞裂解液，混匀后室温放置 3～5min，然后加入数倍体积的 PBS/BSA 溶液，1 200r/min 离心，重悬于 PBS/BSA 溶液后获得 PBMC 细胞。

6. 骨髓组织　除非研究者以红细胞为研究对象，一般在收集骨髓组织后，使用 70μm 的尼龙筛研磨骨髓组织以获得单细胞悬液，然后离心去除上清，加入 3～5mL 红细胞裂解液裂解红细胞（红细胞裂解方法与上述淋巴器官组织块的处理方法相同），制备单细胞悬液。

需要注意：

（1）因为红细胞会影响细胞凋亡检测的准确性，在制备的单细胞样本中，若含有红细胞，则必须用红细胞裂解液去除红细胞。

（2）若需要检测特定类型细胞的凋亡情况，即需要同时进行细胞表面染色时，则先进行细胞表面染色，然后进行细胞凋亡染色，再上机检测。

（四）细胞凋亡流式细胞术染色步骤

该实验方法用偶联荧光染料的 Annexin V（如 Annexin V-FITC）对凋亡的细胞进行直接染色，用 PI 或 7-AAD 对死亡细胞的 DNA 进行标记，然后用流式细胞仪检测，检测信号阳性者即表示该细胞发生了凋亡或死亡。

1. 取含有适当细胞数量的单细胞悬液（通常取用 $0.5×10^6～5×10^6$ 个细胞，具体数目根据所检测或分选的细胞在总细胞群中所占的比例决定）加入到流式管中，加入适当体积的 PBS，1 200r/min 离心 10min，弃上清并尽量保证细胞损失最小。每个样本准备两份。

2. 离心过程中，用 Annexin V 结合缓冲液（提前用去离子水稀释为 1×）配制 Annexin V 和 7-AAD（或 Annexin V 和 PI 等），染料分别用 1∶50 稀释。

3. 加入 100μL 配制好的混合液重悬细胞，室温避光孵育 15～20min。

4. 每个样本中再加入 400μL 的 Annexin V 结合缓冲液。

5. 将完成染色的样本进行流式细胞仪上机检测，并分析结果（图 12-3）。

需要注意：

在完成细胞凋亡染色后，需尽快进行流式细胞仪上机检测，放置太久会造成细胞凋亡情况发生改变，影响检测结果的准确性。

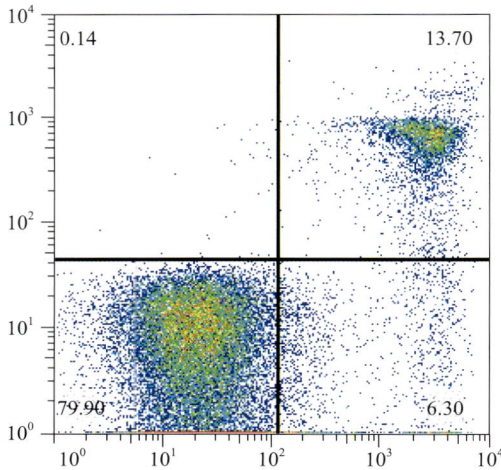

图 12-3 细胞凋亡检测结果示例

图示为小鼠 T 细胞体外刺激培养 24 小时后，健康活细胞（左下）、凋亡早期细胞（右下）、凋亡晚期的死细胞（右上）和坏死细胞（左上）的比例（纵坐标为 7-AAD 染色，横坐标为 Annexin V 染色）。流式图中的刻度值为对应荧光信号或散射光信号的相对强度值，单位为道数（channel）。

二、细胞周期检测技术

DNA 是细胞内含量非常稳定和准确的参量，随着细胞增殖周期的各个时期发生变化。荧光染料（如 7-AAD、PI、Zombie Yellow 等）可选择性地定量嵌入核酸（DNA/RNA）的双螺旋碱基之间，与细胞特异性结合，DNA 含量与荧光染料的结合量成正比，因此通过测定荧光强度可获知细胞内的 DNA 的含量，从而了解细胞的增殖情况。

但是，单一的荧光染料只能显示细胞中 DNA 的含量，对于正在经历 DNA 合成期（S 期）过程的细胞的区分并不十分清晰。为解决此问题，可以在染色前加入一个胸腺嘧啶的衍生物 5- 溴脱氧尿嘧啶核苷（BrdU），将细胞进行短期培养和孵育，使正在进行 DNA 合成的细胞携带 BrdU，而后利用抗 BrdU 单克隆抗体对 BrdU 进行染色。通过与 DNA 荧光染料结合使用，不仅可以明确显示增殖细胞，还可以判断增殖细胞的种类和增殖速度，对研究细胞动力学有重要意义。

（一）仪器耗材

流式细胞仪、离心机、孵育箱、37℃细胞培养孵育箱、4℃冰箱、−20℃冰箱、移液器、移液管、离心管、流式管、流式管架、移液器尖、EP 管。

（二）试剂

DNA 结合荧光染料［常用的染料包括：DNA 结合染料包括碘化丙啶（PI）、7-氨基放线菌素 D（7-AAD）、4'，6-二脒基-2-苯基吲哚（DAPI）等］、BrdU、RNA 酶、胰蛋白酶消化液、胶原酶、DNA 酶。

（三）细胞样本制备操作步骤

1. 悬浮培养的细胞　将悬浮培养的细胞吹匀收集，用 PBS/BSA 溶液洗涤 1~2 次，1 200r/min 离心去除上清，再用 PBS/BSA 溶液充分重悬细胞，即得单细胞悬液。

2. 贴壁培养的细胞　将贴壁培养的细胞用 0.05%~0.25% 的胰蛋白酶消化、收集，然后用培养基和 PBS/BSA 溶液依次洗涤细胞 2 次，再用 PBS/BSA 溶液重悬细胞。

3. 新鲜组织块　对于大多数块状新鲜组织，处理时首先将新鲜组织样本用剪刀剪成细小的组织碎片；然后用 PBS 清洗后去除上清，加入胶原酶（2~4mg/mL）和 DNA 酶（1~2mg/mL）于 37℃消化 20~30min，并不断搅拌或振动；然后将消化后的组织悬液用 70μm 的尼龙筛过滤，除去未消化完的组织团块；加入 PBS/BSA 溶液清洗样本 2~3 次，1 200r/min 离心去除上清液，以去除消化酶。

需要注意：

对于胶原酶的选择，不同的组织可能适合不同类型的胶原酶，需要实验人员查阅文献或进行预实验确定实验条件。

4. 淋巴器官组织块　对于胸腺、脾脏、淋巴结等免疫器官样本，因其主要细胞群体为淋巴细胞，在研究淋巴细胞时，可使用 70μm 尼龙筛直接研磨并用 PBS/BSA 冲洗制备单细胞悬液，然后 1 200r/min 离心 10min，用 3~5mL 红细胞裂解液（red blood cell lysis buffer，也称 ACK lysis buffer）重悬细胞，混匀后室温放置 3 ~ 5min，然后加入数倍体积的 PBS/BSA 溶液，1 200r/min 离心，重悬于 PBS/BSA 得单细胞悬液；而在研究巨噬细胞、树突状细胞或其他组织细胞时，则需要进行组织的消化步骤，然后研磨并裂解红细胞，才能提取较大量的细胞用于后续流式细胞术实验步骤。

5. 外周血单个核细胞　除非研究者以红细胞为研究对象，一般在收集全血样本进行流式细胞术时，需裂解红细胞制备单个核细胞（peripheral blood mononuclear cell，PBMC）悬液。制备样本时，取 100 ~ 500μL 全血，加入 3 ~ 5mL 红细胞裂解液，混匀后室温放置 3 ~ 5min，然后加入数倍体积的 PBS/BSA 溶液，1 200r/min 离心，重悬于 PBS/BSA 溶液后获得 PBMC 细胞。

6. 骨髓组织　除非研究者以红细胞为研究对象，一般在收集骨髓组织后，使用 70μm 的尼龙筛研磨骨髓组织以获得单细胞悬液，然后离心去除上清，加入 3 ~ 5mL 红细胞裂解液裂解红细胞（红细胞裂解方法与上述淋巴器官组织块的处理方法相同），制备单细胞悬液。

（四）单一的 DNA 荧光染色操作步骤

1. 取含有适当细胞数量的单细胞悬液（通常取用 0.5×10^6 ~ 1×10^6 个细胞，具体数目根据所检测或分选的细胞在总细胞群中所占的比例决定）加入到流式管中，加入预冷的 70% 乙醇固定和通透。加入乙醇时，一般涡旋搅拌一边向细胞沉淀中逐滴加入乙醇，以避免细胞聚集。亦可使用多聚甲醛固定细胞，然后使用 Triton X-100（0.1%）或 NP40（0.1%）等洗涤剂通透细胞。

需要注意：

（1）固定时通常使用醇或醛。醇既是脱水固定剂，也具有透化作用，醇类固定剂固定和透化效果十分理想，可让染料更容易接触 DNA，得出 DNA 含量的准确和高质量的数据。

（2）醇类固定剂的一大缺点是其与荧光蛋白（如转入细胞内的绿色荧光蛋白）和某些表面标记物的相容性较差。因此，如果需要同时检测荧光蛋白或表面标记物，更适合使用醛固定剂（研究实践中多使用多聚甲醛）。

（3）而醛固定剂的缺点，则是在固定样本的同时，无法使细胞膜透化，因此需要进一步处理样品使细胞通透。例如，在醛固定剂固定后，可以使用 0.1% 的 Triton X-100 或 0.1% 的 NP40 等洗涤剂进行透化细胞。

2. 4℃固定 30min，或过夜。亦可置于 −20℃长期保存（可保存数周）。

3. 加入适当 PBS，1 200r/min 离心 10min，弃上清并尽量保证细胞损失最小。

4. 重复步骤 3，尽量去除残余固定液。

5. 加入 RNA 酶处理。通常，在对 DNA 进行荧光染料染色前，加入 50μL 的 RNase 酶（100μg/mL）对样本处理 20~30min，以去除 RNA 对结果的影响。

6. 加入 100~200μL 用 PBS 稀释好的 DNA 荧光染料（通常含有 5μL 荧光染料），混匀，室温避光孵育 15~20min。

需要注意：

若需要检测特定类型细胞的细胞增殖情况，即需要进行细胞表面染色时，则通常先进行细胞表面染色，然后进行固定和细胞内 DNA 染色，再上机检测。

7. 加入适当 PBS，1 200r/min 离心 10min，弃上清并尽量保证细胞损失最小。

8. 重复步骤 7，尽量去除残余的染料。

9. 将完成染色的样本进行流式细胞仪上机检测。

（五）与 BrdU 结合使用进行双标记的 DNA 荧光染色操作步骤

1. 向培养中的细胞加入 10μmol/L 的 BrdU，在 37℃细胞培养孵育箱中孵育适当时间，加入过程中，尽量保证维持细胞原有的培养状态，以避免影响或改变细胞的增殖状态。孵育时间通常为 30~45min，实验人员可以根据所操作的实验材料进行适当调整。

2. 将培养的细胞制成单细胞悬液，转入流式管中，加入预冷的 70% 乙醇固定和通透。加入乙醇时，一般涡旋搅拌一边向细胞沉淀中逐滴加入乙醇，以避免细胞聚集。亦可使用多聚甲醛固定细胞，然后使用 Triton X-100（0.1%）或 NP40（0.1%）等洗涤剂通透细胞。

3. 4℃固定 30min，或过夜。亦可置于 −20℃长期保存（可保存数周）。

4. 加入适当 PBS，1 200r/min 离心 10min，弃上清并尽量保证细胞损失最小。

5. 重复步骤 4，尽量去除残余固定液。

6. 加入 100μL 的 DNA 酶（300μg/mL）和 RNA 酶（100μg/mL），置于 37℃消化处理样本 1 小时。以暴露细胞内的 BrdU，并去除 RNA 对结果的影响。

7. 加入适当 PBS，1 200r/min 离心 10min，弃上清并尽量保证细胞损失最小。

8．重复步骤 7，尽量去除残余的酶。

9．加入 50μL 偶联荧光染料的 BrdU 抗体（如 anti-BrdU-FITC）稀释液（通常为 1∶100 ~ 1∶200 稀释），室温避光孵育 20 ~ 30min。

10．加入适当 PBS，1 200r/min 离心 10min，弃上清并尽量保证细胞损失最小。

11．加入 100 ~ 200μL 用 PBS 稀释好的 DNA 荧光染料（通常含有 5μL 荧光染料），混匀，室温避光孵育 15 ~ 20min。

12．加入适当 PBS，1 200r/min 离心 10min，弃上清并尽量保证细胞损失最小。

13．重复步骤 12，尽量去除残余的染料。

14．将完成染色的样本进行流式细胞仪上机检测，并分析结果（图 12-4）。样本在 4℃可以保存 1 ~ 2 周。

需要注意：

（1）若在周期检测时需要进行细胞表面染色，则推荐在固定细胞前进行细胞表面染色。

（2）若需要同时进行其他抗原的细胞内染色，则在固定和通透后，DNA 荧光染色剂之前（或与 anti-BrdU 同时）进行细胞内染色。

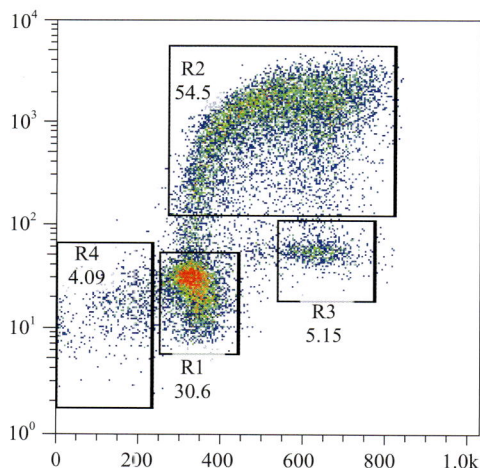

图 12-4　细胞周期检测结果示例

图为小鼠 CD4[+] T 细胞刺激培养 2 天后的细胞周期检测结果：R1 区域为 G0 期和 G1 期细胞，R2 区域为 S 期细胞，R3 区域为 G2 期和 M 期的细胞，R4 区域为已凋亡的细胞；横坐标为 7-AAD 染色，纵坐标为 BrdU 抗体染色。流式图中的刻度值为对应荧光信号或散射光信号的相对强度值，单位为道数（channel）。

评述：

　　1953 年，作为流式细胞仪雏形的第一台全血细胞计数器装置问世。自此，流式细胞术经过理论和技术的不断发展和完善，逐渐吸收和融合了包括流体力学技术、电子物理技术、激光技术、光电测量技术、荧光化学技术、计算机技术、单克隆抗体技术等在内的多项先进技术手段，因此，流式细胞术是多个学科和多技术领域的科技进步的综合结晶。时至今日，通过流式细胞术已经可以准确获得单细胞的形态学、蛋白表达强度、DNA 倍体、增殖活性、酶活性、离子通道活性、膜流动性等各项参数细节，并在向高灵敏性、高检测速度和获取更多参数细节的方向快速发展。

　　质谱流式细胞术（mass cytometry）是近年来发展起来的一项利用质谱原理对单细胞进行多参数检测的新技术。其创造性地将流式细胞技术与质谱分析技术两种实验平台结合在一起，既继承了传统流式细胞术的快速分析的优点，又具有质谱检测技术的高分辨能力，极大地提高了流式细胞术对复杂细胞样本的分析和评估能力，代表了流式细胞术一个新的发展方向。

　　传统的流式细胞术使用各种荧光基团作为抗体的标签，然后使用激光器和光电倍增管检测荧光基团的类型和强度。有别于此，质谱流式细胞术的标签系统则使用各种金属元素作为标签，然后使用质谱技术作为检测手段。因为质谱流式细胞术所采用的金属元素标签在细胞内含量极低，且具有通道多、互不干扰等特性，理论上，质谱流式细胞术可以检测多达上百个参数。值得一提的是，目前质谱流式技术尚处于快速发展阶段，其使用范围上也还有一定的限制。比如，传统流式细胞技术已经发展出多种荧光染料，可以对细胞周期、细胞增殖、细胞分裂、细胞凋亡等生理过程进行有效分析，而目前并没有相应的针对质谱流式细胞术的染料产品；再如，目前科学研究中常用的各种荧光蛋白，其在细胞内的表达情况也可以直接使用传统的流式细胞仪进行精确检测，而质谱流式细胞术无法直接检测荧光蛋白。

（张敦房）

第十三章

基因组学技术

　　基因组学技术是利用分子生物学技术、生物信息学分析方法，结合光电学、化学及材料科学等，来帮助人们解析基因的结构和功能的技术。近年来，不断涌现并快速发展的第二代高通量测序技术和第三代单分子测序技术，把基因组科学研究推向新的高度，其研究成果广泛应用于生物医学、疾病管理、健康管理、农业育种等相关领域，对科技进步和社会发展产生了巨大影响。广义的基因组学数据包含了基因组、转录组、表观基因组与蛋白组学等内容，组学数据在口腔疾病病因学及发生发展机制研究中的应用也越来越广泛。本章将对口腔医学研究中常见的几种基因组学技术进行相应阐述。

第一节　全基因组测序与全外显子测序

随着测序技术的快速发展，使利用全基因组测序（whole-genome sequencing，WGS）和全外显子组测序（whole-exome sequencing，WES）分析个体基因组成为可能，并且这些技术在基础科研和转化研究中的应用越来越广泛。

一、全基因组测序

全基因组测序在基因组学技术中应用较早，起源于癌症研究，是通过对未知基因组序列的物种进行个体的基因组测序。基于全基因组测序，可在全基因组水平上检测到与人类疾病相关的单核苷酸变异（single nucleotide variations，SNVs）、插入缺失（InDels）、拷贝数变异（copy number variations，CNV）以及结构变异（structure variation）等多种突变信息，有助于找到疾病的致病突变，从而为疾病发病机制与治疗研究提供有力参考。

（一）样本准备

1. 样本提取　对 DNA 样本的提取，样品必须注明溶剂成分，溶解 DNA 用的缓冲液中不含 EDTA，样品无颗粒物，无螯合剂，二价金属阳离子，变性剂和洗涤剂，无荧光染料（肉眼判断），非 EB 胶回收产物；不可反复冻融，不可存放于高温状态，不可存放于极端 pH 溶液中（pH＜6 或 pH＞9）。切取石蜡时，如果标本暴露空气中，弃去最初的 2～3 层；在切片完成后尽量选取切片中组织含量高的部分，如果石蜡过多可切去石蜡部分。

需要注意：

用于 DNA 样品制备实验的组织样品处理及切割过程应在冰上尽可能快速进行，时间过长会导致样品 DNA 降解。

2. 样本运输　对于组织样本活体取材后的组织需用生理盐水漂洗，以去除血渍和污物，并剔除结缔组织和脂肪组织等非研究所需的组织类型，吸干材料表面的液体，并将样品分割成 50mg 左右的小块（组织块越小，保存效果越好），液氮速冻后，放入预冷的 1.5mL 或 2.0mL 的 EP 管中，用封口膜封口，再将 EP 管放置于 50mL 离心管或封口袋中，用大体积干冰运输。鉴于动物样本内源性核酸酶较为丰富，为保证核酸条带的完整性，样品采集应该越快越好。

对于血液样本推荐收集白细胞送样。将加入抗凝剂后的血液样本，3 000r/min 离心 10 ~ 30 分钟后，收集血沉棕黄层后用足量干冰送。血液样本一定要避免反复冻融。

需要注意：

组织或者血液类样本如需常温运输，建议使用稳定组织内核酸的试剂来保存组织或者血液类样本。

（二）测序原理

首先获取包含基因组信息的生物样本，比如血液、唾液、组织细胞以及头发等。从生物样本中提取基因组 DNA，然后随机打断，电泳回收所需长度的 DNA 片段（0.2 ~ 5kb），加上接头，进行 DNA 簇（cluster）制备，最后利用 Paired-end（colexa）或者 Mate-pair（SOLiD）的方法对插入片段进行测序。然后对测得的序列组装成 Contig，通过 Paired-end 的距离可进一步组装成 Scaffold，进而可组装成染色体等。最终 DNA 链组装效果与测序深度与覆盖度、测序质量等有关。常用的组装有：SOAPdenovo、Trimity、Abyss 等。

（三）测序指标

测序的深度与覆盖度为评价测序质量的重要指标。

1. 测序深度（sequencing depth） 是指测序得到的碱基总量与待测基因组大小的比值，如某样本的测序深度为 50×，则意味着该样本的基因组上每一个单碱基平均被测（或读取）了 50 次。测序带来的错误率或假阳性率会随着测序深度的提升而下降，当测序深度在 50× 以上时，基因组覆盖度和测序错误率控制则可得以保证，后续序列组装成染色体才能变得更容易与精准。

2. 覆盖度（coverage） 是指基因组被测序得到的碱基占整个基因组的比例，如覆盖度为 99%，则意味着该样本基因组上 99% 的基因被测序获得，测序深度与基因组覆盖度之司是一个正相关的关系。

（四）分析流程

全基因组测序获得数据后，需对其进行相应分析，其数据分析流程主要包括质量控制（quality control）、比对（mapping）、突变检测（call variant）以及突变注释（annotation），见图 13-1。

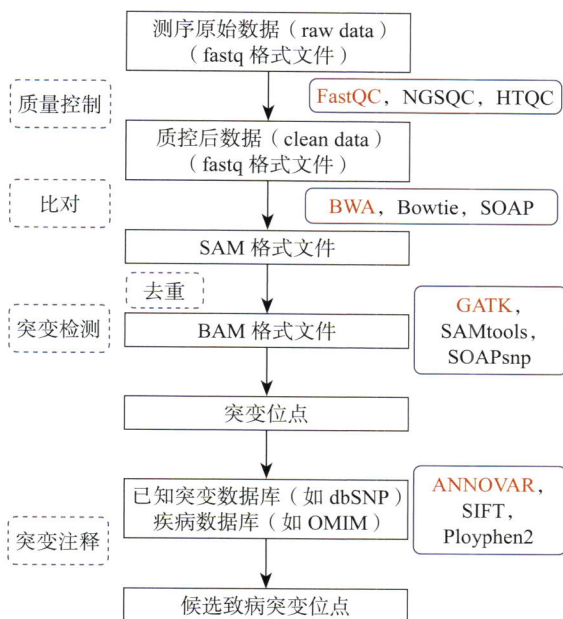

测序原始数据（raw data）
（fastq 格式文件）

质量控制 → FastQC，NGSQC，HTQC

质控后数据（clean data）
（fastq 格式文件）

比对 → BWA，Bowtie，SOAP

SAM 格式文件

去重

突变检测 ← BAM 格式文件 → GATK，SAMtools，SOAPsnp

突变位点

已知突变数据库（如 dbSNP）
疾病数据库（如 OMIM） → ANNOVAR，SIFT，Ployphen2

突变注释

候选致病突变位点

图 13-1 全基因组测序数据分析流程（红色为常用分析软件）

1. 质量控制 质量控制是指对测序产生的原始数据（raw data）进行去接头、过滤低质量处理，得到质控后数据（clean data）的过程称为质量控制。该步骤可去除部分测序较差的序列，通常可以滤过 5% ~ 15% 的低质量序列，从而提高后续分析的准确性。该过程可通过 HTQC 或 FastQC 等软件完成。

2. 比对 将上述得到的 clean data 比对到参考基因组上，得到每条序列的比对位置、比对质量值等信息。目前比较常用的比对软件有 BWA（burrows-wheeler aligner）与 Bowtie。

3. 突变检测 将比对好的文件，通常为 SAM 文件，转换成 BAM 文件并进行去重，然后利用相应生物信息软件检测相应突变的过程。目前主流的软件为 GATK（genome analysis toolkit）。

4. 突变注释 每一个全基因组的样品，平均可以检测到大约 30 万个突变，为了便于进行后续功能验证，需要从中筛选出致病的候选突变。一方面，去除已知突变数据库（如 1 000Genome 与 dbSNP 数据库）中出现频率较高的突变，并将剩下的突变注释到基因组上各个基因区间，获得突变对蛋白质编码的改变情况；另一方面，通过多个疾病数据库（如 ClinVar 与 HGMD）将部分已知突变与疾病表型进行联系，利用多种预测软件如（SIFT 与 Ployphen2）对突变进行有害性和保守型预测，最终鉴定导致疾病发生的相关基因与突变。该过程可借助 ANNOVAR 软件完成。

上述便是全基因组测序数据分析的主要流程，其中每一个步骤均有多种软件行分析，目前应用较为广泛的分析流程为 "FastQC + BWA + GATK + ANNOVAR"。

（五）第三代测序技术

当前全基因组测序技术应用最广泛的为第二代测序技术，然而该测序技术需要将 DNA 链打断为短的 DNA 片段，并需要经过 PCR 扩增，最后通过组装获得待测样本的 DNA 序列。该技术虽然测序速度快，然而容易出现测序错误的问题。而当前最新挂出的第三代测序技术，单分子测序技术，测序过程无需进行 PCR 扩增，可以实现对每一个 DNA 分子的单独测序。该测序技术测序速度更快，测序精度更高，将是今后基因组测序分析中得到越来越广泛的应用。

二、全外显子测序

外显子组是基因组的一部分，是指人类基因组中蛋白编码区域。全外显子测序信息可以反映基因组上编码蛋白质区域的突变，外显子占人类全部基因组不到 2%，但却包含了约 85% 的已知致病突变。鉴于全基因组测序的成本较高，有选择地对所有蛋白质编码区域进行测序是全基因组测序经济且高效的替代。与全基因组方法相比，外显子测序只针对外显子区域的 DNA，覆盖度更深、数据准确性更高，更加简便、经济、高效，因此适用于大量样本的分析，同时生成的数据集也更小、更易于管理，适合广泛的应用，包括群体遗传学、遗传病和癌症研究。目前，全外显子测序主要用来鉴定单核苷酸多态性和插入缺失变异。

全外显子测序主要采用捕获测序技术，主要流程为以生物素标记的寡聚核苷酸为探针，与片段化后的基因组 DNA 文库杂交，通过碱基互补配对与外显子区域结合，再用链霉素磁珠纯化将目标区域拉下来进行富集，之后组装获得外显子 DNA 序列。

全外显子测序后续数据分析流程与全基因组测序分析流程相似，也主要包括质量控制、比对、突变检测以及突变注释。其相应软件分析流程也主要为 "FastQC + BWA + GATK + ANNOVAR" 流程，此处不再过多阐述。

虽然与全基因组测序相比，全外显子测序具有经济、快捷等特点，然而其所包含信息量仍与全基因组测序存在一定差异，无法探测较大的 DNA 结构变异。随着测序技术的发展以及测序成本的降低，全外显子测序的优势也在逐渐减少。

第二节　全基因组关联分析

在利用全基因组测序数据对复杂性状疾病进行研究时，较为常见的方法为全基因组关联研究（genome-wide association study，GWAS）。GWAS 是通过应用人类基因组中数十万甚至上百万的单核苷酸多态性（single nucleotide polymorphism，SNP）为标记进行病例 - 对照关联分析，从而发现影响疾病发生发展的基因变异，与候选基因关联分析方法的区别在于，GWAS 不再需要预先假设特定的基因或位点与疾病相关联。自 2005 年第一个 GWAS 研究发表以来，全基因组关联分析已经确定了与人类特征和疾病相关的数以百万计的基因位点。

（一）研究设计

GWAS 的研究设计与传统的病例对照（case-control）研究分析一致，即如果人群基因组中一些 SNP 与某种疾病相关联，则这些疾病的 SNP 等位基因频率在该疾病患者中应高于未患病的对照人群。

早期的 GWAS 研究主要为单阶段研究（one-stage design）设计。该类型研究选择足够的病例和对照样本，一次性在所有研究对象中对选中的 SNP 进行基因分型，然后分析每个 SNP 与疾病的关联，分别计算关联强度与优势比（odds ratio，OR）。

目前 GWAS 研究，多采用两阶段研究（two-stage design）或多阶段研究（multiple-stage design）设计。首先，在第一阶段用覆盖全基因组范围的 SNP 进行病例 - 对照关联分析，统计分析后筛选出较少数量的与疾病显著关联的 SNP；继而在第二阶段或随后的多阶段中，纳入更大样本的病例与对照人群，采用该人群进行基因分型与病例 - 对照关联研究。在第二阶段的大样本验证中，可以选择在不同种族人群中进行基因分型验证。该研究设计相较于第一种研究设计而言，更加经济且高效。

对 GWAS 的样本量尚无公认计算公式，基本指导思想为在经费允许的范围内尽可能地增加样本量。同时，GWAS 研究的检验效能也与所选疾病类型有关，在相同样本量的基础上，当疾病的遗传度（heritability）越高，即受到遗传因素的影响越高时，其结果的检验效能越高。

（二）基本统计分析

1. 常用统计方法　GWAS 用于病例 - 对照研究时，比较病例组与对照组之间每个 SNP 等位基因频率多采用四格表的卡方检验（chi-square test），并计算 OR 值与 95% 的置信区间（confidence interval，CI），归因分数（attributable fraction，AF）以及归因危险度（attributable risk，AR）。如需控制病例组与对照组之间的年龄、性别等混杂因素时，需要以基因型和混杂因素作为自变量，研究对象表型即患病状态为因变量，采用 Logistic 回归分析。当研究对象表型为数量性状，如身高、体重等，可采用单因素方差分析（one-way ANOVA），或采用可控制混杂因素的多元线性回归分析。

2. P 值多重校正　鉴于全基因组测序获得的 SNP 位点较多，在进行分析时出现的多重假设检验问题可导致结果的假阳性增加。因此在进行 GWAS 分析时，需要针对多重假设检验问题进行校正。多重假设检验校正的方法主要可以分为两种类型：对每个 P 值进行单独校正和对所有 P 值同时进行校正。

对每个 P 值进行单独校正的方法主要包括 Bonferroni 递减调整和 Bonferroni 校正两种。Bonferroni 递减调整是指先将所有单个 SNP 位点 P 值从小到大排序，然后将第一位 P 值（最小 P 值）乘以 SNP 位点数，第二位 P 值乘以 SNP 位点数 −1，依此类推，最后一位 P 值乘以 1。Bonferroni 校正则是指将单个检验每个位点的 P 值乘以研究中同时进行假设检验的次数。上述两种方法中，如校正后 P 值仍小于检验水准（通常为 0.05），则可认为该 SNP 位点与疾病之间有显著性关联。其中，Bonferroni 校正最为保守和严格。

对所有 P 值进行校正主要也包含两种方法，组合检验（permutation test）与错误发生率（false discovery rate，FDR）控制。组合检验是对 GWAS 结果中未校正 P 值排序后依据基因结构之间的关系，通过反复抽样模拟运算分析 P 值分布，从而对所有的 P 值进行校正。FDR 控制是先将 GWAS 结果中未校正 P 值从小到大排序，最大的 P 值保持不变，其他 P 值按排列次序乘以系数（SNP 位点总数 / 该位点 P 值的位次）。若上述方法所得校正 P 值小于检验水准，则表明该位点与疾病之间的关联具有显著性。其中，FDR 控制较为宽松。

（三）分析新策略

虽然传统 GWAS 研究发现了一些与疾病的关联具有高度统计学意义的

SNP 位点，然而相对于被发现的 SNP 位点数而言，这一小部位"阳性"SNP 位点仅能解释一小部分表型变异。研究中可能存在一些在统计学意义临界位置的 SNP 位点，虽然没能达到全基因组统计学意义的标准，但是它们也可能代表某些真实信号。仅利用传统的关联分析可能无法探测到某些和疾病弱相关的 SNP 位点对表型的富集作用，因此基于传统 GWAS 数据，新的分析方法与策略被开发与应用。

1. 对稀有变异（rare variant）的研究　GWAS 识别关联 SNP 位点的方法是关于等位基因频率的函数，低频率的功能变异对群体影响较小，因此很难识别到那些基因频率较低的变异位点，即使这些变异对表型影响较大。因此，当前 GWAS 研究中识别到的 SNP 位点多为常见变异，仅能够解释很小一部分的表型变异。从群体遗传学的角度而言，大部分突变的等位基因的频率较低，控制复杂性状的关联位点一般是低频率的变异。因此，对稀有变异的研究有助于弥补传统 GWAS 分析的不足，基于 GWAS 数据研究稀有变异与复杂性状关联的分析方法被相继提出。

2. 探讨 SNP 位点之间以及其与环境因素之间的相互作用　SNP 位点之间相互关联，具有一定的连锁不平衡性，相邻 SNP 位点对表型的影响也可能有富集作用。在考虑 SNP 位点之间连锁不平衡的基础上，探索遗传变异对表型的影响也成为 GWAS 研究的新方向之一。同时，基因变异与环境之间可能存在一定的交互作用，考虑二者交互作用可以更加准确的解释研究对象的表型变异，相应的分析方法也在被不断开发与应用。

3. 多组学整合分析　基于 GWAS 研究将不同组学数据进行整合分析也成为 GWAS 研究的新策略。表型的变异不仅仅受到 DNA 多态性的影响，也受到了基因表达水平的影响。随着基因组技术和转录组、蛋白组等测量水平的提高，将 GWAS 研究结果与其他组学信息相结合，采用系统生物学手段研究复杂疾病的遗传特征已经成为疾病研究的重要方向之一。

第三节　转录组测序

转录组（transcriptome）广义上指某一生理条件下，细胞内所有转录产物的集合，包括信使 RNA（message ribonucleic acid，mRNA）、核糖体 RNA（ribosome ribonucleic acid，rRNA）、转运 RNA（transfer ribonucleic acid，tRNA）、微小 RNA（micro ribonucleic acid，miRNA）及长链非编码

RNA（long non-coding ribonucleic acid，lncRNA）。转录组研究是一个发掘功能基因的重要途径，是基因功能及结构研究的基础。转录组相对于基因组而言，只研究被转录的基因，研究范围缩小，针对性更强。转录组测序（ribonucleic acid sequencing，RNAseq）是指获得特定细胞在某一功能状态下所能转录出来的所有 RNA 的序列，包括 mRNA 和非编码 RNA 等信息。目前转录组测序已广泛应用于基础医学研究、临床诊断和药物研发等领域。

（一）样本准备

1. 标本提取　对 RNA 样本的提取与 DNA 样本提取类似，具体过程可参考本章第一节 DNA 样本提取过程。

需要注意：

样品必须注明溶剂成分，且样品制备实验的组织样品处理及切割过程应在冰上尽可能快速进行，时间过长会导致样品 RNA 降解。

2. 标本运输　对于组织样本快速从活体中获取目的组织后，快速用 RNase-free 水清洗，以去除血渍和污物，吸干表面液体，并快速将样品分割成 50mg 左右的小块液氮速冻后，放入 RNase-free 的带螺纹旋盖的管中，−80℃低温保存，用大体积干冰运输。

对于血液样本：与 DNA 一样，推荐白细胞送样。

（二）测序原理

提取生物样本，利用大规模测序技术直接对 cDNA 序列进行测序，产生数以千万计的测序读段（reads）数量，从而使得一段特殊的基因组区域的转录水平可以直接通过比对到该基因组区域的读段数来衡量。

RNAseq 是一个高度灵活的平台，与其他转录组学技术比较，具有通量高、成本低、灵敏度高等优点，可以获得低丰度的表达基因，且不局限于已知的基因组序列信息，适用于未知基因组序列的物种，不需要克隆的步骤，操作简单，应用领域广。

（三）分析流程

1. 原始数据质量控制　RNAseq 测序数据以 FASTQ 格式来记录所测的碱基读段和质量分数。原始测序数据产出后，对样品测序获得的读段进行统计，通过统计各样品读段长度、数量、碱基数以及 GC 含量等指标，评估数据量是否满足分析要求。之后对原始数据进行质量评估，过滤低质量数据，应用 BLAST、RepeatMasker 等软件遮蔽数据组中不属于表达基因的赝象序列，去除镶嵌克隆，最后获得高质量数据在进行后续分析。

2．数据组装（assembly）与比对（mapping）　一般分为有参考基因组的读段比对和无参考基因组的从头测序组装。

（1）读段比对指针对有参考序列的数据组装，首先将读段进行排序，然后将所有测序读段通过序列映射比对到参考基因组上，与参考基因组进行比对分析，挑选出匹配好的所有读段用于后续分析，同时进行读段的基因比对，用于后续分析。目前该部分的生物信息软件主要包括 BWA 与 SAMtools 等。

（2）从头测序组装（de novo sequence assembly）指将各测序读段按顺序拼接成连叠群（contig），再组装成支架（scaffle），最后将支架中间空隙的部分进行填充，最终组装成连续的较长的序列，再通过与人类基因组（BLAST）进行比对分析，确定基因序列。该方法对于无参考序列以及短序列的组装提供了一个有效的方法，能够快速获得表达基因。

3．基因注释及分类　基因注释是基于假设"同源等于功能相似"，利用生物信息学方法将未知基因序列在公共数据库进行相似性搜索比对，通过与数据库中已注释基因的同源性，来推测未知基因的功能。目前已注释的核酸数据主要有 Genebank、EMBL、DDBJ 等，用于搜索比对的软件主要有 BLAST 和 FASTA 等。

目前使用的基因功能分类主要有 2 种方法，gene ontology（简称 GO）分类与 KEGG（kyoto encyclopedia of genes and genomes）功能分类。GO 分类是基因功能国际标准化分类体系，把基因按照其参与生物学过程（biologicalprocess）、构成细胞的成分（cellularcomponent）和实现的分子功能（molecularfunction）3 个部分进行分类，适用于各个物种，能对基因进行限定和描述。KEGG 数据库能够系统分析基因产物在细胞中的代谢途径以及功能，生物体内，不同基因相互协调行使其生物学功能，基于 KEGG 的分析有助于更进一步分析表达基因中存在哪些显著性富集的通路（pathway）。

（四）数据分析方法

1．常规数据分析　获得转录组测序数据后，可通过将研究对象进行性状分类，利用 t-test 等方法进行差异表达转录本分析，从而获得与性状关联较强的基因。同时也可通过对转录组数据进行表达丰度分析，以获得候选基因。继而对所得到的基因进行 GO 与 KEGG 通路分析，分析得到与个体性状或表型的基因富集于哪些通路或细胞功能上。

2. 聚类分析　利用转录组数据对研究对象或基因进行聚类分析，已经成为转录组数据的重要分析方法。

（1）对研究对象进行聚类：是指利用相应统计分析方法将具有相似属性的个体归为一类，其在癌症分子分型研究中应用较多。目前较常用的聚类分析方法为 K 均值聚类、层次聚类与一致性聚类（consensus cluster）。

（2）对基因进行聚类：是指将具有相似属性的基因归为一类，目前常基于各基因之间的共表达关系对其进行分析。目前较为常用的方法为加权基因共表达网络分析（weighted gene co-expression network analysis，WCGNA），该方法主要用于寻找协同表达的基因模块（module），并探索基因网络与关注的表型之间的关联关系，以及网络中的核心基因。WGCNA 主要流程包括基因之间相关系数计算、基因模块的确定、共表达网络图绘制以及模块与性状关联分析等四个步骤。

3. 多组学数据整合分析　人类基因组学对机体的作用机制复杂，不同组学之间相互作用，在多个层面调控个体性状。基因组 DNA 变异可以直接影响 RNA 表达，RNA 内部 miRNA 与 lncRNA 也可以通过影响 mRNA 间接影响蛋白编码过程。单一组学信息可能只提供了有限的一部分信息，只利用一种类型基因组学数据可能会造成信息损失，可能无法全面反映个体分子生物学特征。为充分利用遗传信息，更全面掌握个体基因组特性，有必要综合应用多种类型组学数据，将多组学数据进行整合分析，是现在组学数据应用研究的重要方向。转录组学数据不仅自身包含大量不同类型数据，如 mRNA、lncRNA 以及 miRNA 等，同时它也是承接 DNA 与蛋白质的重要因素，也是表观遗传的重要作用对象，因此转录组学数据在多组学数据整合分析中十分关键。

多组学数据应用大致可分为两类：基于不同组学的生物学信息，解决单基因组学数据难以完成的生物学问题；基于已有生物学问题，提出适用于多基因组学数据的统计分析方法。对于第一类应用，在目前的肿瘤免疫研究中，可利用单核苷酸多态性（SNP）数据与基因表达数据设计用于获得肿瘤组织免疫细胞比例的计算工具，其通过 SNP 数据获得肿瘤组织中肿瘤细胞的纯度，利用转录组数据筛选与肿瘤细胞纯度成反比的标记基因，继而基于肿瘤细胞纯度与标记基因的表达数据，获得肿瘤组织中多种免疫细胞的比例。对于第二类研究，主要为开发较为复杂的统计方法，在一个模型中纳入多种类型组学数据集，从而分析个体遗传信息与性状或表型之间的联系。

第四节 芯片技术

随着测序技术的迅猛发展及广泛应用，越来越多的动植物、微生物基因组序列得以测定，基因序列数据正在以前所未有的速度迅速增长。在研究个体遗传信息对其自身性状的影响时，采用高通量测序技术得到的数据固然信息量大，且可以发现未知的功能基因，然而由于该技术所需的时间与经济成本仍然相对较高，并十分适用于广泛的研究。鉴于绝大部分基因组序列都已被测定，建立新型杂交和测序方法以对大量的遗传信息进行高效、快速的检测、分析就显得具有更高的性价比。因此相应的芯片技术便应运而生，该技术系指将大量（通常每平方厘米点阵密度高于 400）探针分子固定于支持物上后与标记的样品分子进行杂交，通过检测每个探针分子的杂交信号强度进而获取样品分子的数量和序列信息。通过设计不同的探针阵列、使用特定的分析方法可以获得不同类型的基因信息。本节内容将对目前常用的芯片技术进行简要介绍。

一、RNA 表达谱芯片

通过比较基因的表达差异以揭示生物学现象或疾病发生发展的分子机制是基因研究的一个常用策略。利用表达谱芯片能够快速得到基因表达谱的变化，被广泛应用于生物医学的基础研究、疾病诊断以及新药开发等方面。

1. 技术原理 按照预定位置固定在固相载体上很小面积内的千万个核酸分子所组成的微点阵阵列。在一定条件下，载体上的核酸分子可以与来自样品的序列互补的核酸片段杂交。把样品中的核酸片段进行标记，在专用的芯片阅读仪上就可以检测到杂交信号。

RNA 表达谱芯片的应用主要包含四个主要技术步骤：芯片制备、样品制备、杂交反应和信号检测。

（1）芯片制备：目前制备芯片主要以玻璃片或硅片为载体，采用原位合成和微矩阵的方法将寡核苷酸片段或 cDNA 作为探针按顺序排列在载体上。

（2）样品制备：生物样品往往是复杂的生物分子混合体，除少数特殊样品外，一般不能直接与芯片反应，有时样品的量很小。所以，必须将样品进行提取、扩增，获取其中的 mRNA，然后用荧光标记，以提高检测的灵敏度和使用者的安全性。

（3）杂交反应：杂交反应是荧光标记的样品与芯片上的探针进行的反应产生一系列信息的过程。选择合适的反应条件能使生物分子间反应处于最佳

185

状况中，减少生物分子之间的错配率。

（4）信号检测：杂交反应后的芯片上各个反应点的荧光位置、荧光强弱经过芯片扫描仪和相关软件可以分析图像，将荧光转换成数据，即可以获得有关生物信息。

2. 芯片种类　实验室研究中，多直接从相应生物科技公司直接购置相应芯片用于研究，目前芯片主要由寡核苷酸芯片和 cDNA 芯片两大类组成。

（1）寡核苷酸芯片（Oligonucleotide chip）是指做在固相载体上的寡核苷酸微阵列。其制备方法以直接在基片上进行原位合成为主、有时也可以预先合成，再按照制备 cDNA 芯片的方法固定在基片上。原位合成（in situ synthesis）是目前制造高密度寡核苷酸芯片最为成功的方法。

（2）cDNA 芯片（cDNA chip）是指在玻璃片、硅片、聚丙烯膜、硝酸纤维素膜、尼龙膜等固相载体上固定的成千上万个 cDNA 分子组成 cDNA 微阵列。制作 cDNA 芯片最常用的固相载体是载玻片，载玻片在使用前需要进行表面处理，目的是抑制玻璃片表面对核酸分子的非特异性吸附作用。制备 cDNA 芯片多用合成后点样法（spotting after synthesis），简称点样法。

3. 数据分析　获得 RNA 表达谱数据后，其统计分析方法与本章第三节 RNAseq 数据分析内容大体一致，主要包含差异性基因表达分析、获得候选基因后的信号通路分析以及聚类分析等等，此处不再过多阐述。

二、microRNA 芯片

microRNA（miRNA）属于 RNA 一种，属于一类内源性、具有调控功能的非编码 RNA，不具备蛋白质编码能力，其与信使 RNA 相比分子片段小、种类多、丰度低。miRNA 是生物的重要调控因子，近年来研究表明 miRNA 在细胞分化、生物发育及疾病发生发展过程中发挥巨大作用。

由于芯片技术采用大规模微阵列技术，一张芯片上可以同时分析成百上千的探针，大大提高了筛选的速度和通量，因此利用 miRNA 芯片检测 miRNA 表达量是针对 miRNA 研究的较好选择。

1. 技术原理　miRNA 芯片技术的原理与 RNA 表达谱芯片技术相似，其原理为收集待测样品中的 miRNA，标记上荧光基团，杂交洗涤后可扫描荧光强度，大量数据处理后便可筛选出有显著表达差异的 miRNA。与 RNA 表达谱芯片相似，miRNA 芯片方法并不适用于新 miRNA 的发现鉴定。

2. 数据分析　对 miRNA 数据的分析与上述 RNA 表达谱芯片数据分析内容也大体一致，主要包含差异性表达分析、获得候选 miRNA 后的信号通路分析等。鉴于多组学数据整合分析的逐渐成为组学数据分析的重要趋势，探究 miRNA 与 mRNA 之间的网状调控关系，以及将 miRNA 与多种类型组学数据共同应用于个体性状分析也是 miRNA 数据应用的热点之一。

三、circRNA 芯片

环状 RNA（circRNA）是一类特殊的非编码 RNA 分子，也是 RNA 领域的最新研究热点。与传统的线性 RNA 不同，circRNA 分子呈封闭环状结果，不受 RNA 外切酶影响，表达更稳定，不易降解。近年来的研究表明，circRNA 在生物生长发育、疾病发生发展等方面具有重要的调控作用，同时也具有临床诊断标志物的潜力。

circRNA 芯片的技术原理与上述芯片技术相似，与 RNAseq 相比，其也具有成本低、高效的特点。对 circRNA 数据的分析与 miRNA 数据的分析内容大体一致，此处不再多述。

评述：

基因技术作为高新技术，近年来得到了长足的发展，然而基因技术不同于其他高新技术之处在于，人类能按自己的意愿设计、改造、改良甚至制造生命，这就使基因技术存在大量不确定性乃至危险性因素，有可能给自然界、社会和人类带来新风险。因此在进行相应研究时，必须严格遵循医学伦理原则。首先，对人进行基因测序时，应当严格贯彻知情同意原则，研究者必须向受试者充分提供信息，确认受试者理解所提供信息并自愿同意参与。其次，需建立和完善独立的伦理审查机制。为保护受试者在科学研究活动中的权益，独立于科研机构的伦理审查委员会需对涉及动物或人体的研究方案的科学、伦理合理性进行论证和把关，保证涉及动物或人体的科学研究在符合医学伦理规范的前提下进行。

此外，数据共享对分子遗传学发展的影响巨大，且具有双重性。基因组学数据共享助推了人类健康和医药研发，但也增加了个人遗传信息泄露和数据安全的隐患。基因测序使涉及隐私的信息提高到人体的全部遗传信息，利用目前可用的分析技术，可能有机会逆向识别个体。遗传信息泄露可能引起基因歧视等不利影响。此外，数据共享也存在群体遗传资源泄露的隐患，大规模的群体测序遗传信息数据泄露，将涉及国家安全。因此，在研究中需严格保障原始数据安全，基因组测序数据的共享，需要处理好医学研究数据共享需求与保障被检测者隐私，以及数据安全双重安全保障的关系。

（徐　浩）

第十四章

蛋白质组学技术

在蛋白质组学技术中，蛋白质分离技术是最关键的部分。如何在复杂的蛋白质样品中，对目的蛋白进行有效分离，是后续实验成功的基石。目前蛋白质组学领域常用的分离技术分为两类：一类是凝胶技术，即依据蛋白质分子量、等电点等特性，通过凝胶电泳的方式进行蛋白质分离，主要包括二维凝胶电泳技术（two-dimensional electrophoresis，2-DE）等；另一类是非凝胶技术，即依据蛋白质分子量、亲和性等特性，通过色谱的方式进行蛋白质分离，主要包括高效液相色谱（high performance liquid chromatography，HPLC）和多维液相色谱（multi-dimensional liquid chromatography，MDLC）等。

因此，蛋白质组学研究策略也根据蛋白质分离技术的不同，大致可以分为凝胶依赖策略和非凝胶系统策略两类。本章将就这两种策略进行讲述。

第一节　凝胶依赖的蛋白质组学策略

随着多学科技术的发展，涌现出各种蛋白质研究技术。其中，最早的是由 O'Farrell 在 1975 年首先提出的二维凝胶电泳。二维凝胶电泳可对从细胞、组织或其他生物样品中提取的复杂蛋白质混合物进行分离，是一种功能强大、用途广泛的分析方法。这种技术根据蛋白质的两个不同特性，通过两个独立的策略进行蛋白质分离（图 14-1）。第一维是等电聚焦（isoelectric focusing electrophoresis，IFE），根据蛋白质等电点（isoelectric point，pI）分离蛋白质；第二维是十二烷基硫酸钠～聚丙烯酰胺凝胶电泳（sodium dodecyl sulfate～polyacrylamide gel electrophoresis，SDS～PAGE），根据蛋白质的相对分子质量来分离蛋白质。最终形成的二维凝胶上的每个点都可能对应于样品中的单个不同蛋白质。这样就可以分离出成千上万种不同的蛋白质，从而可以获得蛋白质 pI、分子量和每种蛋白质的丰度等信息。

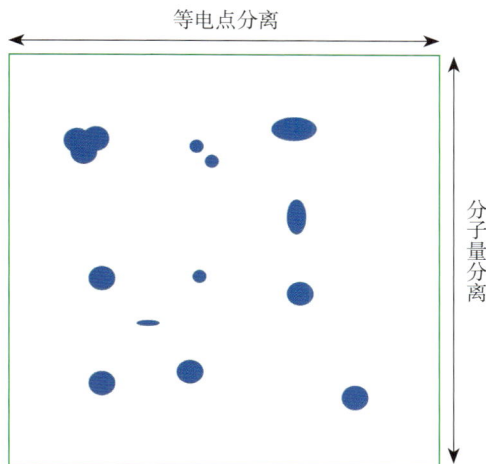

图 14-1　二维凝胶电泳依据等电点与分子量进行蛋白质分离

二维凝胶电泳能与免疫印迹、蛋白质纯化、质谱鉴定等后续实验衔接，因此在蛋白质组学分析、细胞分化、疾病标记物检测、治疗效果监测、药物发现、癌症研究等领域有着广泛应用。

双向电泳技术

二维凝胶电泳的实验主要包含样本制备、第一维等电聚焦、第二维凝胶分离、染色、凝胶图像分析、蛋白质点切取与保存等步骤。本部分将逐一说明。

（一）样本制备

样本制备中需掌握以下几个操作原则，首先，尽可能地获取最大量的目的蛋白质，减少目的蛋白质的损失；其次，所使用的试剂须与后续等电聚焦兼容；减少样本制备时产生的蛋白质修饰；最后，尽可能使目的蛋白质完全变性，破坏蛋白质空间结构。

1. 仪器耗材：离心机、制冰机、细胞超声破碎仪、各规格移液器及对应吸头、手术刀、匀浆器、天平、研钵、液氮罐、涡旋仪、透析袋。

2. 试剂：PBS、裂解液（7mol/L 尿素，2mol/L 硫脲，4% CHAPS，蛋白酶抑制剂）、匀浆缓冲液 1、TCA 丙酮溶液（0.07% β- 巯基乙醇、蛋白酶抑制剂）、丙酮、Tris 饱和酚溶液（pH 8.0）、浓 SDS 缓冲液、甲醇（含 0.1mol/L 醋酸铵）、无水甲醇、血清、四蒸水、PEG 20000、匀浆缓冲液 2、缓冲液 1、缓冲液 2、缓冲液 3、缓冲液 4、HEPES（pH 7.5）、低渗缓冲液、葡萄糖重悬液（1 份体积的 500mmol/L pH 7.9 HEPES，7.5mmol/L 亚精胺，1.5mmol/L 精胺，2mmol/L EDTA，2mmol/L EGTA，10mmol/L DTT 和 9 份体积的 7.5% 葡萄糖）、透析缓冲液。

（1）蛋白酶抑制剂：样品中蛋白酶的存在，会使目的蛋白质降解，或改变蛋白质的分子量。因此在二维凝胶电泳样品制备的所有缓冲液中，都需要添加蛋白酶抑制剂（表 14-1）。

表 14-1　二维凝胶电泳常用蛋白酶抑制剂的特性

抑制剂	靶标蛋白酶	类型	溶解度（溶剂）	推荐工作浓度
AEBSF·HCl	丝氨酸蛋白酶	不可逆	200mg/mL（H_2O）	0.2 ~ 1.0mmol/L
Aprotinin	丝氨酸蛋白酶	可逆	10mg/mL（H_2O）	100 ~ 200nmol/L
Bestatin	氨基肽酶	可逆	5mg/mL（MeOH）	1 ~ 10μmol/L
E ~ 64	半胱氨酸蛋白酶	不可逆	20mg/mL（1:1 EtOH:H_2O）	1 ~ 20μmol/L
EDTA	金属蛋白酶（螯合阳离子）	可逆	10g/100mL（H_2O）	2 ~ 10mmol/L

抑制剂	靶标蛋白酶	类型	溶解度（溶剂）	推荐工作浓度
Leupeptin	丝氨酸、半胱氨酸蛋白酶	可逆	1mg/mL（H_2O）	10 ~ 100μmol/L
Pepstatin A	丝氨酸、半胱氨酸蛋白酶	可逆	1mg/mL（MeOH）	1 ~ 20μmol/L
PMSF	丝氨酸	可逆	18mg/mL（MeOH）	0.1 ~ 1mol/L

需要注意：

蛋白酶抑制剂可以单独使用，也可以根据需要混合使用。

（2）缓冲液（表 14-2）。

表 14-2　缓冲液的种类及成分

缓冲液种类	成分
匀浆缓冲液 1	250mmol/L 蔗糖、1mmol/L EDTA、10mmol/L pH 7.2 Tris HCl，蛋白酶抑制剂
匀浆缓冲液 2	250mmol/L 蔗糖，10mmol/L pH 7.5 HEPES，蛋白酶抑制剂
缓冲液 1	300mmol/L 蔗糖，50mmol/L Tris，3mmol/L $MgCl_2$，pH 7.5
缓冲液 2	1.98mol/L 蔗糖，50mmol/L Tris，3mmol/L $MgCl_2$，pH 7.5
缓冲液 3	250mmol/L 蔗糖，10mmol/L pH 7.5 HEPES，1mmol/L EDTA
缓冲液 4	2.4mol/L 蔗糖，10mmol/L pH 7.5 HEPES，1mmol/L EDTA
SDS 缓冲液	30% 蔗糖，2% SDS，0.1mol/L Tris-HCl pH 8.0，5% β - 巯基乙醇
低渗缓冲液	10mmol/L pH 7.9 HEPES，0.75mmol/L 亚精胺，0.15mmol/L 精胺，0.1mmol/L EDTA，0.1mmol/L EGTA
透析缓冲液	10mmol/L pH 7.9 HEPES，20% 甘油，100mmol/L KCl，0.2mmol/L EDTA，0.2mmol/L EGTA、2mmol/L DTT

3. 操作步骤

（1）真核生物细胞总蛋白质样品制备步骤

1）收获 1×10^7 个细胞，PBS 洗涤 3 次（1 000r/min，3min），弃尽上清。

2）将细胞沉淀置于冰上，加入 500μL 裂解液。

3）振荡裂解样品，按振荡 30s，冰上静置 2min 为一个循环进行，直到细胞完全裂解。

4）用细胞超声破碎仪超声 5~8 次，每次 5~10s。冰上操作；超声探头应远离液体空气分界面，避免产生气泡。

5）将样品在 13 000g，4℃条件下离心 15min。

6）收集上清，弃去沉淀。

7）蛋白质浓度定量，按需分装。

8）蛋白质样品可以直接用于后续等电聚焦，也可以冻存于 −80℃。

（2）哺乳动物组织总蛋白质样品制备步骤

1）在冰浴中，用干净的手术刀把 100mg 组织切成尽量小的碎块，并将组织碎块转移至预冷的匀浆器。

2）加入 1mL 预冷的匀浆缓冲液 1，进行组织匀浆。

3）用细胞超声破碎仪超声 5~8 次，每次 5~10s。冰上操作；超声探头应远离液体空气分界面，避免产生气泡。

4）将样品在 13 000g，4℃条件下离心 15min。

5）收集上清，弃去沉淀。

6）加入 4 倍体积的 −20℃预冷的丙酮，颠倒样品进行混匀，将样品在 −20℃静置 2h。

7）将样品在 13 000g，4℃条件下离心 1min。

8）弃去上清，将沉淀在 4℃冻干。

9）将蛋白质样品称重。

10）将蛋白质样品转移至冰上，加入 50μL 裂解液，充分振荡，让蛋白质充分溶解。将上述溶液在 13 000g，4℃条件下离心 15min。

11）收集上清，弃去沉淀。

12）蛋白质浓度定量，按需分装。

13）蛋白质样品可以直接用于后续等电聚焦，也可以冻存于 −80℃。

（3）血清总蛋白质样本

1）取 2mL 血清，13 000g，4℃离心 15min。

2）弃去沉淀，保留上清。

3）将上清转移至透析袋（可根据目的蛋白质分子量选择透析袋的截留分子量），放入四蒸水中，4℃透析 20h（期间更换 3~4 次四蒸水）。

4）PEG 20000 浓缩至 2mL。

5）加入 4 倍体积的 −20℃预冷的丙酮，颠倒样品多次，将样品在 −20℃静置 2h。

6）将样品在 13 000g，4℃条件下离心 15min。

7）弃去上清，将沉淀在 4℃风干。

8）将蛋白质样品称重。

9）将蛋白质样品转移至冰上，加入 50μL 裂解液，充分振荡，让蛋白质充分溶解。

10）将上述溶液在 13 000g，4℃条件下离心 15min。

11）收集上清，弃去沉淀。

12）蛋白质浓度定量，按需分装。

13）蛋白质样品可以直接用于后续等电聚焦，也可以冻存于 −80℃。

由于蛋白质样本种类和来源的巨大差异，不同样本的最佳制备方法差异较大。根据不同实验需求，目的蛋白质可能是样品中的全体蛋白质，也可能是其中一类特定蛋白质。同时，目的蛋白质可能具有极端的等电点、较差的水溶性、能与核酸等生物分子形成高维复合物、具有较差的稳定性或易于发生修饰等特性。因此，在实际实验操作中，可以根据目的蛋白质的成分与特性，依据样品制备的四项原则，对上述实验方法进行优化，达到最佳效果。

（二）第一维等电聚焦

蛋白质分子具有两性电解质特性，能在不同 pH 环境中发生不同方式的电离。蛋白质分子在大于其等电点的 pH 环境中会转变为带负电荷的阴离子；而在小于其等电点的 pH 环境中会转变为带正电荷的阳离子；在等于其等电点的 pH 环境中会失去电荷。当处于电场中时，阴离子会向电场正极移动，阳离子会向电场负极移动，而不带电荷的分子则不会移动。将含有不同蛋白质分子的混合样品置入一个有 pH 梯度的环境中，并加载电场，如果蛋白质正好处于等于其等电点的位置，蛋白质不会电离，不会发生移动；如果蛋白质处于不等于其等电点的位置，则会发生相应的电离，并向等于其等电点的 pH 梯度移动，待其到达后，会失去电荷，并最终停止运动。所以无论蛋白质混合物分子初始分布如何，经过一段时间后，不同蛋白质会聚集在不同的 pH 梯度上。这种根据两性电解质等电点不同进行分离的方法，称为"等电聚焦"。

1. 仪器耗材　圆盘电泳槽、塑料薄膜、橡皮筋、移液管、滤纸、注射器、IPG 胶条、等电聚焦盘、镊子、盐桥滤纸。

2. 试剂　双蒸水、等电聚焦凝胶（表 14-3）。

聚丙烯酰胺凝胶垂直管式等电聚焦凝胶配制。

表 14-3　聚丙烯酰胺凝胶垂直管式等电聚焦凝胶配制

胶浓度	5.0%
胶液总体积（mL）	7
14% 丙烯酰胺贮液（mL）	2.5
两性电解质（40%）（pH 3 ~ 10）（mL）	0.38
TEMED（mL）	0.03
H$_2$O（mL）	4.06
10% 过硫酸铵（mL）	0.03

3. 操作步骤

（1）聚丙烯酰胺凝胶垂直管式等电聚焦

1）用双蒸水将圆盘电泳槽的玻璃管清洗干净，烘干。

2）玻璃管用塑料薄膜和橡皮筋封口，将封口面朝下垂直放在试管架上。

3）按上述配方配制等电聚焦凝胶。上述溶液配好后，立即摇匀。

4）立即用移液器将配好的胶液移入管内，每根玻璃管的容量约为 1.5 ~ 1.8mL。凝胶液加至接近管口处，用注射器进行水封。

5）静置 30min，待凝胶凝固。

6）去除下端封胶薄膜，用滤纸吸尽水封液，将胶管垂直插入圆盘电泳槽内。

7）上样。

8）上槽接正极，下槽接负极，开启电泳仪，恒压 160V，聚焦 2 ~ 3 小时，时刻观察电流，当电流降低至接近于 0 时，停止电泳。

9）取下电泳管，用双蒸水将胶两端洗 2 次，用注射器针头轻轻将胶与管壁挑开分离，并注入少许双蒸水，胶条会慢慢脱离电泳管而脱落。

10）收集胶条，以进行后续实验。

（2）IPG 胶条等电聚焦：IPG 胶条是预制的固相 pH 梯度凝胶。经过多年的发展，已有大量不同长度、不同 pH 跨度、线性与非线性 pH 梯度的多种产品，可以较好满足不同实验的需求。与聚丙烯酰胺凝胶垂直管式等电聚焦不同，IPG 胶条需使用专门的聚焦盘和聚焦仪器进行等电聚焦。此外，由于 IPG 胶条经过脱水干燥处理，在上样时将整条 IPG 胶条浸泡于蛋白样品中，样品会自动被吸入 IPG 胶条中，这个过程称为"水化上样"。

1）清洗等电聚焦盘，风干。

2）从 −20℃中取出 IPG 胶条，室温放置 10min，待其升至室温。

3）在等电聚焦盘的样品槽中从一端向另一端加入样品，样品槽两端各 1cm 左右不加样，样品中不要留有气泡。不同长度的胶条加入的样品体积不同。

4）用镊子撕去 IPG 胶条上的塑料保护层。需仔细分辨 IPG 胶条上的塑料保护层和支撑层，支撑层与胶条紧密相连，不可撕去。

5）用镊子夹住 IPG 胶条一端，胶面朝下，将另一端置于样品槽一端，另一端轻轻放下，将整条 IPG 胶条轻轻盖于样品上，室温静置 1h。

6）待大部分样品被胶条吸收，沿着胶条缓慢加入矿物油，防止水化过程中水分蒸发。

7）将等电聚焦盘静置于室温，水化 11～20h。

8）取两片盐桥滤纸，用 5～10μL 双蒸水润湿，放置在另一个干净的样品槽的正负极上。

9）用镊子将水化好的胶条，从一端提取将矿物油沥干，用滤纸将矿物油尽量吸走。

10）胶面朝下，将其置于刚好润湿的滤纸片上，以去除表面上的不溶物。

11）将 IPG 胶条胶面朝下置于聚焦盘中，胶条两端需置于盐桥滤纸上。

需要注意：

胶条的正极（标有＋）放在聚焦盘的正极，胶条的负极（标有－）放在聚焦盘的负极。

12）在样品槽中加入矿物油，覆盖胶条，防止聚焦过程中水分蒸发。
13）盖上等电聚焦盘盖子。

需要注意：

盖子正极（标有＋）放在聚焦盘的正极，盖子负极（标有－）放在聚焦盘的负极。

等电聚焦程序见表 14-4。

表 14-4　等电聚焦程序

程序	电压	时间
上升[①]	1～50V	1h
上升	50～500V	1h
上升	500～1 000V[③]	1h
上升[②]	1 000～8 000V	3h
维持	8 000V	135 000Vh[④]

续表

程序	电压	时间
维持	500V	无限

注：①如样品含盐量较低，第 1 步可以省略；②最高电压可以升至 10 000V；③如聚焦电压长时间无法升高到 500V，可能是样品中盐离子浓度过高所致，严重时可能导致电弧产生或 IPG 胶条燃烧。应随时观察，适时终止聚焦。④聚焦量可以根据胶条长度和样品量而改变。

（三）第二维 SDS-PAGE

二维凝胶电泳第二维是普通的 SDS-PAGE 电泳，利用不同蛋白质分子量不同进行分离。将等电聚焦完成的 IPG 胶条置于 SDS-PAGE 胶的负极侧，当加载电场后，蛋白质会移出 IPG 胶条进入 SDS-PAGE 胶。此外，在进行第二维 SDS-PAGE 之前，还需平衡 IPG 胶条内的缓冲环境，使其适合于进行 SDS-PAGE 凝胶电泳。

1. 仪器耗材：凝胶配制装置、镊子、聚焦盘样品槽、水平摇床、玻璃板、电泳制冷仪。

2. 试剂：SDS-PAGE 凝胶溶液、异丙醇、双蒸水、胶条平衡缓冲液贮存液、胶条平衡缓冲液Ⅰ、Ⅱ，琼脂糖封胶液，电泳液。

（1）SDS ~ PAGE 凝胶溶液

需要注意：

不需要配制基层胶；分离胶的浓度可根据目的蛋白的分子量调整。

（2）胶条平衡缓冲液贮存液各成分的终浓度和用量（表 14-5）

表 14-5 胶条平衡缓冲液贮存液各成分的终浓度和用量

成分	终浓度	用量
1.5mol/L Tris ~ HCl，pH 8.8	50mmol/L	6.7mL
尿素	6mol/L	72.07g
甘油（87% V/V）	30%（V/V）	69mL
SDS	2%（W/V）	4.0g
1% 溴酚蓝	0.002%（W/V）	400μL
双蒸水	—	定容 200mL

需要注意：

分装后贮存于 −20℃；溴酚蓝可以不加。用之前加 DTT（20mg/mL）成为胶条平衡液贮存液Ⅰ。用之前加碘乙酰胺（25mg/mL）成为胶条平衡液贮存液Ⅱ。

（3）琼脂糖封胶液的终浓度和用量（表14-6）

表14-6 琼脂糖封胶液的终浓度和用量

成分	终浓度	用量
琼脂糖		0.25g
1%溴酚蓝	0.5%（W/V）	100μL
双蒸水	0.002%（W/V）	定容50mL

3．操作步骤

（1）组装凝胶配制装置。

（2）配制SDS-PAGE凝胶溶液，摇匀，立即加入凝胶配制装置。

（3）在凝胶顶端加入异丙醇，静置0.5～3h，待凝胶完全凝固。

（4）待凝胶凝固后，倒去凝胶表面的异丙醇，用双蒸水轻柔去除异丙醇。

（5）融化胶条平衡缓冲液贮存液，配制胶条平衡缓冲液Ⅰ，Ⅱ。

（6）用镊子夹起IPG胶条的一端，让另一端置于滤纸上，沥干胶条上的矿物油。

（7）用润湿的滤纸覆盖于IPG胶条两侧，吸干剩余的矿物油。

（8）胶条转移至聚焦盘样品槽中，加入适量胶条平衡缓冲液Ⅰ，在水平摇床上，缓慢摇晃15min。

（9）第一次平衡结束后，镊子夹起IPG胶条的一端，让另一端置于滤纸上，沥干胶条上的平衡缓冲液Ⅰ。

（10）将胶条移至聚焦盘样品槽中，加入适量胶条平衡缓冲液Ⅱ，在水平摇床上，缓慢摇晃15min。

（11）第二次平衡结束后，镊子夹起IPG胶条的一端，让另一端置于滤纸上，沥干胶条上的平衡缓冲液Ⅱ。

（12）将琼脂糖封胶液加热溶解，并加入到SDS-PAGE胶上方两块玻板的缝隙中。

（13）立即用镊子夹住IPG胶条的一端，使其完全浸没于SDS-PAGE电泳缓冲液中数秒，将IPG胶条提起，用滤纸擦掉胶条上的气泡。

（14）将胶条背面朝向玻璃板，轻轻放在玻板上，用适当厚度的胶片，轻轻地将胶条向下推，使之与SDS-PAGE胶顶面完全接触。不要在胶条与SDS-PAGE胶之间产生气泡，不要损伤胶面。

（15）室温静置 10min，待琼脂糖封胶液完全凝固。

（16）打开制冷电泳仪，调温度为 15℃。

（17）拆除凝胶配制装置，取下 SDS-PAGE 胶，将其安装在电泳装置上。

需要注意：

需轻柔操作，不能让胶条脱离 SDS-PAGE 顶端界面。

（18）加入电泳液，以低电流开始电泳（如 17cm IPG 胶条，一块胶约 5~10mA）。

（19）当溴酚蓝全部跑出 IPG 胶条，进入 SDS-PAGE 凝胶并浓缩成一条线之后，加大电流（如 17cm IPG 胶条，一块胶约 20~40mA），直至溴酚蓝指示剂到达玻璃板底部边缘时即可停止电泳。

（20）电泳结束后，从一角轻轻撬开两层玻璃，取出凝胶，放置于双蒸水中，并切角以作记号。

需要注意：

如后续衔接质谱鉴定，从此步骤起需戴手套操作，尽量避免任何外源蛋白质污染。

（四）凝胶染色

考马斯亮蓝染色是目前双向凝胶电泳主要的染色方法之一。考马斯亮蓝法，操作简单，灵敏度高，假阳性率低。下面详细介绍考马斯亮蓝法。

1．仪器耗材：水平摇床。

2．试剂：双蒸水、考马斯亮蓝染色液、脱色液。

3．操作步骤

（1）将凝胶在双蒸水中漂洗 3min。

（2）将凝胶放置于考马斯亮蓝染色液中，染液需完全浸没凝胶。

（3）水平摇床上慢摇 2~8h。

（4）回收染色液，用双蒸水漂洗凝胶 3min，去除游离染料。

（5）加入脱色液，脱色液需完全浸没凝胶，置于水平摇床上慢摇。其间需多次更换脱色液，直至凝胶背景脱至无色。

（五）图像分析

理论上，一块双向电泳凝胶可以解析多达 15 000 个蛋白质点，在实践中往往一块凝胶能解析出至少 5 000 个蛋白质点。因此，几乎不可能单纯通过人工分析双向电泳凝胶来选取感兴趣的蛋白点。近年来，多种专门的双向电泳凝胶图像采集硬件和图像分析软件的应用，较好地解决了这一问题。某些双向电泳分析软件允许用户捕获、存储、评估和显示二维凝胶中的信息；另一些软件几乎不需要参数就可以进行斑点检测，也不需要手工进行现场编辑，以最大限度再现评价结果，不同凝胶上的蛋白点匹配是基于蛋白点特征而不是简单的蛋白点位置；还有一些软件提供了综合而灵活的 2-D 凝胶电泳分离分析。强大的自动匹配算法能够在不需要或几乎不需要手动干预的情况下迅速准确地匹配凝胶。

（六）蛋白点的切取、保存与酶解

双向凝胶电泳中的蛋白点可以切取，进行酶解，然后进行质谱分析，从而鉴定蛋白点中具体的蛋白质。本节就蛋白质的切取、保存与酶解的实验步骤进行说明。

1. 仪器耗材　Ep 管、摇床、parafilm 膜、收集管、细胞超声破碎仪、各规格移液器及对应吸头。

2. 试剂　双蒸水、酶解脱色液（50% 乙腈和 100mmol/L NH_4HCO_3）、胰酶稀释液（40mmol/L NH_4HCO_3 和 10% 乙腈）、酶解覆盖液（40mmol/L NH_4HCO_3 和 10% 乙腈）、提肽液（50% 乙腈 和 5% 三氟乙酸）。

3. 操作步骤

（1）蛋白点的切取与保存

1）用双蒸水漂洗胶 2 次。

2）将 200μL 吸头尖端剪去，使其内径等于蛋白点的直径。

3）将吸头在双蒸水中吹打几次。

4）将吸头对准蛋白点，戳入凝胶，将蛋白点戳起，打入 EP 管中（图 14-2）。

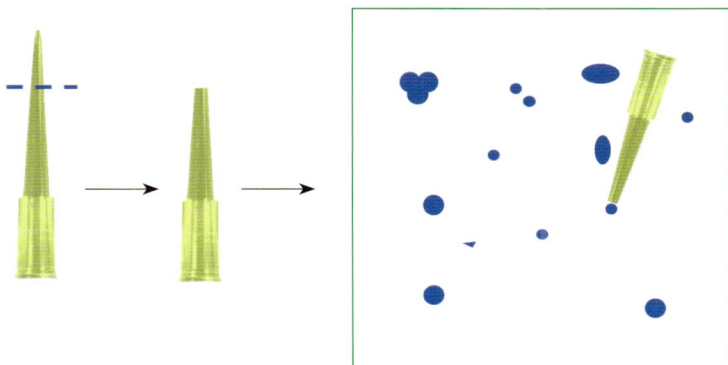

图 14-2　凝胶上蛋白质斑点的切取

5）用双蒸水漂洗 2 次。

6）可以立即进行酶解操作，或 −80℃保存。

需要注意：

上述所有操作都需戴手套和帽子，以避免皮肤和头发的角蛋白的污染。

（2）蛋白质的酶解

1）加入 100μL 脱色液，摇床上振荡 10 ~ 30min（根据脱色情况，可延长时间至 30 ~ 45min），去掉上清。

2）重复 1 ~ 2 次，直到胶块脱色至透明。

3）将胶块捣碎至 $1mm^3$ 的碎片。

需要注意：

捣碎胶块有利于后续酶解效率，但碎片不可太小，否则容易损失。

4）混匀加入 10μL 乙腈，室温下放置 5 ~ 10min，可见胶粒变白，吸去乙腈。

5）重复 1 ~ 2 次。

6）吸尽乙腈，37℃放置 10 ~ 20min，让残留的乙腈挥发干净。

7）用胰酶稀释液配制 10ng/μL 的胰酶工作液。

8）向胶块的 EP 管中加入胰酶工作液，需完全浸没胶块。

9）室温静置 15min，胰酶工作液会被大量吸入胶块中。

10）加入覆盖液，使液面高于胶块。

11）37℃静置 6h（可延长至过夜）。

12）将胶块管中的液体转移至一个收集管。

13）在胶块管中加入 100μL 提肽液。

14）超声 10 ~ 15min，在摇床上振摇 15min。

15）将提肽液吸出，转移至收集管中，与之前的酶解液合并。

16）重复 14/15 步骤 2 ~ 3 次。

17）将收集管管口封上 parafilm 膜，扎孔，进行冻干。

18）冻干后的样品如不立即用，于 −80℃保存。

需要注意：

上述所有操作都需戴手套和帽子，以避免皮肤和头发的角蛋白的污染。一律使用经硅化处理的进口 EP 管和吸头。

（七）常见问题及解决方案（表 14-7）

表 14-7　二维凝胶电泳技术常见问题及解决方案

问题	原因	解决方案
蛋白斑点少	蛋白上样量不足	蛋白上样量和 IPG 胶条的长度有关，可依据说明书调整
	染色液过期	新配制染色液
	蛋白质溶解、变性不足	提高裂解液中尿素和硫脲的剂量；不要让裂解液温度高于 30℃，以免尿素变性
横纹较多	蛋白上样量过高	蛋白上样量和 IPG 胶条的长度有关，可依据说明书调整
	蛋白样品中盐离子浓度过高（水化上样将盐离子浓度高于 10mmol/L）	可以使用脱盐柱、旋转透析或透析袋是样品脱盐
		也可以通过丙酮 /TCA 沉淀与复溶策略除盐
		在等电聚焦第一步，低电压（50V）聚焦 1～3h 除盐
	等电聚焦不充分	观察等电聚焦过程，确认电压按照程序升高到预定电压
		在低电压聚焦步骤结束后，暂停程序，更换盐桥滤纸
竖纹较多	第二维之前平衡不足	现配现用平衡液；延长平衡时间
	SDS-PAGE 凝胶含有不溶颗粒	使用保质期的试剂配制 SDS-PAGE 凝胶；30% 丙烯酰胺单体使用之前需充分过滤
	蛋白样品糖基化	使用糖苷酶处理蛋白样品

第二节　非凝胶系统的蛋白质组学策略

　　蛋白质组学是以基因组学、生物化学、有机化学、无机化学、基于电磁场的精密质谱仪、生物信息学和计算机科学为基础的新兴交叉学科。特别是近年来，蛋白质组学在精准医学领域的成功应用，以及大数据技术和人工智能的发展，进一步推动了蛋白质组学的发展。

　　以多维液相色谱技术为代表的色谱分离技术的引入，是蛋白质组学发展中的里程碑事件。多维液相色谱与质谱串联使用，免去了双向凝胶电泳烦琐的操作，并且大大提升了检测灵敏度，已成为目前蛋白质组学研究中最主要的技术路线，已发展出自动化系统，可快速、高通量鉴定复杂蛋白质样品。在此基础上，结合多种的蛋白质标记技术与后期质谱鉴定技术，衍生出不同的新型蛋白质组学技术。

一、稳定同位素氨基酸细胞培养技术

稳定同位素氨基酸细胞培养技术（stable isotope labelling by amino acids in cell culture，SILAC）是经典的细胞内蛋白质标记技术。该技术利用轻（C^{12}、N^{14}）、重（C^{13}、N^{15}）同位素标记的氨基酸（通常为精氨酸、赖氨酸或亮氨酸）制备培养基。经过多个培养周期，细胞通过代谢，将细胞内的蛋白质氨基酸完全置换为轻、重氨基酸。在实验中，用轻或重标记的细胞分别作为实验组和对照组进行处理。将实验组和对照组蛋白样品等量混合，进行质谱分析。在质谱结果中，两种同位素标记的肽段呈现出的峰强度（如峰面积）比率即为该蛋白质的丰度比率。该技术具有标记识别率高、定量准确性高的特点。尽管已有将该技术应用于线虫、小鼠等动物实验的成功案例，但使用该技术进行动物实验，标记周期较长，费用较高。同时该技术不适合对血液、组织等临床样本进行分析。

二、同位素编码的亲和标签技术

鉴于 SILAC 技术不适用于临床样本的缺点，同位素编码的亲和标签技术（isotope coded affinity tag，ICAT）孕育而生。ICAT 不依赖细胞代谢，可以对蛋白质样品进行直接标记。ICAT 技术的核心是一种由稳定同位素标记的能与蛋白质结合的标记分子。美国 ABI 公司研发的 ICAT 标记分子分为含 8 个氢原子的（d0）轻试剂和 8 个氘原子的（d8）重试剂。两种标记分子均可特异性地与蛋白质中还原态的半胱氨酸结合。在实验中，先从组织、血液或细胞中提取总蛋白，然后将轻、重标签分子分别与实验组或对照组蛋白质混合，通过蛋白酶降解，获得总肽样品，进行质谱分析。由于 ICAT 轻重标签在化学结构上相同且在分子量上只相差 8 个中子，因此在一级质谱上，将质量数相差 8 的质谱峰进行配对，可实现较为准确高效的定量分析。但该方法对半胱氨酸含量低的蛋白质，或处于氧化态的蛋白质的鉴定效率较低。

三、相对和绝对定量同位素标记技术

相对和绝对定量同位素标记技术（isobaric tags for relative and absolute quantification，iTRAQ）与 ICAT 技术在样品制备阶段几乎相同。但与 ICAT 技术采用一级谱定量不同，iTRAQ 技术利用二级谱进行定量。iTRAQ 技术中也使用同位素标记的标签，该标签可以与游离氨基结合。目前商品化的 iTRAQ 标签有 4-plex（图 14-3）和 8-plex 两种，可以同时标记 4 或 8 个样品。结构上，iTRAQ 标签包含报告基团，平衡基团和肽连接基团三部分。以 4-plex 标签为例，报告基团的分子量分别为 114Da、115Da、116Da、117Da，平衡基团的分子量分别为 31Da、30Da、29Da、28Da，肽连接基团只有一种分子量。这样的设计使得所有的标签的总分子量相同，即使同一目的肽被标记上不同标签，在一级谱上也没有差别。但是在二级谱中，平衡基团会断裂，只有报告基团仍与碎片离子相连，因此使得来自不同样品的碎片离子具有不同的质量，从而进行定量分析。

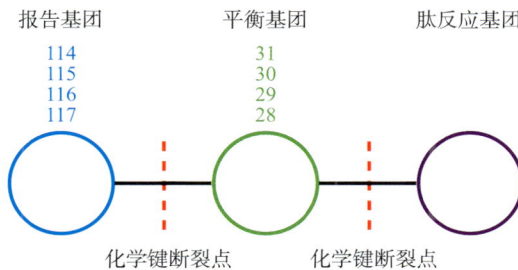

图 14-3　iTRAQ 4-plex 标签结构

四、多重反应监测技术

在质谱分析中，提高目的肽段的信噪比能显著提升质谱分析的灵敏度和准确性，优化蛋白质组学分析的结果。多重反应监测技术（multiple reaction monitoring/selected reaction monitoring，MRM/SRM）能选择特定的母离子和碎片离子对进行专门分析，能排除杂质离子的干扰，从而提高目的肽段的信噪比。该技术具有灵敏度高、精准度高、针对性强的优点，被誉为质谱定量的"金标准"，特别适合于在复杂蛋白质样品中对特定目的蛋白质进行定量分析。通过在样品中加入已知剂量的定量标准品，可以实现对目的蛋白质的绝对定量。目前该技术已经成功应用于检测血浆中多个心血管疾病的生物标志物。

五、平行反应监测技术

平行反应监测技术（parallel reaction monitoring，PRM）与 MRM/SRM 原理类似，但能实现在复杂蛋白质样品中同时对多个特定目标蛋白质进行相对或绝对定量。在 PRM 技术中，通过特定软件处理目标肽段的高分辨率质谱图，能高效地排除杂质离子的干扰，准确地在 ppm 级别的质量误差范围内提取特定离子的质谱峰，从而实现同时对多个目标蛋白质的定量分析。目前，PRM 技术在质谱方法和后期分析软件方面仍有待进一步完善。当时设定的目标肽段数量超过一定限度后，质谱鉴定的准确性会大幅下降，需通过精细调整质谱参数予以矫正。

六、数据非依赖采集技术

早期的质谱技术中，质谱经过一级扫描后，会随机选择信号最强的母离子进行碎裂，从而忽略丰度相对较低的母离子，客观上造成了鉴定灵敏度下降。伴随着高扫描速度、高分辨率的新一代质谱的研发，数据非依赖采集技术（data independent acquisition，DIA）逐步克服了上述问题。在 DIA 技术中，按照质量不同将所有离子划分为多个子集，通过四级杆或离子阱将某一子集中的母离子进行隔离，然后采集该子集中所有碎片离子的信息，最后在将母离子与碎片离子进行配对分析。DIA 技术在离子信息采集过程中，具有一定的随机性，一定程度上避免了低丰度离子的丢失。另一方面，DIA 技术不受指定肽段的限制，可以对未知蛋白质和复杂蛋白质进行定量分析。

评述：

蛋白质是生命的执行者。蛋白质不仅种类繁杂，同一种蛋白质还存在不同修饰，不同蛋白质之间存在不同结合方式。在每个生命体内，不同蛋白质就像机械钟表的齿轮般协同合作、相互依存，从而使得一系列复杂而精密的生理活动得以实现。因此，高通量、精确地检测分析生命体中的蛋白质种类和含量，对于研究生命活动具有重要意义。

尽管在重现性和精准度方面，蛋白质组学技术一度受到质疑。但蛋白质组学研究从蛋白质生物化学特征和生物学功能这一独特视角出发，重新剖析生物学现象和临床问题，有助于打破基因组学技术的局限，优化现有的研究方案与临床诊疗策略。可以预见，蛋白质组学在科研与临床中应用的黄金时期正在到来。

（刘　锐）

第十五章

口腔代谢组学方法

代谢组学（metabonomic）是关于生物体内源性代谢物质的整体及其变化规律的科学。作为系统生物学的一部分，它从代谢终产物的角度，进一步体现了基因、蛋白在机体内的作用过程，这种技术可以无损伤地观察机体生理、病理状态，动态评价基因、蛋白及药物的作用效应，故又称为代谢指纹图。它是以物理学基本原理为基础的分析化学、以数学计算与建模为基础的化学计量学和以生物化学为基础的生命科学等学科交叉的学科。代谢组学是系统生物学研究不可或缺的部分，在疾病分型、药物毒性的评估、植物的基因学研究、食品安全的检测、海洋环境的监测等方面取得了巨大的成功，但在口腔医学研究方面应用较少。

第一节　代谢组学简介

代谢组学概念是英国教授 Nicholson 及其同事用磁共振（nuclear magnetic resonance，NMR）分析了大鼠的尿液后，意识到这可能是生命科学研究的巨大突破，于 1999 年提出来的。代谢组学可以对一个生物系统中所有的低分子量的代谢物质全面的、定性的和定量的分析，通过考察生物体系受到刺激（如将某一特定的基因变异或环境变化）后其代谢产物的变化或其随时间的变化来研究生物体系的代谢途径。根据代谢组学研究对象和目的的不同，可以将其研究目的分为 4 个层次。

（1）代谢物靶标分析（metabolite target analysis）：即对某个或某几个特定组分的分析，在这个层次中，需要采取一定的预处理技术，除掉干扰物，以提高检测的灵敏性。

（2）代谢轮廓分析（metabolic profiling analysis）：即对少数所预设的一些代谢产物的定量分析。如对某一类结构、性质相关的化合物（如氨基酸、顺二醇类）、某一代谢途径的所有中间产物或多条代谢途径的标志性组分的分析。

（3）代谢组学分析（ metabonomics/metabolomics）：一般是对限定条件下的某一生物或细胞所有低分子量代谢产物进行的定性和定量分析。

（4）代谢指纹分析（metabolite finger printing analysis）：用于描述某种生理状态的代谢类型的集合。它对所有代谢产物进行高通量的定性分析，一般不进行定量分析，不分离鉴定具体的单一组分，如表型的快速鉴定。

代谢组学研究的技术平台包括以下几个部分：样品制备、代谢产物检测和分析鉴定、数据分析与模型建立。

一、样本制备

代谢组学研究常用的检测技术有核磁共振技术、质谱检测技术、色谱分析技术。核磁共振一般不需要对标本进行特别的处理；而质谱技术则需要对样本进行复杂的提取或衍生化处理。在离体条件下，生物样本的细胞或组织内的代谢状态可迅速改变，代谢物的质与量亦随之变化，为正确反映机体的真实信息，最常用的是冰冻、液氮降温法及冷冻、干燥的保存技术。整个样品处理和测试分析过程应尽可能保留和体现样品中完整的代谢物组分信息。样品处理方案是代谢组学实验设计中的重要内容。

二、代谢产物检测和数据采集

进行代谢组学研究的核心挑战首先来自如何满足对生物样品的无偏测量和整体分析的要求。代谢组学的分析目标可表述为力求尽可能精确地分析生物体系中尽量多的代谢组分，整个分析过程应尽可能保留样品中代谢物的整体信息。代谢组学对样品的检测技术包括有：核磁共振技术（NMR）、质谱技术（mass spectroscopy MS）、气相色谱（GC），高效液相色谱仪（HPLC），高效毛细管电泳（HPCE）技术等。

（一）核磁共振（nuclear magnetic resonance NMR）技术

核磁共振是一种基于具有自旋性质的原子核在核外磁场作用下，吸收射频辐射而产生能级跃迁的谱学技术。是指核磁矩不为零的核，在外磁场的作用下，核自旋能级发生塞曼分裂（Zeeman splitting），共振吸收某一特定频率内的射频辐射的物理过程。由于塞曼分裂的大小与分子的化学结构有密切的关系，因而 NMR 能提供有关化学结构及分子动力学的信息、成为分子结构解析的一个有力工具。利用高分辨率 NMR 技术对完整器官或组织细胞内许多微量代谢组分进行检测，可得到相应的生物体代谢物信息，研究这些组分的 NMR 图谱，综合分析这些信息所反映的生物学意义，可以了解生物体代谢的规律，NMR 方法具有无损伤性，不会破坏样品的结构和性质，可在接近生理条件下进行实验；NMR 没有偏向性，对所有化合物的灵敏度是一样的，可在一定的温度和缓冲液内选择实验条件；可以进行实时和动态的检测；可设计多种编辑手段，实验方法灵活多样。包括：氢谱（^{1}H NMR）、碳谱（^{13}C NMR）及磷谱（^{31}P NMR）三种。氢谱的每一个谱峰值与样品中各化合物的氢原子是一一对应的，所测样品中的每一个氢原子在图谱中都有其相关的谱峰，图谱中信号的相对强弱反映样品中各组分的相对含量，形成具有特征性的代谢指纹图谱（图 15-1）。

（二）质谱（MS）技术

MS 技术是将离子化的原子、分子或分子碎片按质量或是质荷比（m/z）大小顺序排列成图谱，并在此基础上，进行物质的定性或定量分析。具有超微量、快速（数分钟内完成一次测试）、能同时提供分析样品的相对分子质量信息和结构信息、既能进行定性分析又能进行定量分析及能有效地与各种

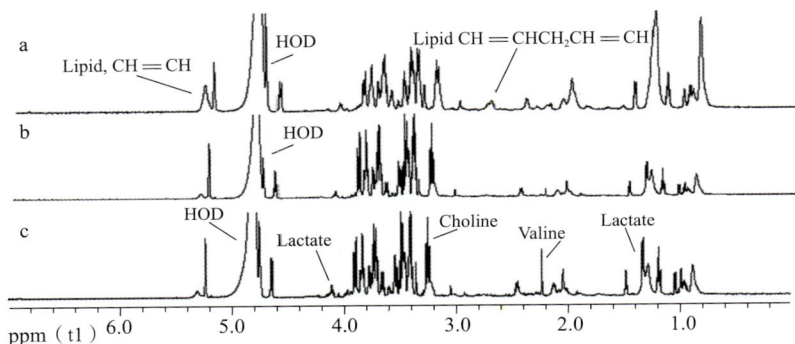

图 15-1　血浆代谢产物核磁图谱

a. 健康对照组；b. 口腔白斑患者组；c. 口腔鳞癌患者组

色谱法联用，成为分析复杂体系的有力手段（图 15-2）。但存在离子化过程中的电离歧视效应和基质干扰的问题。

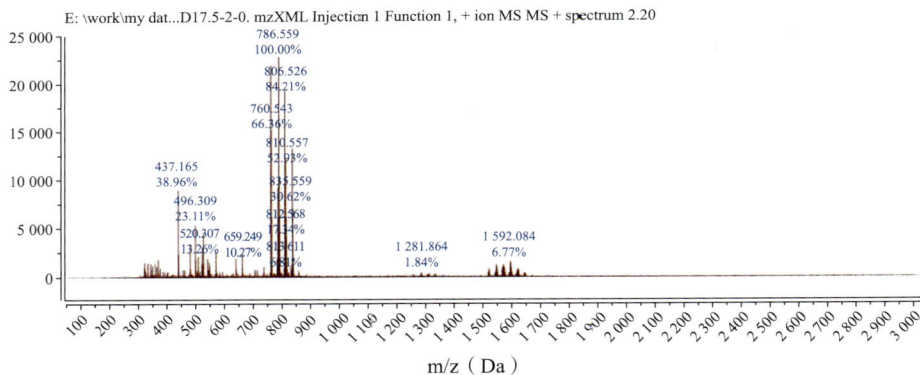

图 15-2　小鼠血浆全脂类代谢产物质谱图

（三）色谱技术

色谱是最常用和有效的分离分析工具，包括有气相色谱（gas chromatography GC）和液相色谱（liquid chromatogram LC）。其与质谱（MS）的联用可以完成从成分分离到鉴定的工作。MS 与各种色谱技术的联用使得质谱技术在代谢物组学的研究中起着十分重要的作用：气质联用（GC/MS）和液质联用（LC/MS）可以同时检测出数百种化合物，包括糖类、有机酸、氨基酸、脂肪酸等和大量不同的次生代谢物。

三、数据分析与模型建立

利用 NMR、MS 等波谱技术测量生物体液所得到的是包涵了丰富的生物标志物的大量的、多维的信息。根据各种分析手段（NMR，GC/MS，LC/MS）的不同特点，研究者们开发出相应的算法对原始谱图的数据进行提取及处理，为了充分抽提所获得的数据中的潜在信息，对数据的后期分析需要应用一系列的化学计量学和多元分析方法。应用最为广泛的就是模式识别技术（pattern recognition，PR）——是一种借助大量信息和经验进行推理的方法，一般分为两类：非监督性模式识别（unsupervised pattern recognition）和监督性模式识别（supervised pattern recognition）。非监督性模式识别方法用于从原始谱图信息或预处理后的信息中对样本进行归类，并采用相应的可视化技术直观地表达出来。该方法可将得到的分类信息和这些样本的原始信息（如药物的作用位点或疾病的种类等）进行比较，建立代谢产物与这些原始信息的联系，筛选与原始信息相关的标记物，进而考察其中的代谢途径。由于这个方法没有可供学习利用的训练样本，所以称为非监督性方法。应用在此领域的方法有：主成分分析（principal components analysis，PCA）、非线性映像（non-linear mapping，NLM）、聚类分析（hierarchical cluster analysis，HCA）等。而监督性模式识别则是建立一系列已正确分辨出类别的数据模型，并利用建立的多参数模型对未知的样本进行预测。在这类方法中经常需要建立用来确认样品归类的训练集（training set）和用来测试模型性能的测试集（test set）。应用于该领域的主要是簇类的独立软模型（soft independent modeling of class analogy，SIMCA）、偏最小二乘回归（partial least squares，PLS）、神经网络（neural network，NN）等方法。

代谢组学中最常用的分析方法是非监督性模式识别的主成分分析（PCA）和监督性模式识别的偏最小二乘回归（PLS），主成分概念首先由 Karl Parson 在 1901 年引进，当时只对非随机变数来讨论的。1933 年 Hotelling 将这个概念推广到随机变数。PCA 是研究如何通过少数几个主成分来解释多变量的方差 - 协方差结构的分析方法，也就是求出少数几个主成分，使它们尽可能多地保留原始变量的信息，且彼此不相关。是利用降维的方法来处理多变量、大样本的问题。监督性模式识别方法较常用的是偏最小二乘法（partial least squares，PLS）。PLS 回归分析方法是一种新型的多元统计数据分析方法，它借助提取主元的思路，有效地提取对系统解释性最强的综合信息，从而实现对高维数据空间的降维处理，较好地克服了变量多重相关性在系统建模过程中的不良影响。PLS 方法具有以下优点。

（1）提供了一种多因变量对多自变量的回归建模方法。特别当变量之间存在高度相关性时，用 PLS 分析建模，其分析结论更加可靠，整体性更强。

（2）可以有效地解决变量之间的多重相关性问题，适合在样本量小于变量个数的情况下进行回归建模。

（3）可以实现多种多元统计分析方法的综合应用。PLS 可以将建模类型的预测分析方法与非模型式的数据内涵分析方法有机地结合起来。

PLS 有机地结合了多元线性回归分析、主成分分析和典型相关分析，在建模的同时实现资料的简化。在一次 PLS 回归分析计算后，不但可得到多因变量对多自变量的回归模型，而且可在二维平面上直接观察两组变量的直接相关性和样本点间的相似性结构。

第二节　代谢组学的数据处理

代谢组学研究得到的是大量的、多维的信息。为了充分抽提所得到的数据中的潜在信息，往往需要运用多种数据分析技术，将多维、分散的数据进行总结、分类及判别分析，寻找数据间的定性、定量关系，挖掘数据中蕴藏的生物学意义，以便阐述其与机体代谢间的关系，通常需要采用化学计量学方法。目前分析数据的主要方法有模式识别（pattern recognition analysis，PRA）和基于理论的系统鉴定法，前者主要包括无监督方法（如聚类分析、主成分分析、自组织图等）和有监督方法（如非线性回归、判别式功能分析、遗传算法、遗传编程、前馈神经网络、支持载体机器、酵母共反应功能分析等），后者包括非线性动力学、化学动力学和代谢控制分析。在此主要介绍模式识别方法。

一、数据预处理

代谢组学研究所得的实验数据，通常可以排列为一个 m 行 n 列的矩阵 X，行表示 m 个对象（样本），列表示 n 个特征。对象可以是血清、尿液、胆汁等，这些对象的特征是通过仪器检测分析所得的谱图、结构特征、物理性质等。每个对象的数据为一个 n 维矢量，数据间不仅量纲可能不同，其绝对值大小也可能会有几个数量级之差。数据未经处理而直接用于统计分析，易于突出大数据属性的作用而遗失小数据信息。为了避免量纲和数据均值不同对数据分析造成的影响，通常应用标度化方法使各变量的变化幅度处于同一水平，即对数据集进行预处理。预处理包括以下几种方法：①值域调整（range scaling）；②自标度化（autoscaling）；③标准化（normalization）；④对数变换（logarithmic transformation）。

二、数据处理方法

（一）主成分分析（PCA）

PCA 是将分散在一组变量上的信息，集中到某几个综合指标（主成分）上的一种统计分析方法。它利用降维的思想，将多个变量化为少数几个互不相关的主成分，从而描述数据集的内部结构。

经典 PCA 线性降维的基本思想：对原变量空间进行旋转变换（方差最大化）以形成新的变量矩阵和误差矩阵；即先计算原变量（n 维）相关系数的协方差矩阵，再按矩阵特征根由大到小顺序确定出原变量线性组合后的新变量主成分，目标是尽量用较少（一般二维或三维）的独立主成分去综合体现原多维变量中蕴含的绝大部分（＞85%）整体信息。例如 Zhou 等关于腭裂小鼠实验中采用的方法显示：两组共 42 例血浆样本的 NMR 积分数据导入相关数据分析软件（SIMCA-P），得到六组主成分（PC1-PC6），这 6 个主成分解释了原变量的 84.8% 的信息，具有统计学意义。以主成分得分向量为坐标轴作图（二维或三维图，称为得分图），既可以反映类别间的差异又可以直观地筛查一些特殊的溢出样本。实验将前两个主成分（PC1、PC2）作为向量坐标，获得 42 个血浆样本的 NMR 数据矩阵的主成分得分图（图15-3；▲为地塞米松给药组，□为正常对照组），所有数据均位于 95% 的可信区间（95% Hotelling's T2 limit）内，两组数据可以较好地进行区分。21例地塞米松给药组呈现明显的团聚性。

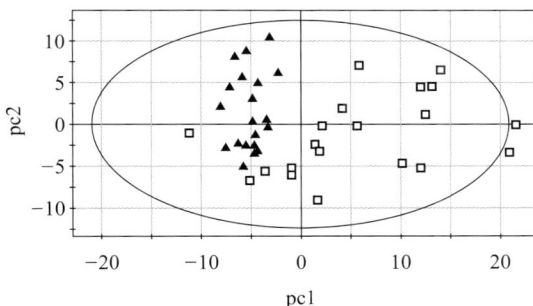

图 15-3　地塞米松给药组和正常对照组 PCA 分析得分图（▲为地塞米松给药组数据；□为正常对照组数据）

（二）偏最小二乘回归（PLS）

偏最小二乘回归是基于因子分析的多变量校正方法，同时它又是主成分回归的发展。在主成分回归方法中，对测量矩阵 Y 进行主成分分析，以抽象因子进行回归，但对浓度矩阵 X 未加任何处理。同时对测量矩阵 Y 和浓度矩阵 X 进行主成分分解，并以它们的主因子进行回归，进一步提高了方法的可靠性。通过迭代的方法，在分解 X 矩阵时考虑 Y 矩阵的因素，在分解 Y 矩阵时考虑 X 矩阵的因素，将两个独立的主成分分析过程合二为一。

（三）线性判别式法（linear discriminant analysis，LDA）

线性判别分析最早由 Fisher 提出，它是用已知类别样本的概率密度函数作为线性判别式来对未知样本的归属进行判别。该方法的基本思想是设法找到多变量数据集的最佳投影方向，将高维空间中的变量投影到低维空间，然后再在低维空间中分类，最后对未知样本的类别进行预测。它是一种建立在计算各类样本协方差矩阵基础上的参数统计分析方法，要求各类数据方差较齐，且组间方差大于组内方差。

线性判别分析就数据降维这一点上来说有些类似于主成分分析法，但二者又存在本质差异。主成分分析是选择数据点变异最大的方向作为主成分方向以达到降维的目的；而线性判别分析通常选择能够最大程度地将各类样本分开的分割面（判别函数）作为它的方向。通常，线性判别分析可与偏最小二乘法联用（PLS-DA）。

三、特征性代谢物及通路分析

变量投影重要性指标（variable importance in projection，VIP）是自变量 X 解释因变量 Y 能力的测度标准。其计算原理是通过计算 PLS 权重 W_i 后的方差之和而获得的权重值。根据 PCA 分析原理可知：X_i 对 Y 的解释是通过得分图 t_i 来传递的，如果 t_i 对 Y 解释能力很强，而 X_i 在构造 t_i 时又起到了相当重要的作用，则 X_i 对 Y 的解释能力就被视为很大。所以，对于 p 个自变量 X_i（i=1，2，...，p），如果它们在解释 Y 时作用都相同，则所有的 VIP 均等于 1；否则，对于 VIP 很大（大于 1）的 X_i 在解释 Y 时就有更加重要的作用。特征性代谢物通过主成分图及 VIP 得分图获得。

特征性代谢物的代谢通路分析：通过代谢通路分析（pathway analysis）得出了可能的代谢路径，每条通路中参与代谢的物质总个数、预期值及试验样本中实际参与通路的代谢物的个数等参数（图 15-4），Y 轴 -Log P 表示代谢通路富集分析（pathway enrichment analysis）的显著性水平（P 值），

X 轴表示经过通路拓扑分析（from pathway topology analysis）得到的通路影响值（pathway impact values），圆的颜色深浅取决于富集分析的 P 值，圆的半径取决于通路影响值。代谢通路分析图也简称为气泡图（bubble plot）。

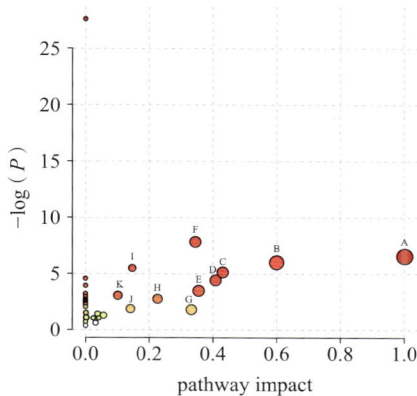

图 15-4　代谢通路分析图: Y 轴 -log P 表示代谢通路富集分析（pathway enrichment analysis）的显著性水平（P 值），X 轴表示经过通路拓扑分析（from pathway topology analysis）得到的通路影响值（pathway impact values）

第三节　代谢组学技术在口腔疾病方面的应用

代谢组学在口腔疾病方面的相关文献国际上现在仍较少，随着系统生物学及大数据时代的到来，代谢组学在口腔疾病领域的应用必将迅猛发展。现在已开展的研究内容主要有：口腔鳞癌及白斑代谢产物方面；口腔微生物群（致龋菌及菌斑）方面；牙周病相关代谢产物方面；唇腭裂相关代谢产物方面；口腔生物材料代谢产物方面等。

一、口腔黏膜癌变的 SD 大鼠血浆代谢标志物的解析

口腔癌通常要在恶性阶段才能被确诊，从而造成口腔癌患者的预后差和 5 年生存率低。口腔癌变不同阶段患者血浆代谢物浓度的变化与患者的生理病理状态息息相关。因此对口腔癌个体血浆代谢组学进行研究，寻找并确定与口腔癌变发生发展相关的代谢标记物，将有助于提高口腔癌早期检测的灵

敏性和特异性。

利用 ^{1}H-NMR 检测正常对照组（Normal 组）、口腔白斑组（OLK 组）、口腔鳞状细胞癌组（OSSC 组）三组大鼠血浆中代谢物的变化，并应用 PCA、PLS-DA 等多种数据分析方法对所获得的血浆 ^{1}H-NMR 数据进行解析，以筛选出口腔黏膜癌变各阶段 SD 大鼠血浆中代谢标志物。

（一）仪器耗材

4mL 肝素锂抗凝管、直径 5mm 核磁管、低温低速离心机、600MHz 磁共振仪、低温高速离心机、1.5mL 离心管、各规格移液器一套、各规格枪尖一套。

（二）试剂

99.8% 重水（D_2O）。

（三）实验步骤

1. 用于核磁检测血浆样本的制备　将收集的三组（Normal 组、OLK 组、OSSC 组）大鼠血浆上清液样本室温解冻，混匀后吸取适量血浆样本移入直径为 5mm 核磁管内，沿管壁缓缓加入相对比例 99.8% D_2O 溶液，混匀、静置 5min，用 600MHz 磁共振仪进行检测。

需要注意：

血液样本避免反复冻融，样本在检测前应为 0° 保存及运输。

2. 血浆样本核磁检测

（1）将准备好的核磁管放入 600MHz 磁共振仪中进行 ^{1}H 核磁扫描。收集到以 D_2O 为溶剂的，波宽为 15.5ppm 所有样本的谱图。

（2）分析图谱（图 15-5）。参考图谱分析各组大鼠血浆的 ^{1}H-NMR 图谱包含有大量的小分子代谢物信息。

需要注意：

（1）SD 大鼠血浆 NMR 谱上代谢产物主要集中在化学位移值 $\delta 0.8 \sim 4.5$ 之间，$\delta 4.5 \sim 5.5$ppm 区为水的信号峰，水信号峰两边的两个峰分别为 α 和 β 葡萄糖基物质，乳酸盐的信号峰在 1.32ppm、4.10ppm。

（2）其他的化合物如缬氨酸信号峰在 2.26ppm、0.99ppm、1.05ppm、3.60ppm，谷氨酸盐的信号峰在 2.12ppm、3.78ppm、2.44ppm、2.14ppm，胆碱的信号峰如 3.20ppm、3.51ppm 等。

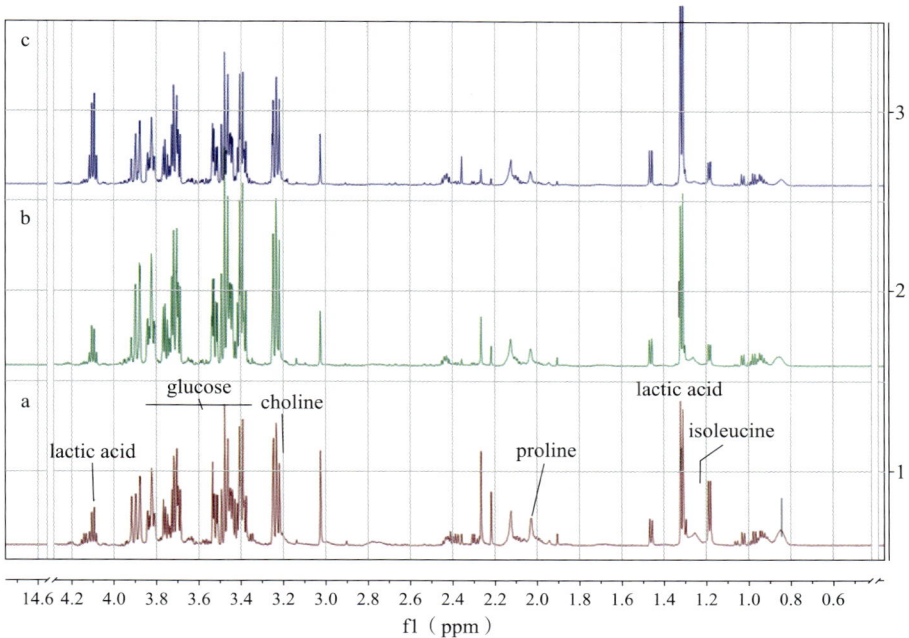

图 15-5　三组大鼠血浆样本 600MHz 1 H-NMR 核磁图谱

a. Normal 组；b. OLK 组；c. OSSC 组

3. 血浆样本核磁图谱的降维处理

（1）采用核磁数据处理软件对血浆样本的核磁图谱进行傅立叶转换，选取参照峰后进行相位、基线和化学位移值调整，得到完整的 ^{1}H-NMR 图谱。

（2）对 ^{1}H-NMR 谱图进行预处理，先进行分段积分。排除水峰、尿素峰干扰后，获得相应的化学位移值段，构成一个样本数 × 全谱图积分段值的数据矩阵。

4. 血浆样本核磁数据多元统计分析　将预处理后获得的血浆代谢物数据导入分析软件，进行 PCA、OSC-PLS-DA 分析，筛选出实验组不同阶段可能的差异代谢物。

（1）样本 ^{1}H-NMR 数据的 PCA 分析。

将血浆样本的 ^{1}H-NMR 积分数据进行预处理后建立 PCA 分析模型。在模型中，R2X、R2X（cum）和 Q2、Q2（cum）是评价所建立的 PCA 模型质量是否可靠的指标，其中 R2X（cum）描述模型的累积解释能力，参数 Q2（cum）描述模型的累积预测能力。

（2）样本 ^{1}H-NMR 数据的 PLS-DA 分析。

PLS-DA 方法与正交过滤（OSC）相结合，滤掉了与类别判断不相关的变量信息，提高了模式识别方法的判定能力，更利于差异代谢物的发现。

本实验经 OSC 校正后建立的 PLS-DA 模型，共得到 3 个主成分：PC1，PC2，PC3（图 15-6）。R2Y（cum）=78.7%（累计可解释原始数据的 78.7%），Q2（cum）=64.1%（累计总预测为 64.1%），表明该模型建立可靠。PLS-DA 模型将前两个主成分作为向量坐标，获得血浆样本的 NMR 数据矩阵的主成分得分图（图 15-7）。PLS-DA 模型得分图中 Normal 组、OLK 组、OSSC 组三组大鼠得到了较 PCA 得分图更明显的区分，三组明确分离，没有交叉和重叠。

	R2X	R2X（cum）	R2Y	R2Y（cum）	Q2	Q2（cum）
PC1	0.427	0.427	0.487	0.487	0.484	0.484
PC2	0.190	0.616	0.138	0.625	0.109	0.541
PC3	0.088 8	0.705	0.162	0.787	0.219	0.641

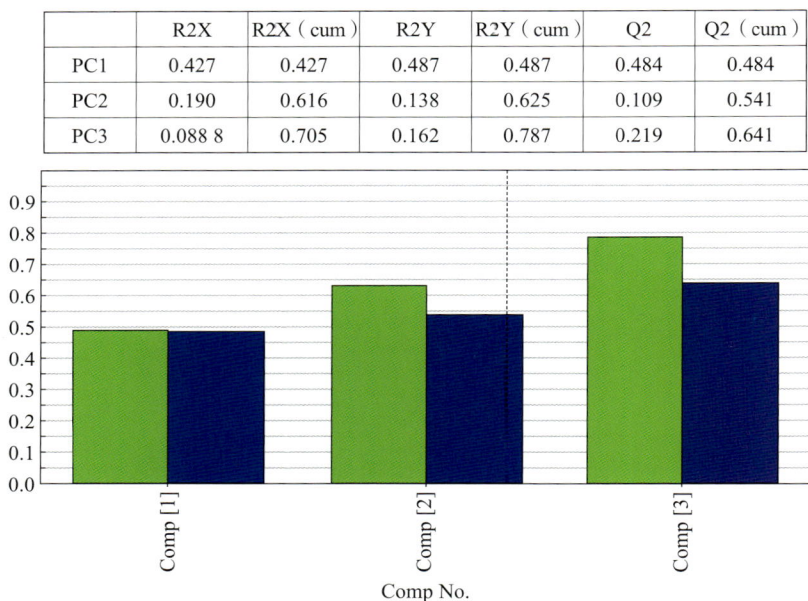

图 15-6　SD 大鼠血浆 ^{1}H-NMR 数据 PLS-DA 的主成分柱状图（■ R2Y，■ Q2）

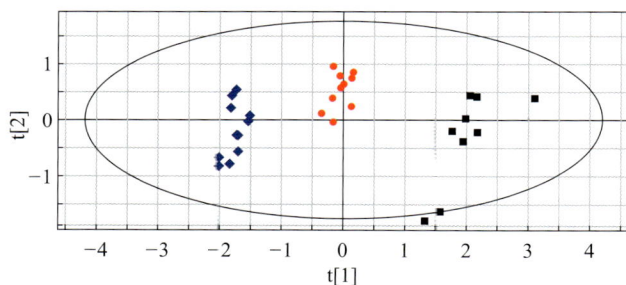

图 15-7　SD 大鼠血浆 ^{1}H-NMR 数据 PLS-DA 得分图（■ Normal 组，● OLK 组，◆ OSSC 组）

需要注意：

（1）在代谢组学数据模型中，当变量数量远大于样品数量时，PLS-DA 模型容易过拟合。

（2）排序检验（permutation test，PT）可进一步验证所得模型的可靠性：即 X 变量不变，将 Y 变量进行 100～1 000 次的随机排列，对每次 Y 变量随机排列的模型进行拟合，提取出和原始 Y 变量同样多的主成分，构建新的 PLS-DA 模型，计算相应模型的 R2Y（cum）和 Q2Y（cum），将原始 Y 变量和 n 次不同排列的 Y 变量与 R2Y 和 Q2Y 的相关系数做回归分析，得出表示 PLS-DA 模型是否拟合过度的回归直线图。

在 PLS-DA 模型中，VIP 是一个评价变量贡献最常用的参数，VIP 值越大的代谢物，与相应的 Y 变量关系越密切。在 PLS-DA 模型中 VIP 的平均值等于 1，因此将 VIP > 1 作为筛选具有重要意义代谢物的标准，选择在三组中具有重要意义的代谢物。结合 PLS-DA 载荷图和 VIP 值，筛选出具有重要意义的化合物。

5. 差异代谢物方差分析、相关性以及代谢途径分析　在代谢组学数据分析中，对差异代谢物的显著性检验可通过方差分析（analysis of variance，ANOVA）来验证。Pearson 相关性分析用于差异代谢物间的相关性分析。

二、尿液代谢标志物的解析

在肿瘤的代谢标志物筛选的研究中，除了血浆可以提供生物体的代谢信息外，尿液也常被用于代谢标志物的筛选。并且尿液相对血浆来说，无痛无创，使样本收集更加简单方便。仍以大鼠样本为例，利用 ^{1}H-NMR 测定大鼠尿液中代谢物的变化，应用 PCA、PLS-DA、ANOVA、Pearson 相关性分析法和代谢途径相关性分析法等多种数据分析方法对所获得的在尿液 ^{1}H-NMR 数据进行解析，以筛选出口腔黏膜癌变各阶段 SD 大鼠尿液中代谢标志物。

（一）仪器耗材

含有 100μL 1mmol/L 叠氮钠（NaN$_3$）的收尿瓶、1.5mL EP 管、直径 5mm 核磁管、600MHz 磁共振仪、低温低速离心机、1.5mL 离心管、各规格移液器一套、各规格枪尖一套、代谢笼、电子天平。

（二）试剂

磷酸盐缓冲液（0.2mol/L pH 7.4 Phosphate buffered saline PBS）、99.8% D_2O。

（三）实验步骤

1. 用于核磁检测尿液样本的制备　将收集的尿液样本室温解冻，混匀后吸取尿液样本移入 1.5ml 离心管，加入磷酸盐缓冲液（0.2mol/L，pH 7.4），充分混匀后离心，离心后吸取上清液移入直径为 5mm 核磁管内，沿管壁缓缓加入适量 99.8% D_2O 溶液，加入内标液，混匀、静置 5min，用 600MHz 磁共振仪进行检测。

需要注意：

尿液样本应调节酸碱度及加注内标液。应采用梯度离心收集上清液。

2. 尿液样本核磁检测　将准备好的核磁管放入 600MHz 磁共振仪中进行 ^1H 核磁扫描。获得样本的 ^1H-NMR 谱图（图 15-8）。各组大鼠尿液的 ^1H-NMR 图谱包含有大量的小分子代谢物信息。

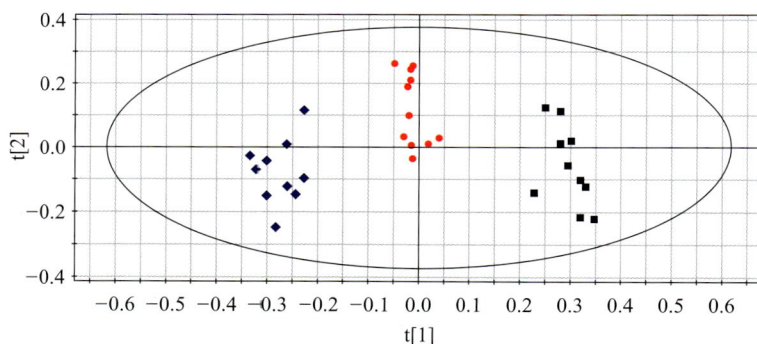

图 15-8　SD 大鼠尿液 ^1H NMR 数据 PLS-DA 得分图（■ Control 组，● OLK 组，◆ OSSC 组）

3. 对尿液样本核磁图谱进行降维处理。
4. 对尿液样本核磁数据进行多元统计分析。
5. 尿液差异代谢物方差分析、相关性以及代谢途径分析。

需要注意：

可在代谢组学分析网站进行尿液样本差异代谢物方差分析（ANOVA）、Pearson 相关性分析以及代谢途径分析。分析步骤同血液实验。

三、口腔微生物细胞外代谢标志物解析

代谢组学的检测方法操作简单并易获得微生物整体细胞功能的信息，加上快速的自动分析鉴定系统，在微生物领域中有很好的应用前景。本课题组在国内外率先开展将代谢组学方法用于口腔致龋菌的研究，已经摸索了符合磁共振仪测试要求的细菌培养方法和代谢组学研究的实验方法。但目前有关口腔致龋菌代谢组学研究不够系统深入，对细菌属内和属间的代谢差异，样本的制备及对致龋菌毒力基因功能的代谢组学分析所蕴藏的生物学意义还缺乏进一步的认识。因此，尝试采用基于 ^{1}H-NMR 的代谢组学方法对变异链球菌 UA159 野生株和 psm 突变株胞外及胞内代谢物进行分析比较，寻找其标志性代谢产物，为探讨毒力基因 psm 功能的深入研究提供了一个全新的思路和切入点。

（一）仪器耗材

生物显微镜、比浊仪、高速低温离心机、-80℃低温冰箱、600MHz 磁共振仪、4mL 肝素锂抗凝管、直径 5mm 核磁管、低温低速离心机、低温高速离心机、1.5mL EP 管、各规格移液器一套、各规格枪尖一套、-80℃冰箱。

（二）试剂

BHI 培养基、BHI 培养液、99.8% D_2O、PBS（pH 7.4），变异链球菌（Streptococcus mutans，S.mutans）UA159 及 psm 突变株。

（三）实验步骤

1. 细菌生长曲线绘制

（1）从 -80℃低温冰箱中取出菌株在 BHI 培养基中复苏，传代，显微镜形态学检查及生化鉴定为纯培养后，接种于 BHI 培养液中孵育，用比浊仪调整菌悬液浓度为 1.5×10^8CFU/mL 备用。

（2）在试管中分别加入 BHI 培养液 3mL、S.mutans 菌悬液 100μL。同法将 psm 突变株菌悬液 100μL 分别加入试管中，试管在 80% N_2、20% CO_2、37℃下培养，每隔 4h 每株细菌各取 1 支试管，用比浊仪测菌悬液浓度，以 BHI 培养液作阴性对照，观察至 48h。

（3）将实验重复 3 次，取每个时间点菌悬液浓度的平均值，以时间（h）为横坐标，以菌落形成单位数（CFU/ml）的对数为纵坐标，绘制生长曲线。

2. 胞外代谢物的提取　分别取野生株和突变株对数生长后期的培养液 4℃高速离心，取上清液按 1:2 加入 PBS 缓冲液，再次离心取上清液，加

D_2O 混匀移入 5mm 核磁管内，密封管口，置 −80℃低温冰箱中保存。需特别注意：确保细胞培养勿污染，样本采集保持室温，pH 值稳定。

3. ^{1}H-NMR 检测　用 NMR 仪进行测量。调用 ZGPR 脉冲序列，谱宽 7 788.16211Hz，采样点数 64k，叠加次数 128 次，饱和频率和中心频率都在水峰位置。获得样本的波谱图，即获得原始自由感应衰减信号（free induction decay，FID）数据。将 FID 信号进行傅立叶转换（Fourier transition，FT）并进行基线调整，获得 ^{1}H-NMR 图谱，并对 ^{1}H-NMR 谱进行分段积分，去除水峰信号所在的位移区以排除干扰信号。按各化学位移值段分别进行积分，即得到与化学位移值段相对应的积分值，构成一个 $n×d$ 的二维矩阵，其中 n 为样本数，d 为积分区间数（化学位移值段）。将积分数据归一化后进行 PCA 分析。

4. 代谢物的分析　将积分值进行中心化和比例换算，求出主成分（principal components，PC），利用 PC 对各组菌悬液的胞外代谢组分析。以主成分矢量为坐标轴作二维图，进行代谢物主成分的聚类关系分析。与得分图对应的主成分载荷图能够反映导致类别间差异的主要元素。

四、口腔先天畸形代谢标志物解析

先天性唇腭裂是在遗传、环境和母体等多因素作用下发生的口腔颌面部最常见的、严重危害母婴身心健康的疾病。其发生时段主要在腭胚突的生长发育、运动期和两侧腭胚突的接触、黏附融合期。母体环境变化是腭裂发生、发展的关键环节，母体对有害物质或保护性药物的代谢能力具有重要作用。代谢组学（metabonomics）为整体研究母体代谢变化提供了有效手段。结合化学计量学分析方法可以有效建立代谢特征产物分类模式模型，并对其特征代谢产物进行分析。不仅可以通过检测母体代谢环境改变来探测胚胎发育异常变化，而且可以在胚胎发育过程中进行全程检测，可以完整描绘在腭胚突发育期间母体代谢轮廓，从母体代谢产物的层面间接反映腭胚突发育变化。

（一）仪器耗材
抗凝管采血管、−80℃冰箱、600MHz 磁共振仪、EP 管、直径 5mm 核磁管、各规格移液器一套、各规格枪尖一套。

（二）试剂
99.8% D_2O。

（三）实验步骤

1. 采集血浆样本　采集成功建模的怀有腭裂胚胎的孕鼠血浆，置于成品抗凝管中，经梯度离心后，除去大分子不溶性物质而剩余小分子水溶性物质，贮藏在 −80℃冰箱中以备核磁检测使用。同时检测胚胎腭裂率，用作后期统计分析。

2. 样本的核磁检测　将已静置好的装有血浆样本的 5mm 核磁管放入 600MHz 超导傅立叶变化磁共振仪中进行扫描。在 600.13MHz 和 5mm PATXI 探针条件下，调用一维的弛豫时间编辑（carr-purcell-meiboom-gill，CPMG）脉冲序列，采用预饱和方式抑制水峰，获得样本的波谱图。

3. 样本核磁图谱的降维处理　经检测得到的自由感应衰减（free induction decay，FID）信号经过傅立叶变换转为一维的 ^{1}H-NMR 谱图。调象限、基线、归一化处理，进行分段积分，得到与化学位移值段相对应的积分值，同时排除以溶剂峰为中心的部分，以排除干扰。将由此导出的所有积分数据分组和排序，构成一个 $n \times d$ 的二维矩阵，其中 n 为样本组数，d 为积分区间数。将数据保存备用。

4. 血浆样本的数据分析

（1）计算两组孕鼠的胚胎腭裂发生率。

（2）孕鼠血浆代谢产物数据分析：将积分数据导入软件，得到 PC 的累计贡献率，R2VX（cum）：0.797；Q2VX（cum）：0.605；具有统计学意义的。以主成分得分向量为坐标轴作得分图，可以反映不同分类的差异，筛查出特殊的溢出样本（outlier）。如无溢出样本则进行下一步监督法分析。

（3）孕鼠血液样本 NMR 数据的 PLS-DA 分析：将血液样本的 1H-NMR 积分数据，导入 SIMCA-P11 软件，经 OSC 校正，建立 PLS-DA 模型，得到 3 个主成分，其中累积贡献率为 84%，模型质量可靠。对所得的 PLS-DA 模型做排序检验。通过回归直线图，判断 PLS-DA 模型是否过拟合。筛选出 PLS-DA 模型中 VIP ＞ 1 的代谢产物作为具有重要意义特征代谢物。

五、口腔生物材料的代谢标志物解析

口腔生物材料广泛应用于口腔临床疾病的治疗，种类繁多，不同的生物材料其生物相容性、细胞毒性也具有差别。组织、细胞同不同的生物材料接触生长，生物相容性较差的材料势必对生物体系的生长代谢产生不同程度的影响。

钛，羟基磷灰石 - 磷酸三钙生物陶瓷，聚甲基丙烯酸甲酯作为三种常见的口腔生物材料，其生物相容性及医学用途广被熟知。钛，羟基磷灰石 - 磷酸三钙生物陶瓷作为生物相容性较优的材料，广泛应用于临床种植学、修复学、颌面外科学等，聚甲基丙烯酸甲酯作为一种经典的口腔生物材料，应用广泛，但其常有单体不完全聚合发生挥发作用，生物相容性次于其余两种口腔生物材料。近来，聚甲基丙烯酸甲酯临床应用后导致皮肤、黏膜等发生过敏等组织损害的报道受到关注，这可能和聚甲基丙烯酸甲酯单体 MMA 不完全反应、易挥发、致毒有关。本研究选择这三种已知生物相容性的常用口腔生物材料作为研究对象，对于研究一种新方法是否可用来反映和判断材料生物相容性具有验证作用。

生物体代谢极易受到外界环境、疾病等压力因素扰动，使代谢物的种类、含量等发生变化。运用体外培养细胞的 ^{1}H-NMR 代谢组学方法，检测不同环境中的细胞外培养液，在一定程度上可以更为直接和准确地探查细胞与材料之间的作用结果和机制。同时，采用代谢组学的实验方法探究生物相容性，检测的时间可较大程度缩短，便于探寻材料对细胞生长的即时作用，这一点很好地弥补了传统的生物相容性判定方法实验周期较长的局限性。

（一）仪器耗材

CO_2 培养箱、倒置相差显微镜、小鼠成骨细胞（MC3T3-E1 细胞），钛片（Ti），羟基磷灰石 - 磷酸三钙生物陶瓷（HA），聚甲基丙烯酸甲酯自凝塑料（PMMA）、600MHz 核磁共振仪。

（二）试剂

α-MEM 培养基、10% 小牛血清、胰蛋白酶、99.8% D_2O、四甲基硅烷（tetramethylsilane，TMS）。

（三）实验步骤

1. 样本准备　口腔生物材料细胞培养 24 小时，取细胞培养液，离心取上清液，和磷酸缓冲盐溶液混合均匀，静置 10min；然后离心取上清液，与 D_2O 混合锁场，各组再加入内标液混合均匀后将待测液转移至 5mm 无菌核磁共振管中，密封送样测定。

需要注意：

当有样本无法确定有共识峰时，可提前在检测样本中加入不影响实验的内标液进行标峰处理。

2. ^{1}H-NMR 核磁图谱采集。

3．数据处理及统计学分析。

4．特征性代谢物检索及统计分析。

需要注意：

多基于在线开放平台，也可选择付费网络平台获取代谢物及通路分析信息。

评述：

代谢组学分析技术作为系统生物学的一部分，通过定量分析和测定关于代谢的中间产物或最终产物的信息，从而指示出在生物过程中受到影响的代谢途径，与其他组学策略（基因组学、转录组学和蛋白质组学）形成了良好的互补，在深入研究机体生命活动及疾病发生发展的机制中具有重要作用。代谢组学采集的体液样本可作为液体活检，为疾病的早期诊断和治疗提供新的思路。现代医学证实了疾病是由于基因 - 环境相互作用的结果。随着大数据时代的到来，代谢组学分析技术的快速发展，分析系统的软、硬件的高通量自动化整合，为深入理解这些相互作用如何影响新陈代谢的调节和表型，允许建立新的、可测试的关于疾病的风险模型提供了可靠的理论基础。

（周京琳　李　伟）

第十六章

生物信息学分析技术

生物信息学是 20 世纪后期伴随基因组学研究而产生的一门新兴学科。尽管早在 20 世纪 70 年代，"bioinformatics"的概念就已经被提出，但就生物信息学的发展来看，它还是一门相当年轻的学科。生物信息学是融合了数理统计与生命科学的交叉学科，具体来说，它是以核酸、蛋白质等生物分子及其生命活动为主要研究对象，以数学、统计学、计算机科学为主要研究手段，对海量产生的数据进行存储、管理、检索，并提取序列的信息实质进行注释，阐明生命活动规律的一门学科。

　　生物信息学的发展与技术的变革息息相关。20世纪90年代，随着计算机科学的进步和人类基因组计划的全面实施，生物信息学获得了突破性进展。由于近十多年来二代测序的广泛应用，分子生物学数据呈爆炸式增长，常规的分析手段已经不足以对复杂生命活动和大数据进行处理。因此，利用生物信息资源进行深入挖掘和分析，探索生命起源、个体发育、疾病发生发展、衰老等重大系统科学问题，已经成为现代生物医学研究与应用必不可少的一部分。

第一节　生物信息学概述

　　生物信息学是一门利用应用数学、信息学、统计学和计算机科学的方法，研究生物和生物系统中的信息内容与信息流的综合系统科学。生物信息学不止是一门新型交叉学科，更是一门现代生物学研究必不可少的科研工具。生物技术所产生的数据越来越多，越来越复杂，同时伴随着大量噪声数据，生物信息学利用数学和统计工具从大数据中提取有用的生物学信息，来获得生命系统的规律和时空联系。通过生物信息学对大数据进行分析，便于研究者们把握领域正确的研发方向。

一、生物信息学的发展与内涵

　　20世纪末，随着基因组的复杂构成逐渐被揭示，相应的生物技术迅猛发展，极大丰富了生物数据资源。生物数据资源的爆炸式增长，促使研究者开发高效的分析工具，挖掘数据中蕴含的生物学规律。计算机科学技术的迅猛发展为大数据的分析提供了契机，并迅速发展到生物学分析的各个领域。这些分析技术的成功应用逐渐形成了一门崭新的学科——生物信息学。

（一）人类基因组计划
　　生物信息学的蓬勃发展离不开测序技术的广泛应用，而测序技术的发展则起源于人类基因组计划（Human Genome Project，HGP）的成功。

　　系统性解读人类全部基因组 DNA 序列是在 80 年代初由一批具有远见卓识的科学家们集体提出的。虽然当时生命科学领域的分子生物学技术已逐渐成熟，但在遗传学和基因组学方面却遇到了瓶颈，难以满足当时生物医学的迫切需求。随之 DNA 测序技术的应用日趋广泛，对未知基因序列的解读提供了便利。但由于不同实验室直接操作的不规范、平台的更新迭代、重复测定等，导致实验资源的浪费。因此，1988 年美国国会通过了美国能源部和美国国立卫生研究院（National Institutes of Health，NIH）关于启动 HGP 的申请。HGP 项目是一个国际合作项目，美国、英国、法国、德国、日本和中国逾千名科学家共同参与了该计划，旨在一次性测定人类 DNA 的全部序列，与曼哈顿原子弹计划和阿波罗登月计划并称为三大科学计划。该计划用时十五年，耗资十多亿美元完成。

　　人类基因组 DNA 一共有约 30 亿个碱基对序列，人类基因组计划除了测定 DNA 序列本身，还要发现人类的基因，找到其在染色体上的位置，破译所有的遗传信息，这对于人类疾病和健康的研究具有极其重要的意义，也为近年来多组学（multi-omics）的兴起奠定了基础。

　　1998 年，中国、中国香港和美国科学家合作成功将华人鼻咽癌有关的肿瘤抑制基因定位于 3p21.3，这为中国最终加入国际合作 DNA 测序工作提供了契机。1999 年，中国科学院遗传研究所人类基因组中心向国际人类基因组计划递交了加入申请并获得批准。最终，中国成为继美、英、日、德、法后第六个加入该项目的国家，并承担了人类全基因组 1% 的测序任务，由北京华大基因研究中心牵头，国家人类基因组南方研究中心、北方研究中心共同参与。此举标志着中国的生物科学研究开始跻身国际前沿行列。

（二）生物信息学的内涵

　　生物信息学的核心应用领域为组学研究。组学研究与常规的单个基因或蛋白质的生物学研究不同，其通过高通量技术同时测定大量基因或蛋白集合的生物特性，系统性寻找数据中潜在的生命规律。由于组学与分子生物学的研究对象大多一致。因此，组学的研究内容也围绕中心法则"基因组→转录组→蛋白质组"而展开，随着技术的发展，还衍生了代谢组学、免疫组学、糖组学等领域。

　　1. 基因组　基因组控制着人的所有遗传信息，该层面的研究是生物信息领域的重点内容，包括基因组学（genomics）、结构基因组学（structural genomics）、功能基因组学（functional genomics）、比较基因组学（comparative genomics）等诸多领域。基因组学研究生物体基因组的组成，基因的位置、结构、功能等；结构基因组学采用结构生物学的方法研究基因组成和定位，根据基因组的编码预测 DNA、RNA、蛋白质及其复合体的三维结构，较新出现的 3D 基因组学也属于该领域；功能基因组学常被称为后基因组学（postgenomics），其利用结构基因组学提供的信息和产物，发展新的实验和算法，通过在基因组或系统水平上全面分析基因功能，推动生物学研究转向对多个基因和蛋白的系统性研究。

2. 转录组　基因组提供生物体的遗传信息，而转录组则表征所有 mRNA 表达的水平，包括能被翻译成蛋白质的编码部分以及非编码部分。转录组学（transcriptomics）旨在研究这些转录本的表达水平、功能及相互作用关系。人类的很多疾病并非仅由遗传因素导致的，而是与某些基因的异常表达和调控紊乱有关。通过研究不同表型在转录组上的改变，便于研究者找到与表型相关的关键通路和节点分子。

3. 蛋白质组　蛋白质是生命活动和细胞功能实现的主要形式，研究蛋白的表达水平、翻译后修饰、蛋白质间相互作用等对于揭示生命规律有着关键的作用。而蛋白质组学是在某个特定的时间和空间研究全体蛋白质的结构和功能，从而在蛋白质水平上获得生命体生理病理状态的全貌。蛋白质组比基因组更为复杂，因为基因组是较为恒定的，而蛋白质的表达在不同的细胞、不同的时间存在显著差异，具有时空性和可调节性，同时蛋白还具有广泛的后翻译修饰，如磷酸化修饰、泛素化修饰、甲基化修饰等，这也是各类细胞的功能各异的原因，意味着细胞中产生的蛋白即便是最基本的蛋白都需要被鉴定。蛋白质组学是研究由有机体或系统产生或修饰的整套蛋白质，研究它们的表达模式、修饰状态、蛋白互作网络等，主要研究方式包括质谱分析、X 线晶体学、核磁共振和凝胶电泳等，具体内容参见本书第十四章蛋白质组学技术各个小节。

生物信息学的研究范围广，以上述三个研究层面为中心，还衍生了全基因组关联分析、药物基因组学、DNA 甲基化修饰、非编码 RNA、miRNA、circRNA、TCR 组库等组学研究，而这些组学数据的生成和应用都需要强有力的工具和方法来进行处理和分析，从而形成了现代生物信息学的主要研究内容。

1. 生物信息数据库　海量生物学数据的出现，要求一个方便的工具和方法对这些数据进行储存、查询和分析，各类包含核酸信息、转录信息、蛋白信息、文献信息等数据库被相继开发出来，成为现今进行生物学研究必不可少的工具。

2. 功能注释　有效地对基因功能进行注释是现如今分子生物学研究的主要内容，包括基因的具体功能、与疾病或表型的关联、参与的通路、调控机制等，而生物信息学可以通过利用整体分子的表达水平分析基因或基因产物之间的互作关系，绘制基因调控网络来阐释基因或基因产物的功能。

3. 高通量分析　自基因芯片的出现与二代测序技术的发展以来，一大批计算方法迅速涌现，已经成为现代基因组学研究的核心内容。

4. 变异分析　包括对 SNP 和拷贝数变异或其他结构变异的研究，融合功能基因组学和系统生物学的知识，对人类个体差异和复杂疾病的阐释具有重要的意义。

5. 分子进化　分子水平上，进化的核心是一种伴随突变的自然选择过程，随着多物种的基因密码被揭开，不同系统发生树分支上基因和蛋白的变化方式也得到很大的拓展。

6. 蛋白结构分析　蛋白质在生命活动中有着复杂而精细的功能，而这些功能往往是由某个局部结构的生化性质所决定的。因此，发掘蛋白结构的特征信息是理解蛋白质行使其功能机制的基础。

事实上，生物信息学的内容还有很多，并且随着技术的进步和应用的推广还会不断发展出新的领域，如近年来单细胞多组学和空间多组学技术成为研究热点。生物信息学是分子生物学与多学科交叉而形成的，已形成了多个研究方向，随着研究的深入和技术的变革，其内涵将更加丰富。

二、生物信息学与精准医学

随着近年来生物技术的迅速发展，特别是二代测序的广泛应用，分子生物学实验数据大量积累。这些数据通过收集、存储和整理后，催生了大量的数据库。数据量呈爆炸式增长，数据的类型也日益多样化，涵盖了生物医学的各个领域，如核酸序列数据库、蛋白质序列数据库，基因组数据库等，也包含文献数据库等其他种类的数据库。根据生命科学领域的实际需要，数据库被设计得更加专业化，以方便特定用户群的使用。随着医学研究的发展，逐渐形成了诸如"计算生物医学"（computational biomedicine）和"医学信息学"（medical informatics）的领域，这些领域致力于将医学、自然科学和计算机科学结合在一起，旨在通过大数据分析来揭示未知的生物医学知识，指导医学的临床实践。大数据时代推动的医学信息学将为医学研究提供重要的研究依据，促进个体化医疗的发展。

早在人类基因组计划完成之前，科学家们就已经开始思考如何将这一伟大计划的成果转化为经济和社会效益。发明第一代荧光自动测序仪的著名科学家胡德博士曾提出了 4P 医学（predictive，preventive，personalized，participatory）的思想，旨在指引基因组学成果的具体应用。2011 年美国基因组学和生物医学的智库发表了《迈向精准医学：建立生物医学与疾病新分类学的知识网络》，论证基因组学的研究成果和手段如何促进生物医学和临床医学研究的交汇，从而编织新的知识网络。2015 年 1 月，美国总统奥巴马提出了"精准医学计划"（precision medicine initiative，PMI），希望推动个体化基因组学研究，为疾病患者制订个体化、标准化的治疗方案。精准医学引发了多国政界、医疗界、商界的广泛关注。所谓精准医学，就是根据患者的临床信息，应用现代遗传技术、分子影像技术、生物信息技术，结合患者生活环境和临床数据，实现精准的疾病分类及诊断，制订具有个性化的疾病预防和治疗方案，包括对风险的精确预测、对疾病的精确诊断和分类、对药物的精确应用、对疗效的精确评估、对预后的精确预测等。

　　2016 年 11 月，中国工业和信息化部、国家发展和改革委员会、科学技术部、商务部、国家卫生和计划生育委员会、国家食品药品监督管理总局六个部门联合发布了《医药工业发展规划指南》，正式将"精准医学"写入"十三五"规划。中国医学科学院詹启敏院士（国家精准医疗战略专家组负责人）认为，精准医疗是应用现代遗传技术、分子影像技术、生物信息技术，结合患者生活环境和临床数据，实现精准的疾病分类和诊断，制订具有个性化的治疗方案。

　　我国精准医学的重点研究任务将围绕四个方面展开。第一，精准防控技术及防控模式研究。针对高发区前瞻性人群及易感人群等，探索建立符合国情的个体化综合预防模式。第二，分子标志物的发现和应用。通过整合基因组、表观遗传组、转录组、蛋白质组和代谢组等多组学数据，用于早期疾病的预警、筛查和诊断，指导治疗敏感性、疾病预后和转归。第三，分子影像学和病理学的精准诊断，包括分子影像学成像，CT、超声的多模态图像融合诊断技术。第四，临床精准治疗。结合临床分子分型、个人全面信息、组学和影像学分析大数据的治疗方案，用于靶向治疗、免疫治疗、细胞治疗等生物治疗。

　　目前我国正面临着精准医学发展的历史机遇，精准医学既契合公众的需求，也得到政府的重视和社会的广泛关注，并且我国在医学研究上的一系列成果也为精准医学奠定了良好的发展基础。我国人口众多，拥有大量的患者资源和优秀的专家团队，这些都是精准医学发展的重要契机。把握好精准医学发展的历史机遇，有望实现中国医学的跨越式发展。

三、生物信息学入门指引

　　生物信息学作为一门融合生物学、计算机科学、数学与统计学的交叉学科，一方面需要掌握相关研究领域的基础理论知识，另一方面也要能够熟练运用相应的技术工具。在生物信息学学习的初期阶段，重点应放在理解生物信息学的基本概念和研究内容上。通过结合实际案例进行练习，逐步熟悉生物信息分析的工作流程，并掌握常用生物信息数据库的使用方法。在此基础上，建议学习者选择一到两门高级编程语言（如 Python 或 R）以及基本的统计理论进行学习，参考权威的生物信息分析教程来深入理解常规的数据处理与分析过程。

随着对生物信息学基本原理的理解加深，根据个人的研究方向，学习者应当学会调用特定的生物信息分析软件包来进行复杂的数据处理和分析。对于那些主要专注于实验生物学，将生物信息学作为辅助工具的研究人员来说，上述技能的掌握通常足以应对研究过程中遇到的大多数生物信息学挑战。

然而，如果希望更深入地探索该领域，则需进一步强化对统计学和算法的理解，并具备根据具体生物学问题构建数学模型的能力。最终目标是开发新的算法并编写实用工具包，以供专业领域的研究人员使用。这一阶段的发展往往需要较长时间的知识积累和实践经验。以下将简要介绍生物信息学入门所需的几个关键知识点，为初学者提供一个清晰的学习路径。

（一）生物信息学的基础知识

生物信息学的最终目的是解决生物学上的问题。因此，学习生物信息学，掌握基本的生物学概念必不可少。举例来说，基因组的结构与功能、突变类型、启动子的调控机制、基因本体论、中心法则等基本概念是生物信息学的基础。只有掌握了这些基本概念，才能明确信息学研究的意义。

生物信息技术的发展离不开技术的进步，而现代生物信息学的核心领域则聚焦在二代测序和基因组学上。因此，应当学习二代测序仪的工作机制，了解目前组学的基本原理，包括但不限于全基因组测序（WGS）、转录组测序（RNA-seq）、甲基化测序（BS-seq）、研究转录调控的 ChIP-seq、研究开放染色质区域的 ATAC-seq 和 DNase-seq、研究免疫组库的 TCR/BCR-seq，以及单细胞层面和空间层面与上述组学方法相结合的组学技术。

此外，单细胞转录组测序（scRNA-seq）和空间转录组测序（spatial transcriptomics）等前沿技术的出现，为我们提供了更为精细的分子层面解析工具。单细胞转录组测序能够在单细胞水平上揭示细胞间的异质性和动态变化，而空间转录组测序则可以在保留组织空间信息的情况下，解析基因表达的空间分布。这些技术的掌握有助于增加对数据的理解，以便对数据更好地进行处理，挖掘出有意义的科学现象。

（二）生物信息分析的操作系统与编程语言

在进行生物信息学分析时，选择合适的操作系统是至关重要的。目前，Linux 是生物信息学领域中最常用的操作系统，其稳定性、高效性和灵活性使其成为处理大规模生物数据的首选。Linux 系统的多任务处理能力和强大的命令行工具，使得生物信息学家能够高效地进行数据处理、分析和可视化。

常见的 Linux 发行版包括 Ubuntu、CentOS 和 Debian 等，这些发行版提供了丰富的软件包和工具，满足不同分析需求。Ubuntu 以其用户友好的界面和广泛的社区支持而著称，适合初学者。CentOS 和 Debian 则因其稳定性和安全性，常被用于服务器环境。在 Linux 系统中，命令行界面（CLI）是主要的工作方式。通过命令行，用户可以使用各种生物信息学工具，如 BLAST、Bowtie、BWA、GATK、SAMtools 等。这些工具通常需要在命令行中输入特定的参数和选项，以实现对序列比对、变异检测、基因表达分析等任务的高效处理。

此外，Python 和 R 是生物信息学分析中最常用的编程语言。Linux 系统提供了完善的开发环境，支持这些语言的各种库和包，如 Biopython、Pandas、NumPy、Bioconductor 等，方便用户进行数据处理、统计分析和可视化。

为了更好地管理和共享分析结果，使用包管理器（如 Conda）、代码版本控制系统（如 Git）和容器化技术（如 Docker 和 Singularity）也是生物信息学分析中的重要实践。这些工具有助于提高分析的可重复性和可移植性。

总之，掌握 Linux 操作系统及其相关工具和技术，是进行高效生物信息学分析的基础。通过学习和实践，研究人员可以更好地利用这些工具，提升数据处理和分析的效率和准确性。

（三）数理统计

数理统计在生物信息学分析中扮演着举足轻重的角色。它不仅为数据分析提供了理论基础，还为结果的解释和验证提供了科学依据。生物信息学研究涉及大量的高通量数据，如基因表达数据、基因组序列数据和蛋白质相互作用数据等，这些数据的分析和解读离不开数理统计的支持。

1. 基本概念 掌握基本的统计学概念是进行生物信息学分析的前提。关键的统计学概念包括均值、中位数、方差、标准差、概率分布（如正态分布、泊松分布）、假设检验、p 值、置信区间等。这些概念帮助研究人员理解数据的基本特征，并为进一步的分析打下基础。

2. 假设检验 假设检验是生物信息学分析中常用的统计方法之一。通过假设检验，研究人员可以判断观察到的结果是否具有统计显著性。常见的假设检验方法包括 t 检验、卡方检验、ANOVA（方差分析）等。这些方法在基因差异表达分析、基因关联研究和群体遗传学分析中广泛应用。

3. 多重检验校正　在高通量数据分析中，通常会进行大量的假设检验，这会导致多重检验问题，从而增加假阳性率。为了解决这个问题，需要进行多重检验校正。常用的校正方法包括 Bonferroni 校正、Benjamini-Hochberg 校正等。这些方法有助于控制假阳性率，提高结果的可靠性。

4. 回归分析　回归分析用于研究变量之间的关系，在生物信息学中也有广泛应用。常见的回归分析方法包括线性回归、逻辑回归、Cox 回归等。通过回归分析，研究人员可以识别影响基因表达的因素、预测疾病风险、分析生存数据等。

5. 聚类分析和降维技术　聚类分析和降维技术是处理高维生物数据的重要工具。聚类分析（如层次聚类、K-means 聚类）用于将样本或基因分组，以发现数据中的模式和结构。降维技术［如主成分分析（PCA）、t-SNE］用于降低数据的维度，从而简化数据结构，便于可视化和解释。

6. 生物信息学特有的统计方法　生物信息学领域还发展了一些特有的统计方法，如差异表达分析（DESeq2、edgeR）、基因富集分析（GO、KEGG）、网络分析等。这些方法专门用于处理生物数据，帮助研究人员从复杂的数据中提取有意义的生物学信息。

总之，数理统计是生物信息学分析的基石。通过掌握和应用各种统计方法，研究人员可以对生物数据进行深入分析，揭示潜在的生物学规律，推动生命科学研究的发展。

生物信息学本身是一门交叉学科，仅仅学会使用工具并不足以让你在新的医学研究上游刃有余。有力的理论依据对于数据的清理、提炼、比较等过程至关重要。所有的分析都离不开数学和统计学理论的指导，对于医学方向的生物信息学者来说，掌握医学统计学中的内容可以解决大多数问题，包括各种统计分布、假设检验、参数估计、统计推断、贝叶斯概率模型、线性回归、主成分分析、随机森林、聚类分析等。这些理论可以在学习编程语言的同时进行实现和学习。

生物信息学涵盖的内容非常广泛，并且随着技术的更迭不断扩展，需要长时间的学习和积累才能学有所成。对于医学生而言，有时难以有大量的时间对生物信息学进行系统的学习，或者在自己课题的研究中需要使用一些简单的生物信息学工具，抑或是拿到公司测序的数据无从下手，解决这一类型的问题往往仅需通过现有的生物信息学分析软件即可达成。以下几个小节将对一些实用的数据库和工具进行介绍。

第二节　基因组学综合资源库

近年来，随着分子生物学实验方法和高通量监测手段的快速发展，大量生物学实验数据被积累起来。通过对这些数据的分类、收集和整理，产生了成千上万具有检索和分析功能的数据库。生物信息学的数据库几乎涵盖了生命科学的各个领域，如序列数据库、基因组数据库、蛋白数据库、文献数据库等。由于生物学数据增长迅速、类型复杂，数据库的功能和结构已难以进行精确的分类，往往需要根据具体研究领域的实际需要，应用这些数据库获取所需的信息。

生物信息领域最为核心的部分是基因组学，以此衍生了大批具有不同功能的数据库群。以下内容将分别对使用最为广泛的基因组学综合资源库进行介绍。

一、美国国立生物技术信息中心

美国国立生物技术信息中心（National Center for Biotechnology Information，NCBI）是医学研究领域最为常用的综合数据库之一。NCBI 于 1988 年成立，作为一个国家分子生物信息资源中心，其使命是开发新的信息技术，帮助理解控制疾病与健康的分子遗传过程。NCBI 的主要职责包括建立存储和分析分子生物学的综合数据系统，提供方便医学研究的数据库和软件以及生物医学文献的查询等。

NCBI 首页上方的搜索框中可以直接在相应的数据库中检索需要的信息，需要注意的是，这些数据库并非独立存在，可以相互链接和调取数据。以下将分类别介绍部分较为常用的数据库。

（一）从 GenBank 到 Gene

GenBank 是由 NCBI 维护的核酸序列数据库。序列数据是由包括人类基因组计划的大型测序中心以及科研人员的直接提交。GenBank 收录了所有已知序列物种的 DNA 序列，并且实时更新。在进行二代测序分析的 mapping 步骤时，需要提供物种的 DNA 序列，就可以在 NCBI Genome 数据库下载相应物种的完整序列信息。在物种 DNA 序列构建早期，不同实验室提交基因的序列版本并不一致，又或者提交了基因的突变体或可变剪切体，造成序列的冗余。为此，NCBI 专门建立了 RefSeq 数据库，通过整合不同版本的序列，构建一个整合的非冗余的参考序列标准（reference sequence）。RefSeq 标准为人类基因组的功能注释提供了基础，使得突变注释、基因表达、SNP 位点等研究得以有稳定的参考点。尽管 RefSeq 数据库中还包含了一些不正常的或由计算机预测产生的不正确的可变剪切转录产物和蛋白产物，但 NCBI RefSeq 仍然是目前最为信赖的人类基因 mRNA 序列参考数据库。RefSeq 中的每一个转录本或蛋白都被赋予了一个独立的编号，比如 NM 开头的为转录本序列，NP 开头的为蛋白序列等（表 16-1）。同时，这些序列都被进行了详细的注释，包括基因名称、物种、特征、编码区域等。

表 16-1　常见 RefSeq 编号命名规则说明

编号前缀	描述
NC_	全基因组级别的序列，包括细胞质和质粒等
NG_	不完整基因组序列
NM_	成熟的 mRNA 序列
NP_	全长蛋白序列，可能包括非全长的蛋白或成熟的多肽序列
NR_	非编码 RNA（ncRNA），包括结构 RNA，可转录的假基因
XM_	预测的 mRNA 模型序列
XP_	预测的蛋白模型序列（真核生物）
XR_	预测的 ncRNA 序列
WP_	预测的蛋白模型序列（原核生物）

　　Entrez 是用于 NCBI 综合的文本检索数据库，其主要作用是链接 NCBI 各个数据库信息，以方便进行信息检索。Entrez 中的 Entrez Gene 数据库提供基因相关的信息，主要对 RefSeq 来源的信息进行整合和深度注释。Entrez Gene 中每一个基因都设置了唯一的数字编码，对应常用的基因名称。检索 Entrez Gene 最便捷的方法是登录到 NCBI 首页，在检索窗口的数据库下拉列表中选择 Gene 选项，并输入基因的名称或别名进行检索。检索词遵循布尔逻辑运算，例如，若需查找关于人类 PD-1 对应基因的信息，可直接输入 "PD-1 human" 进行检索。

　　检索的结果以摘要形式显示。显示内容包括首选名称、基因全名及对应的物种、基因组定位、常见别名、OMIM 编号。本例而言，检索结果显示编码 PD-1 蛋白的标准基因名称是 *PDCD1*。

　　点击基因名称链接，进入基因记录全文报告界面，该页面显示该基因的全称及缩写，同源表达物种、功能简介以及染色体上的位置、转录本产物、基因表达水平、相关参考文献、表型、突变、参与通路、RefSeq 等信息。

　　基因全文报告的 "Genomic regions，transcripts，and products" 信息区，

提供了基因组 RefSeq 数据库中已知基因注释的外显子、内含子和编码区信息的基因模式图。通过该模式图你可以查看基因的外显子、内含子、编码区的组成和 RNA 产物。右键菜单还提供了下载当前可视区域或转录产物序列的工具。此外，模式图还提供包括 SNP 数据库、表达、变异等六百多种 track 的模式图显示，可在区域右下角 Tracks shown 里进行设置。

在"Genomic regions，transcripts，and products"信息区域右上部，点击"Go to reference sequence details"，或直接下拉到基因页面的 RefSeq 区域，该区域提供转录本的 Nucleotide RefSeq 数据库页面以及对应蛋白质的 Protein RefSeq 数据库页面。

Nucleotide 数据库记录的结果可以用 GenBank、FASTA 和 Graphics 格式进行显示。FASTA 格式是一种记录核酸序列或肽序列的文本格式，最初是由一款叫 FASTA 的软件包定义，而如今已成为生物信息学领域的一项标准格式。FASTA 格式中一条完整的序列包括头行描述和多行序列数据，查看基因序列时可点击 FASTA 直接在网页中显示，也可以点击右上角"Send to"下载到该基因 FASTA 格式的序列。"Graphics"以模式图的方式清晰显示该转录本的情况。而 GenBank 格式则可显示较为完整的基因序列记录，反映核苷酸序列的详细信息，详细字段及含义见表 16-2。

表 16-2　RefSeq 条目的含义

字段	含义
LOCUS	基因座位
DEFINITION	基因定义
ACCESSION	记录编号
VERSION	版本
KEYWORDS	关键词
SOURCE	来源物种
ORGANISM	物种分类
REFERENCE	参考文献
AUTHORS	文献作者
TITLE	文献标题
JOURNAL	文献出处
PUBMED	PUBMED 编号
REMARK	评注
PRIMARY	原始记录

续表

字段	含义
FEATURES	序列特征
source	来源信息
gene	基因信息
exon	外显子信息
intron	内含子
CDS	编码区信息
STS	序列标签
allele	等位基因
attenuator	弱化子
enhancer	增强子
ORIGIN	序列源

（二）基因变异与表型

1. 基因型与表型数据库 dbGAP 认识遗传和环境因素对人类疾病的影响，对于提高疾病的诊疗水平都具有非常重要的意义。大范围的基因型研究，如全基因组关联研究、医疗测序、分子诊断，以及基因型与非临床形状之间的关联研究，能高效率地发现海量基因型与表型的相关性。

dbGAP 也是 Entrez 系统的一部分，存储了个体表型、基因型它们之间关联的数据。dbGAP 收录的数据绝大多数来自于大规模的全基因组关联分析（genome-wide association study，GWAS）的结果，其中的部分数据可直接下载用于非商业化科学研究，而大部分数据的访问和下载都需要进行人工申请。不过一般来说，通过在 NCBI dbGAP 页面直接检索疾病名称可了解相关项目的信息。

对于每一项 dbGAP 的研究，都包含四个基本类型的数据：①研究文件，包括一些说明文件，数据收集资料等；②表型数据，包括个体水平的和摘要形式评估的表型数据；③遗传数据，包括研究对象的基因型、谱系信息等；④统计结果，包括关联分析和连锁分析的结果。

2. 人类孟德尔遗传病数据库 OMIM　OMIM 全称 online mendelian inheritance in man，主要收录人类基因变异与疾病表型之间的关系信息，包括对该遗传病的描述、相关基因信息、遗传方式、基因多态性及相关参考文献等，这些内容是实时更新的。OMIM 数据库的每一条记录都是由前缀加 6 位数字组成的 OMIM 编号进行存档，这些记录包括以下五个类别：①基因描述

（gene description），编号以"*"为前缀，记录基因的相关信息；②基因与表型的关联信息（gene and phenotype, combined），编号以"+"开头；③已知分子机制的表型信息（phenotype description, molecular basis known），以"#"为前缀；④未知分子机制的表型信息（phenotype description, molecular basis unknown），"%"为前缀；⑤其他表型（other, mainly phenotypes with suspected mendelian basis），无前缀。用户可在检索栏输入表型、临床特征、基因名称等信息进行检索，检索条目会以OMIM编号加摘要的形式进行展示。

3. 单核苷酸多态性数据库dbSNP 任意两个不相干个体的DNA序列99.8%是一致的，而剩下0.2%的差异造成了不同人们的表型不同，包括长相、生理表型、患病风险及对药物的不同反应等，这些差异对人类多样性的形成也具有重要的意义。不同个体在DNA上单个碱基的差异，例如单个碱基的替换、确实或插入，称为单核苷酸多态性（single nucleotide polymorphism，SNP）。SNP意味着在同一个位点可以出现两种或多种类型的碱基，同一位置的碱基类型叫作一个等位基因（allele）。

SNP作为遗传标记已被广泛应用于遗传学研究中，而dbSNP数据库则是专门收录包括人类和其他各物种SNP的数据库，其中还包含了种群特异性等位基因频率和个体基因型等信息，可直接在网页查询或从数据库提供的FTP站点中找到。dbSNP中记录的单核苷酸多态性位点有两种主要类型，一种是以"ss"作为前缀标识符，一般是由用户提交的SNP；另一种是以"rs"为前缀标识符，这类编号是由多个用户或其他来源的数据确认之后，作为"reference SNP"使用。

在NCBI的主页选择SNP数据库，检索框可直接输入需要查询的ss/rs编号，也可以输入基因名称查询位于该基因的SNP位点信息，如"ALDH2 & human"，选择感兴趣的位点"rs671"可以跳转到该SNP位点的报告页面。页面先对该位点有一个简单的信息展示，包括等位基因的位置、基因型、不同数据库中的变异频率、ClinVar数据库的链接、基因中的变异类型等，亚级菜单中可获得更为详细的突变相关信息，并支持在基因组模式图中查看。

4. 疾病相关人类基因组变异数据库ClinVar ClinVar数据库是一个专注于人类疾病临床表型与遗传变异关系的数据库。该数据库整合了包括dbSNP、dbVar、OMIM、Pubmed等多个数据库，提供可评估的、标准的遗传变异与临床表型的关系数据库（图16-1）。

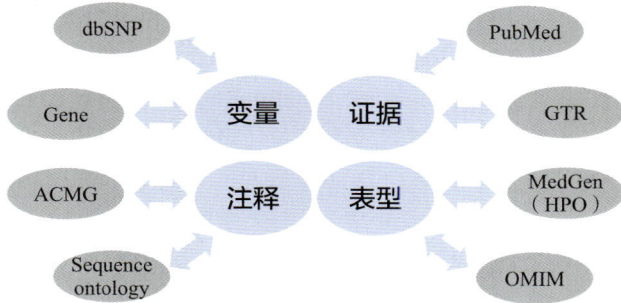

图 16-1　ClinVar 数据库结构示意图

　　ClinVar 数据库中的信息都是经过计算机自动处理和人工查验的方式进行处理，对每一个收录的变异都有相应的临床注释和评估。其数据结果主要有三方面的来源，包括临床测试结果、科研项目成果、文献的结果。ClinVar 数据库的搜索也支持基因名称、疾病表型、SNP 编号等，进入需要查询的变异条目描述页后，可查询到该变异的相关信息，页面上方显示变异的名称、编号 ID 和审阅状态（review status）。对于基因上的变异来说，变异名称由基因名称、编码 DNA 的 HGVS 表达以及氨基酸改变组成。

　　ClinVar 数据库提供了一个称为"审阅状态"的评估系统，以星级形式进行显示，表示该变异的置信程度。举例来说，评估等级是 4 颗星，则表示该变异已被多次提交，达到临床应用级别，若仅为一颗星，则表示该变异和临床意义之间的关系没有被多次提交，但这并不意味着该变异对疾病贡献弱或是错误的，其仍然有可能是致病的。

　　变异条目页面下方为解释报告区，包括变异相关的疾病、疾病与变异的临床意义关系以及提交数据的相关信息。用户可查询到该变异与其他临床疾病的关系，并以等级形式反映之间的临床意义关系强度。

　　"Allele"区域则对变异进行详细的描述，如位点在基因组的位置、氨基酸的改变、在其他数据库中的编号及链接、等位基因频率等。"Assertion and evidence details"区域提供该变异提交的临床意义证据支持及相关信息。

二、UCSC Genome Browser

　　随着基因组测序数据类型的日益丰富，在基因组分析中需要同时进行和对比多种类型的数据，其中一个较为流行的工具是 UCSC Genome Browser。UCSC Genome Browser 是由 University of California Santa Cruz（UCSC）创立和维护的。顾名思义，Genome Browser 作为一个基因组浏览器，其提供了强大的可视化模式图对基因组信息进行显示，此外它还收录了各种类型的数据，包括人类、小鼠等 104 个物种的基因组数据、基因 RefSeq 转录本、转录注释信息、OMIM 表型等位基因、基因表达谱、调控信息、CpG 岛、保守性、组蛋白甲基化修饰等，用户可以通过自定义需要的 track 进行显示设置。此外，除了基因组浏览器本身，网站还提供了丰富的生物信息分析工具。

（一）UCSC Genome Browser 视图

打开 UCSC Genome Browser 主页，鼠标指向 Genomes，网页自动弹出下拉框，列出了几种最常见生物的基因组，选择需要查看的基因组，如人类最新版本的基因组"Human GRCh38/hg38"，进入到基因组浏览器视图（图 16-2）。

（二）track 设置

UCSC Genome Browser 的 track 最多有五种显示模式。

1. Hide　完全不进行显示。大部分 track 都是默认为 Hide 模式的。

2. Dense　将所有信息折叠显示为一行。例如，在不需要详细显示每一行信息，而只需要对注释信息进行整体显示时，使用此模式可以减少多个同类 track 占用的空间。

3. Full　完全显示模式。该模式将对信息进行完全的显示，每个注释特性都会占用一行。多数时候都不建议使用，因为其会占用大量的 track。

4. Squish　压缩模式。同 Full 模式一样对每个注释特性单独显示，但只显示 Full 模式高度的 50%。为节省空间，视图中特性的标记都被去除。当查看大量单个特性并获得注释的整体视图时，此模式有助于减少所使用的空间。

5. Pack　介于 Squish 模式与 Full 模式之间的一种显示模式。当需要查看大量特性，又需要提供具体的特性标记时，可采用此模式进行显示。

上述五种模式建议在实际操作进行切换调节，选择符合自己需要的显示方式。

UCSC Genome Browser 提供多样的数据 track，以满足不同的需要。UCSC Genome Browser 可直接在搜索区域输入基因名称，视图默认会显示一些相关的 tracks，如 OMIM 等位基因、GTEx 表达、物种保守性等。若需要增加新的 track 或改变 track 的显示模式，可以在 track 设置区进行。例如，若需查询基因附近是否存在 lncRNA，可通过修改"Genes and Gene Predictions"下的 Non-coding RNA 选项为"show"，点击右侧的 refresh，主视图则增加 ncRNA 项，通过缩放和拖动显示区域查看基因附近的 lncRNA，这些 lncRNA 有可能参与该基因的调控。点击数据库链接，可以进入对应数据库

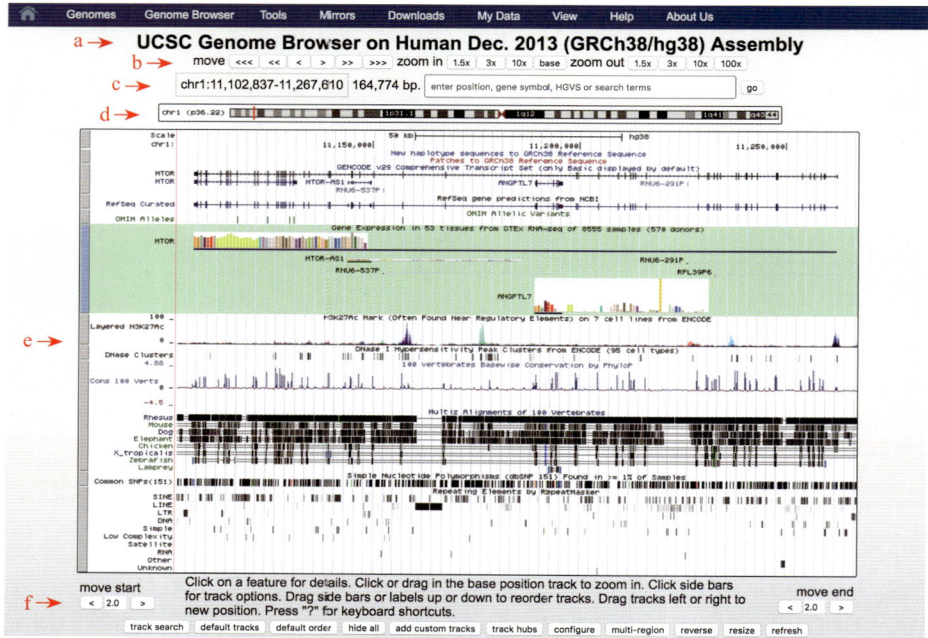

图 16-2　UCSC Genome Browser 示意图

a. 首行文字显示了基因组的物种及序列组装版本。b. 基因组浏览器的显示界面调节，如左右移动、放大缩小。c. 显示基因组坐标、显示区域长度及搜索框。搜索框支持基因组坐标、各个数据库的基因 ID 等。当输入基因名称时，检索框会自动以下拉选项显示该基因在 RefSeq 数据库中的所有转录本，选择需要查询的项目，点击"go"则转到该转录本所在的区域。d. 染色体模式图红色线段表示当前显示区域所在染色体的位置，通过点击染色体任意位置或拖动选择染色体一定的区域，浏览器转到该位置或区域进行显示。e. track 显示窗口浏览器视图的主界面，是由多个 track 共同组成，每一个 track 左边显示对应的内容，由 track 控制系统进行自定义，具体定义内容将在下一部分进行介绍。视图界面可以通过鼠标左键横向拖动，改变所查看的区域。视图左边显示 track 的名称，可以通过上下拖动改变 track 的位置，以方便在不同 track 间进行比较。在 track 位置点击右键可随时改变当前 track 的显示方式。f. 坐标单边移动工具设置数字倍率，点击左右移动，可使单边坐标按当前宽度的 n% 扩展或收缩。

的说明页，同时也可以通过该页面对 track 进行更为详细的显示设定。

　　UCSC Genome Browser 整合了多个大型基因组学项目的数据，查看转录调控及组蛋白修饰使用"ENCODE Regulation"，疾病变异相关信息使用"ClinVar"，基因在各个组织中的表达使用"GTEx Gene"或"GTEx Transcript"，CpG 岛使用"CpG Islands"，SNP 使用"Common SNPs"，miRNA 在组织中的表达"miRNA Tissue Atlas"等。具体使用时，需要根据自己的需要定制需要的项目查看和比较相应的信息。同时，Genome Browser 还提供显示自定义的 track，比如当需要比较自己样本 Call 出的 SNP 信息或

Chip-seq 的 peak 时，可点击主菜单 "My Data" 下的 "Custom Tracks"，进行数据的上传和显示，支持绝大多数常见的格式。

三、Ensembl

Ensembl 是一个与 NCBI 和 UCSC Genome Browser 类似的基因组综合数据库，主要包括脊椎动物的基因组数据。Ensembl 数据库也提供一个基因组浏览器，整合了主流的数据库，方便比较基因组学、进化、序列变异、转录调控等领域的研究。Ensembl 项目侧重于对基因组的注释，序列组装、调控功能的预测以及疾病相关数据的搜集，并为各个类型数据的展示提供丰富的视图，在对基因调控等方面信息的查询更加方便。同时，Ensembl 也提供了一系列常用的生物信息分析工具，如 BLAST、BLAT、BioMart 和 Variant Effect Predictor 等。

（一）Ensembl 基因注释系统

对于一些基因组测序的数据，Ensembl 采用全自动化的注释系统，此外，也提供对个别转录本进行人工审核进行注释，这些由基因注释系统得到的信息都必须经过实验或在其他公共数据库中得到验证。

Ensembl 提供一套类似于 RefSeq 的命名系统，Ensembl 收录的 ID 都是由固定的英文字母前缀加数字编号组成，而前缀部分包括物种和基因产物的标识符。常见的物种标识符和基因产物标识符分别见表 16-3 和表 16-4。举例来说，人类 *PDCD1* 基因的 EnsemblID 为 "ENSG00000188389"，其中 "ENS" 表示该产物来源于人类，紧接着的 "G" 表示该产物为基因。

表 16-3　Ensembl ID 物种标识符所表示的物种名称

物种前缀	物种名称
ENS	homo sapiens（human）
ENSMUS	mus musculus（mouse）
ENSRNO	rattus norvegicus（rat）
FB	drosophila melanogaster（fruitfly）
ENSDAR	danio rerio（zebrafish）
ENSCEL	caenorhabditis elegans
ENSCAF	canis lupus familiaris（dog）

表 16-4　Ensembl ID 产物标识符所代表的基因产物

特征前缀	基因产物
E	exon
FM	protein family
G	gene
GT	gene tree
P	protein
R	regulatory feature
T	transcript

由于可变剪接的存在，每一个 Ensembl 系统中的人类基因（ENSG），可能对应多个转录本（ENST），这些转录本在基因组上的位置都不一样，产生的蛋白质（ENSP）的差异有时也会非常大。不同的转录本之间在基因组位置上也不是完全独立的，它们有可能在一些非编码序列上重叠，也有可能在同一位置以不同的转录方向进行转录，这些转录本都被单独认定为一个转录本，而不是将它们融合起来。

（二）Ensembl 基因查询

在 Ensembl 的主界面检索区域选择对应的物种，输入基因名称，可查询到该基因的详细信息。类似于 NCBI RefSeq 基因的页面，基因描述页提供了基因的基本信息。Ensembl 用表格列出了基因所包含的转录本信息，提供与该转录本相关的信息，如序列长度、UniProtein 数据库链接、RefSeq 链接以及特征标签，方便用户进行进一步的查询。页面的下部提供基因组浏览器，显示基因在基因组的位置。

Ensembl 浏览器默认仅显示一些简要的基因模块信息，如基因转录本、lincRNA 等，可以使用左上角的小图标对浏览器进行调节，若需进行更为详细的浏览，可点击 Region in Detail，进入浏览器的主界面。通过浏览器左侧的区块条对 track 的顺序进行调节，对于显示在浏览器中的基因元件，左键点击会弹出条目相关 Ensembl 的注释信息并提供链接。通过左上角的按钮"Configure this image"，可对当前视图进行 track 的设置。

Ensembl 数据库收录了大量的项目数据进行整合，主要以基因描述页左侧的功能区进行查询。

1. 概述（summary）　包括"splice variants""transcript comparison""gene alleles"三个模块，允许用户通过基因组模式图、碱基序列等方式对多个基因

变体进行比较。

2. 序列（sequence） 直接显示该基因的全长序列，外显子区自动以高亮的方式进行显示。可选取具体的功能区段对序列以 FASTA 进行下载。

3. 比较基因组学（comparative genomics） 该模块以层级方式显示基因在不同物种的同源状况，将基因在不同物种的进化阶段以较为直观的模式图进行显示。

4. 基因本体（ontology） 提供与基因相关的基因本体论相关的 GO 条目，分为三类，包括"biological process""molecular function""cellular component"，具体含义将在下一节的基因集注释进行介绍。GO 条目以表格显示，同时提供表格的筛选和下载。

5. 表型（phenotype） 提供与基因相关的疾病介绍和链接，数据库主要收录了人类相关的 GWAS catalog 和 ClinVar 数据库的内容，也提供部分其他物种数据库来源的数据。

6. 遗传变异（genetic variation） 提供基因附近的所有变异的信息表格，表格中除了包含变异的一些基本信息外，还提供了 SIFT、Poly-Phen 等软件的估计值，用以预测该位点突变后对蛋白功能的影响程度。

7. 基因表达（gene expression） 该模块整合了多个大型项目的基因表达数据，以热图方式显示该基因在人体各个组织中的基因表达情况。

8. 通路（pathway） 展示基因所参与通路的模式图，由 Reactome 数据库提供。

9. 调控（regulation） 以基因组浏览器对相关信息进行显示，浏览器显示范围将自动跳转为基因附近，默认显示几个跟调控相关的 track，包括 Genes（显示整合的基因元件集合，如 lncRNA 等）、Regulatory Build（调控元件集合，如启动子区、染色质开放区、转录因子结合区、CTCF 区等）、Whole Blood GTEx eQTL（表示血液中变异与基因表达的相关性）。

10. 其他外部参考（external reference）、支持证据（supporting evidence）、ID 历史（ID history）三项分别提供相关的外部的参考数据及链接、支持证据以及基因 ID 的历史记录。

第三节　分子生物学常用数据库

自 20 世纪 80 年代第一个核酸数据库建立以来，随着生物学实验数据的积累，生物信息数据库迅速发展。根据生命科学不同研究领域进行划分，形成了许多具有特殊生物学意义的专用数据库。这些数据库一般会剔除大量的冗余信息，应用性极强，方便研究者快速地获取信息。

一、基因集注释

随着二代测序的发展，大量的组学数据的出现，使基因组学的研究重心由个别基因的功能研究转移到大量基因或蛋白质等分子整体水平的功能，由此产生了功能基因组学（functional genomics）。功能基因组学是分子生物学的一个分支，其主要是依赖组学测序项目获得的大量数据来描述基因、蛋白质等分子的功能和相互作用。与结构基因组学不同，功能基因组学专注于动态的过程，如基因转录和翻译、基因表达调控、蛋白相互作用等过程，试图解释生物分子在生命活动中提供的功能和扮演的角色，而这类系统性的研究通常都需要高通量组学的方法。

目前，研究人员已经获得了大量关于基因及其产物以及生物学通路的数据，来解释各种各样的生物过程。每个物种都包含成千上万的基因，它们在分子水平上相互作用，形成复杂的互作网络。同一个蛋白往往会参与多个通路，行使多种生物学功能，对蛋白的解释日渐复杂。而计算机可以通过建立一个结构化的模型，将行使某类功能模块化，使用层级结构来对基因、通路进行注释，形成基因功能注释数据库。以下将对使用最为广泛的注释数据库及其使用方法进行介绍。

（一）基因本体数据库

基因本体论（gene ontology，GO）是基因本体联合会（GO consortium）建立和维护的一个适用于各物种，对基因、蛋白质等生物分子进行注释的标准语义模型，数据库随着新的研究发现不断进行更新。

GO 数据库提供了一系列的语义词条来描述基因及其产物的特性。这些词条分为三类，包括基因的细胞组分（cellular component）、分子功能（molecular function）、生物学过程（biological process）三个方面，目前已广泛应用到基因注释体系中。具体来说，细胞组分用于描述亚细胞的结构、位置，如核仁、转录复合物、核糖体等；分子功能，用于描述基因及其产物在生物过程中行使的功能和具有的生物活性；生物学过程，描述基因功能的有序组合，类似于某个通路，如细胞增殖、信号转导等。

GO 数据库提供以基因及其产物名称和序列为检索内容的搜索。以基因名举例，在 GO 主页中间的检索框可直接输入基因名称进行检索，可查询到与该基因相关的所有 GO 条目。这些条目可以显示包含多个物种所有参与该生物过程的基因及其产物，以及该条目所在层级的结构信息等。

（二）京都基因和基因组百科全书

京都基因和基因组百科全书（Kyoto encyclopedia of genes and genomes，KEGG）是系统分析基因功能的数据库，它整合了基因组学、生物化学和系统功能组学的信息，有助于把基因集合与系统整体的功能进行关联研究。KEGG 将基因的功能以集群的形式进行展示，通过对细胞内已知的生物学过程进行计算化处理，对基因的功能进行系统性解释。KEGG 在代谢通路上的注释十分出色，包括各类碳水化合物、核苷、氨基酸等代谢途径。KEGG 提供了方便的图形功能对通路的图谱进行访问。为满足日益增长的科研需求，KEGG 不断对数据库进行扩充，还包含了疾病与药物等信息。

KEGG 目前包含了 18 个子数据库。可以分为四大类。①生物系统信息存放在三个子数据库。其中 PATHWAY 数据库采用图形对生物学过程进行演示；BRITE 数据库存放基因分子功能进行等级划分的本体论数据库；小的通路模块及化合物信息存储在 MODULE 数据库中。②基因组信息包含四个子数据库。GENE 数据库包含了基因序列及相关功能注释的信息；ORTHOLOGY 对同源分子的序列进行识别，检查该功能集的组分，方便其他生物中同源产物的发现。③化学信息被收录在 KEGG LIGAND 数据库中，包含了多个跟化学代谢相关的子数据库。④健康信息类的数据库存储了包括疾病基因、通路、药物、疾病诊断等信息。KEGG 的每个检索条目都被赋予了一个 ID，不同数据库中的条目配有独特的标识符。

KEGG 以 KO 标识符对基因进行注释，每个标识符表示一个来自不同物种的直系同源基因组。KEGG 通路图中每一个 KO 标识符表示一个网络节点，图中以方框显示。KEGG 通路和 KEGG 等级的划分都需要以 KO 标识符作为基础。

KEGG 的参考代谢通路图是根据已知的知识进行绘制的，具有广泛的参考意义，通路名称以 map 为前缀，如 map00020 为三羧酸循环的通路图。

KEGG 的查询十分方便，以 PD-1 为例，在首页检索框输入 "PD-1"，KEGG 会自动检索所有数据库中出现 "PD-1" 的信息，以对应数据库的条目显示。找到我们需要查找的条目，如 hsa：5133，点击进入该基因的描述页，可以查看到与 PDCD1 基因相关的各个数据库条目，其中 PATHWAY 数据库中包含两条通路，选择 "hsa04660 T cell receptor signaling pathway" 对该通路进行详细查看。

通路图示的顶部提供一些查看方式，如 pathway menu（通路层级模式）、organism menu（物种层级模式）、pathway entry（通路条目）。pathway entry 条目下可以在 Gene 栏获得涉及该通路的所有基因。通过 "download KGML" 链接，还可以对道路信息进行下载，以 xml 格式保存，方便生物信息学处理。

（三）基因富集分析

在医学分子生物学研究中，基因芯片或 RNA-seq 测序常被用于检测基因差异表达，产生大量候选基因，基因富集分析或功能注释工具可帮助研究者从生物学功能、通路或网络层面系统解读这些基因的潜在意义，从而聚焦关键调控机制或疾病相关功能模块。

每一个生物学过程都是由一组基因及其产物共同完成的。富集分析的主要理论依据是表型的改变往往是由于某个生物学过程发生了异常，而这种异常往往表现为整个生物过程相关的基因集的表达改变。因此，富集分析最常见的方法是分析一组基因在某个功能上是否出现了富集（over-presentation），这类成组分析方法得到的结论是基于一组相关的基因，增加了结论的可靠性。Khatri 等将基因富集的方法主要分成 Over-Representation Analysis、Functional Class Scoring 和 Pathway Topology 三类。Over-Representation Analysis 使用累计超几何分布、Fisher Exact Test 等方法，最为常用；广泛应用的 GSEA 软件则采用 Functional Class Scoring 类型的方法等。以下将对几种最为常用的富集分析的工具做简要介绍。

1. Enrichr 由 Ma'ayan 实验室建立并维护的 Enrichr 是一个方便易用的在线基因富集分析工具。网站的首页提供基因名称的提交框，将自己获得的基因集的名称粘贴到提交框，点击 "Submit" 即可得到富集分析的结果。在结果的显示界面，会发现 Enrichr 在其简易的网页下收集了非常丰富的数据库，包括转录调控类、通路类、基因本体类等。对于每个数据库，排名越靠前越高亮的条目与基因集最为相关。

2. DAVID 另外一个应用较为广泛的工具是 DAVID。DAVID 是一个综合分析工具，除了基因富集分析的功能以外，还提供基因 ID 之间的转换、基因功能分类等。

DAVID 在提交基因集后，会先检测其在各物种中基因名称匹配的频数，选取需要查询的物种，以及需要查询的数据库，即可进行富集分析。分析结果提供三类方式进行显示，"functional annotation chart" 以列表形式提供常规的富集分析，以 P 值进行排序，最靠前的条目最相关；"functional annotation clustering" 将通过富集分析得到的条目进行聚类并提供富集分值，往往基因集同时较多出现的通路会聚在一起；"functional annotation table" 列举所有数据库中相关的通路或条目。

3. GSEA　前述的分析方法都是基于 over-representation 的方法进行富集分析的，分析的结果取决于我们输入的基因集，而我们的基因集往往是做差异基因表达分析而来，需要人为设定阈值，不同阈值得到的基因集进行富集分析得到的结果差异有可能会非常大。因此，由 Broad Institute 出品的GSEA 采用了另外一种策略，以基因与表型的相关程度对基因集进行排序，将预先定义的基因集映射到该排序列表，根据预定基因集在排序基因集的分布位置趋势，判断其对表型的贡献。由于 GSEA 利用了所有基因的信息，得出的结果在理论上能更细微地反应基因集对生物通路的影响。

GSEA 软件基于 java 开发，可以在安装了 Java Runtime 的 Windows/Mac/Linux 系统下运行。具体的使用方法参考 GSEA User Guide。

GSEA 结果是以网页形式展示，结果页面的 Snapshot 链接可以图示方式查看基因集在通路上的富集情况，也就是最为常见的 GSEA 分析模式图。模式图上部的曲线展示富集得分（Enrichment score，ES）的计算过程，也是GSEA 的核心算法部分。从左至右为排序好的基因，每一次出现通路上的基因，则根据其关联程度增加 ES。基因富集得到的最大峰值则为该富集分析的最终得分。正值 ES 表示该通路与表型正相关，负值 ES 表示负相关，通过排列检验（permutation test）计算观察到的 ES 出现的概率，作为该分析的p-value。模式图中部的每条竖线代表一个基因，左边的竖线越密集，则富集分数上升的越快。以 ES 极值为界，最靠左或最靠右的基因被称为 "Leading edge subset"，代表对该表型贡献最大的基因，可使用 Leading edge analysis 对这些基因进行进一步的分析，筛选出感兴趣的基因进行分子生物学上的验证。

二、基因表达数据库

（一）Gene Expression Omnibus

NCBI 于 2000 年发起了 GEO 计划旨在建立一个基因表达的数据库和在线资源，用于检索基因的表达。在计划早期，主要提交的数据类型为表达谱芯片类数据，随着基因测序技术的广泛应用，越来越多的基因测序数据也被提交到 GEO 数据库，包括 Microarray/RNA-seq、检测基因变异的 SNP array、甲基化测序 / 芯片、非编码 RNA 测序 / 芯片等类型的数据。

GEO 数据库提供相互联系的四个子数据库，包括 Platform、Sample、Series、DataSet，不同数据库条目以不同的前缀加数字进行命名（表 16-5）。此外，GEO 还提供查看某个基因在不同数据集中表达情况的 Profile 数据库，可在 NCBI 首页 GEO Profiles 数据库下直接对基因进行检索。

表 16-5　GEO 数据库的命名与说明

分类	命名	说明
Platform	GPL	数据所采用的芯片 / 测序平台
Sample	GSM	样本数据，每个样本都具有独立编号
Series	GSE	一个完整的研究通常以一个 Series 出现，由多个样本组成
DataSet	GDS	经处理的数据集，可直接进行简单分析
Profile		查看某个基因在数据集中表达的情况

目前已有十万多个数据系列被用户提交到 GEO，可通过在检索栏输入需要查找的疾病，如 "oral squamous cell carcinoma"，检索支持布尔逻辑，也可以通过 "Advanced" 定制自己需要的检索词条。

检索结果以条目进行显示，可使用包含样本的数目进行排序，左侧是筛选框，用以缩小检索范围，大多时候我们需要查看是否有研究对某个疾病进行过研究，常常仅查看 Series 的内容即可。研究类型（Study type）定义了 GEO 所涉及的各式数据类型，可自定义显示需要查找的内容。例如，需要查看所有基因表达的数据，则勾选 Expression profiling by array/genome tiling array/high throughput sequencing 三项。其他筛选内容包括作者、样本来源、出版日期、物种来源等。当然，通过检索命令或高级搜索可以定制更为复杂的筛选方式。

选取感兴趣的 GSE 条目，进入该 Series 的主页面。页面的上部提供了本研究的状态、标题、物种、实验类型、概述、实验设计等信息，中下部分则提供了具体采用的平台和样本。点击任意一个样本可以查看具体样本的信息，包括样本和数据所采用的处理方法等。Series 页面的下部提供了数据的下载，包括 SOFT/MINiML/Matrix 三种格式的数据，其中往往会包括一些临床样本的信息以及经过处理的表达值，具体内容参见网页说明。

（二）ArrayExpress

ArrayExpress 是一个与 GEO 类似的储存高通量数据的公共数据库，目前已收录了来自七万多个实验的数据集，包括部分 GEO 的数据，可以直接点击主页的 "Browse ArrayExpress" 进行浏览。

通过右上角的检索框，可以对自己感兴趣的内容进行检索，条目以每个相关的研究呈现，通过左上角的筛选框对结果进行筛选，如在 experiment type 下选择 "RNA assay"，则仅列出所有的基因表达类数据。检索结果提供一些简要的信息，包括编号（accession）、标题（title）、实验类型（type）、物种（organism）、样本数（assays）、发行时间（released）等。

　　点击感兴趣的条目，进入该项研究的说明页，点击 Sample 栏提供的链接，可直接以表格方式查看每个样本的详细临床信息、组别信息等。Files 栏提供多种数据类型的下载。在描述页面下部还提供了 GEO 数据库的链接，表明该数据是来自于 GEO 数据库的，数据的来源也体现在研究赋予的编号上，来自 GSE84807 对应的 ArrayExpress 编号为 E-GEOD-84807。

　　用户提交的实验大多是通过比较处理组或病例组与正常组，得到与处理方式或表型相关的上调和下调的基因。因此，ArrayExpress 专门提供了一个延伸项目 Expression Atlas。该项目提供标准的流程，对 ArrayExpress 中收录的实验进行差异基因表达分析，提供对差异表达基因的 Fold Change 和 p-value 等结果的下载。

三、人类基因数据库

　　在医学分子生物学研究中，研究者常需快速获取基因的功能以及相关的简要信息，除了通过 NCBI 和 Ensembl 对基因进行查询以外，另外一个简明实用的数据库就是 GeneCard。GeneCard 数据库仅收录人类的基因信息，囊括了基因、蛋白、转录、功能等相关的多个数据库的简明信息。对于只需了解基因基本信息的用户而言，GeneCard 通常比 NCBI Gene 更加便捷实用。

　　依然以 PDCD1 为例，在主页右上方的检索框或中部 "Explore a Gene" 检索框搜索 "PDCD1" 可直接转到基因的描述界面。描述界面首先给出的是基因名称的缩写和全称，并标记基因的类型，如 Protein Coding、Pseudogene 等。接下来会有一个页面上跳转的导航栏，提供各项数据库信息的快捷跳转，信息类型十分丰富。下面将对一些常用的信息栏作介绍。

　　1. 同义词（Aliases）　包括基因的别名、蛋白名称、基因全称等。

　　2. 概述（Summaries）　提供多个数据库来源的简要信息，可快速了解基因的基本功能。

　　3. 基因组学（Genomics）　提供与基因组相关的信息。值得一提的是，GeneCard 整合了一个较新的数据库 GeneHancer，该数据库囊括了主要几个大型基因调控项目的信息，提供基因位置可能被调控的区域以及相应的转录因子，为研究基因调控元件提供方便。

　　4. 定位（Localization）　以评分和图示方式展示蛋白表达的位置。

　　5. 通路（Pathways）　SuperPathways 栏列出了基因参与的通路信息，提供多个数据库的通路图。Interacting Protein 提供了由 STRING 软件绘制的蛋白互作网络图。

6. 药物与化合物（Drugs & Compounds） 列出与基因 / 蛋白相关的药物和化合物。

7. 表达（Expression） 提供来源于 GTEx、Illumina、BioGPS、CGAP SAGE 等项目的基因表达，以横向柱状图显示基因在正常组织中的表达情况。

8. 变异（Variants） 提供来自 dbSNP 和 Humsavar 数据库中的 SNP 信息。此外还提供拷贝数变异的信息。

9. 疾病（Disorders） 整合了多个疾病相关数据库，列出了基因可能参与疾病以及疾病详细信息的链接。

第四节　常用生物信息学工具与应用

从事生物信息学方法开发的研究者需要具备扎实的数学和计算机基础，以构建数据模型和算法，并最终将其实现为软件工具，供其他研究者使用。然而，并非所有生物信息学研究都涉及软件开发。对于做医学研究方向的学者而言，利用已有的软件和数据库，掌握一些基本的生物信息分析技能，就可以解决许多常规的生物学问题。

一、生物信息学分析平台

随着高通量测序技术的广泛应用，即便是专注于分子机制研究的学者也经常需要处理测序数据，例如使用 RNA-seq 数据比较处理组和对照之间的基因表达差异。而即便是单个样本的分析都会用到多个生物信息学工具，这些工具大多依赖命令行操作且安装配置复杂给非生物信息背景的研究人员带来诸多不便。为降低技术门槛，生物信息学分析平台应运而生，平台一般提供可视化界面，免去了安装和代码编写的过程，为非生物信息背景的研究人员提供便利。

生物信息学分析平台整合了多种生物信息分析工具，通过网页或其他交互方式对生物数据进行分析的平台，常规的运用包括测序数据的处理、序列对比、功能注释、统计分析等。研究人员一般只需要设定好测序的参数，分析过程在服务器端运行。较为有名的一些分析平台包括 Galaxy，GenePattern，UCSC 等。

以测序数据分析平台的 Galaxy 为例，其集成了大量的生物信息分析工具，为用户提供一个简明的生物信息分析平台。主页的左侧显示了主要的生物信息分析工具集。

首先需要注册建立自己的账户，以方便存储自己的数据和分析结果。登录账户之后，一般需要先从左侧的 Get Data 中导入数据集，再选择相应的工具进行分析，分析的文件会保存在服务器上，可以作为下游软件的导入数据使用。Galaxy 对收录的软件有详细的说明。以一个方便的查看测序数据质量的软件 FastQC 为例，在左侧工具栏 "NGS：QC and manipulation" 下点击 FastQC，主页面则会出现该软件的相关信息。界面上部提供软件的输入、参数的设置以及运行按钮。下面则会有非常详细的软件相关说明，如软件的功能与目的、输入文件的要求、结果的解释等。

在生物信息学领域，虽然是解决同一类生物学问题，但往往会由于不同的算法、呈现方式、操作便利等因素而导致多种软件的出现，比如做测序数据 mapping 的 bwa 和 bowtie2，研究者一般是根据自己的经验，对内存和运行速度进行权衡以及对算法的理解判断自己的数据更适用于哪种工具，这些经验则需要查看一些网上的论坛或请教有经验的生物信息分析人员增强自己对软件的理解。

二、文献检索工具

PubMed 是由隶属美国国家医学图书馆（National Library of Medicine，NLM）的 NCBI 开发和维护的免费网络检索系统，可用于在 NLM 的 MEDLINE 数据库中索引生物医学文献，也可用于索引其他生命科学期刊以及在线书籍。PubMed 引文和摘要包括生物医学和健康领域，涵盖生命科学，行为科学，化学科学和生物工程的部分内容。此外，PubMed 还提供对其他相关网站的访问以及与其他 NCBI 资源的链接，包括各种分子生物学数据库，如 Nucleotide、Protein、Genome、Structure、OMIM 等。PubMed 引文的摘要显示可能会提供其他来源的全文链接，例如直接来自出版商的网站或 PubMed Central（PMC）。

PubMed 通过对输入检索框中的检索词、短语自动按照一定的顺序进行转换匹配检索，即自动转化匹配功能（Automatic Term Mapping）。在搜索框中输入的有意义的检索词、短语将按此顺序与以下转换表和索引进行匹配：①医学主题词（Medical Subject Headings，MeSH）转换表；②期刊转换表；③作者全名转换表；④作者索引表；⑤研究者全名（合作者）转换表；⑥研究者（合作者）索引表。当在转换表中找到术语或短语的匹配时，映射过程完成并且不继续到下一个转换表，输出检索结果。

（一）基本检索

1. 自动词语匹配检索　在检索框中输入一个或多个自由检索词，点击"search"而进行的检索，检索按照上述 PubMed 基本原理的逻辑顺序进行匹配，输出检索结果。输入的检索词无论是否在六个词表中找到匹配的内容，其均将被在"All Fields"中进行检索。如果输入的是词组，该词组将被拆分成单个单词进行匹配，并将匹配结果以"AND"组配。输入的检索词匹配后，可在"Search Details"中获得检索式。

2. 精确检索　又称强制检索，为了避免自动词语匹配时将词组拆分造成错误检索，在词组上加上引号，则使系统将该词组默认为一个整体进行检索，自动词语匹配功能将自动被关闭。

3. 截词检索　通过采用无限通配符"*"检索以该词干开头的所有词的文献，此时，PubMed 的自动词语匹配功能也会被自动关闭，同时以 Mesh 主题词的扩展检索功能也会被关闭。各检索词形之间的逻辑关系是"OR"。检索词形的上限是 600 个。

4. 字段限定检索　有些情况下，为提高查准率，如限定检索文章类型为 Review，或降低自动词语匹配造成的误检，如期刊名与 Mesh 词相同时，可在检索词后输入检索字段标识，其格式为：检索词 [字段标识]。

5. 逻辑组配检索　PubMed 基本检索界面支持布尔逻辑运算符，多个检索词可采用布尔逻辑运算符"NOT""AND"和"OR"的策略进行检索，逻辑运算符的优先级从左向右的顺序，可通过增加括号提高优先级，但需注意的是运算符必须是英文大写字母。

（二）高级检索

点击 PubMed 的检索框下的"Advanced"超链接进入高级检索页面，该页面整合了多种检索辅助功能，形成检索构建器。

1. 限定字段检索　高级检索界面可以进行特定词组限定检索，实现多个词组的布尔逻辑运算，更有效准确地完成组合检索。首先在检索框内输入检索词，再在检索框前方选择检索字段标识，在检索字段标识前选择逻辑关系"NOT""AND"和"OR"。

2. 检索历史检索式　可点击"Add to history"暂时保存检索式，同时获得检索式序号，检索结果数量（点击可浏览检索结果）及检索时间，检索式在离开 PubMed 或 Entrez 数据库 8 小时后被清除，检索历史中最多保存 100 条检索式。点击检索式序号可选择逻辑关系并把该检测策略加入检索框。

（三）主题词检索

PubMed 极具特色的检索功能之一，具备较好的查全率和查准率。通过主题词数据库可以查询 Mesh 词、副主题词、出版类型及药物作用等。也可以使用 Mesh 词、副主题词、出版类型等检索 Mesh 数据库中的数据。可在副主题词中进行勾选，限定检索主题词某具体层面的相关文献。另外，可以限定主题词为主要主题词，获得更精准的检索结果。主题词检索默认对该主题词的下位主题词进行扩展检索，不仅规范了同一概念的不同表达方式，更有利于保证查全率。

（四）结果显示及处理

1. 显示格式　检索结果默认的显示格式为：Summary，可根据自身需要选择 Abstract、Medline、XML 等格式进行结果显示。同时可以选择每页显示检索结果数及排序方式。系统默认的检索结果条目将会对文献的题名、作者、期刊名、出版时间、DOI 号、PMID 等进行展示。

2. 筛选过滤　在检索结果页面的左侧，有过滤器选项，可以进一步地对检索结果进行条件限定，获得更加符合检索目的的文献。但在选定某种限定条件后，系统会显示被激活的条件并在后续检索中持续有效，所以若要取消某一限制条件，需再次点击已勾选的过滤条件进行取消。

3. 结果输出　检索结果可通过点击页面右上方的"Send to"对输出方式进行勾选。将选中的检索结果以文件形式保存（File）、收藏（Collection）、复制至剪贴板（Clipboard）、发送至指定邮箱（E-mail）、保存为文献管理软件格式（Citation manager）等。

三、序列搜索工具

在分子生物学研究中，对于新测定的碱基序列或氨基酸序列，研究者往往需要通过序列数据库的检索找到与之对应的序列，以判断该未知序列的同源信息，方便之后的生物功能分析。

最常用的数据库搜索程序是基本局部对比搜索工具（basic local alignment search tool，BLAST），其核心算法主要是比较两段给定序列的子序列，这些子序列长度相等，以匹配程度进行计分，高分值的片段继续延伸，最终得到与探测序列的高匹配度序列。

BLAST 具有非常广泛的应用，包括以下几个方面：①确定核酸 / 蛋白序列的同源序列；②发现新的基因 / 蛋白及其变种；③寻找 Motif 或蛋白关键作用片段；④设计引物等。此前提到的各著名的基因组信息中心都提供在线的 BLAST 服务，例如 NCBI 的 BLAST，UCSC genome browser 的 BLAT，Ensembl 的 BLAST。

BLAST 检索的基本步骤是：①提交序列；②选择适合的 BLAST 程序；③选择对应的序列数据库；④设置参数。

以 NCBI BLAST 为例，该在线网络分析工具包含以下 5 种 BLAST 程序见表 16-6：

表 16-6　BLAST 检索类别说明

程序	目标序列	数据库类型	方法
blastn	核酸	核酸	使用核酸序列检索核酸数据库
blastx	核酸	蛋白	将核酸序列按 6 条链翻译成蛋白序列后检索蛋白数据库
tblastn	蛋白	核酸	将核酸序列数据库的序列翻译成蛋白，再使用目标蛋白序列进行检索
blastp	蛋白	蛋白	使用蛋白序列检索蛋白数据库
tblastx	核酸	核酸	将目标核酸序列和数据库核酸序列都转化为蛋白序列进行序列检索

根据实验目的选取合适的 BLAST 程序，在输入文本框中粘贴自己的目标序列，然后选择对应的搜索的序列数据库，Program Selection 提供三个选项，"Highly similar sequences" 为精确匹配，要求序列相似度比较高的时候使用；若是需要做跨物种比较的分析，则选择 "More dissimilar sequences"，该方法可以无视碱基间的错误匹配，敏感度相对较低；"Somewhat similar sequences" 允许使用较短的序列（≥7）进行查询，但速度较慢。此外，在页面下部的 "Algorithm parameters" 可对 BLAST 算法的参数进行调节，但对于一般用户来说，使用默认值即可。

点击 BLAST 即可进行序列搜索，搜索花费的时间与目标序列的长度、检索的序列数据库大小以及算法有关。BLAST 检索结果以匹配度由高到低的条目进行显示，并提供一些匹配的描述信息。点击任意条目，会显示序列的具体匹配情况，碱基之间的 "|" 表示两端序列的碱基一致。序列上部列出了相关的匹配值，评价 BLAST 结果的好坏标准主要有三项：①Expect 值表示随机匹配的概率，值越小，表示匹配度越高；②Identities 值表示序列的一致性，此例中表示目标序列有 92% 的碱基与人类基因组的序列一致；③Gaps 表示碱基的插入或缺失，在碱基图示中以 "-" 显示。

（李太文）

参考文献

1. KEERTI P, AHMED M, MICHAEL N K, et al. Genomic DNA extraction methods using formalin-fixed paraffin-embedded tissue. Analytical Biochemistry, 2015, 486: 17-23.

2. JOHN M. WALKER, STEPHEN A. BUSTIN. PCR and qPCR: A Practical Guide. Academic Press, 2021.

3. KHEE C J C, KAH H Y, CHIN C S, et al. Electrophoresis: What does a Century Old Technology Hold for the Future of Separation Science? Specialty Journal of Electronic and Computer Sciences, 2015, 1(1): 9-17.

4. MICHAEL R G, JOSEPH S. Molecular Cloning: A Laboratory Manual. 4th Edition. New York. Cold Spring Harbor Laboratory Press, 2012, 2.

5. FANN R, PATRICK D H, JASON W, et al. Genome engineering using the CRISPR-Cas9 system. Nature Protocols, 2013, 8(11): 2281-2308.

6. SHIXIANG L, ZHIHUA L, BING Y, et al. Recent advances on protein separation and purification methods. Advances in Colloid and Interface Science, 2020, 284: 102254.

7. JAMES E N, MARC J A B. Chapter 8 Quantitation of Protein. Methods in Enzymology, 2009, 463: 73-95.

8. JAN C J. Protein Purification: Principles, High Resolution Methods, and Applications. 3rd Edition. New Jersey. John Wiley & Sons, Inc, 2011.

9. YOSHIO O, TOMOYUKI I. Chiral HPLC for efficient resolution of enantiomers. Chemical Society Reviews, 2008, 37(12): 2593-2608.

10. MARC V, STANLEY F. The yeast two-hybrid assay: still finding connections after 25 years. Nature Methods, 2014, 11(12): 1203-1206.

11. TERESA S H, ROBERT G H. Flow Cytometry Protocols. 5th Edition. New York. Humana, 2024.

12. DAVID P, EVAN E E. A 25-year odyssey of genomic technology advances and structural variant discovery. Cell, 2024, 187(5):1024-1037.

13. PEY Y L, NEDA S A, TECK Y. The evolution of two-dimensional gel electrophoresis from proteomics to emerging alternative applications. Journal of Chromatography A, 2020, 1615: 460763.

14. JEREMY K N, JOHN C L. Systems biology: Metabonomics. Nature, 2008, 455, 1054-1056.

15. BASANT K T. Bioinformatics and Computational Biology: A Primer for Biologists. Singapore: Springer Verlag, 2021.

10